中國近代中醫藥期刊彙編
第一輯

45

神州醫藥學報

上海辭書出版社

目録

神州醫藥學報

第三年第一期

每逢十五號出版十六號發行

上海中医学院教务室
图书馆

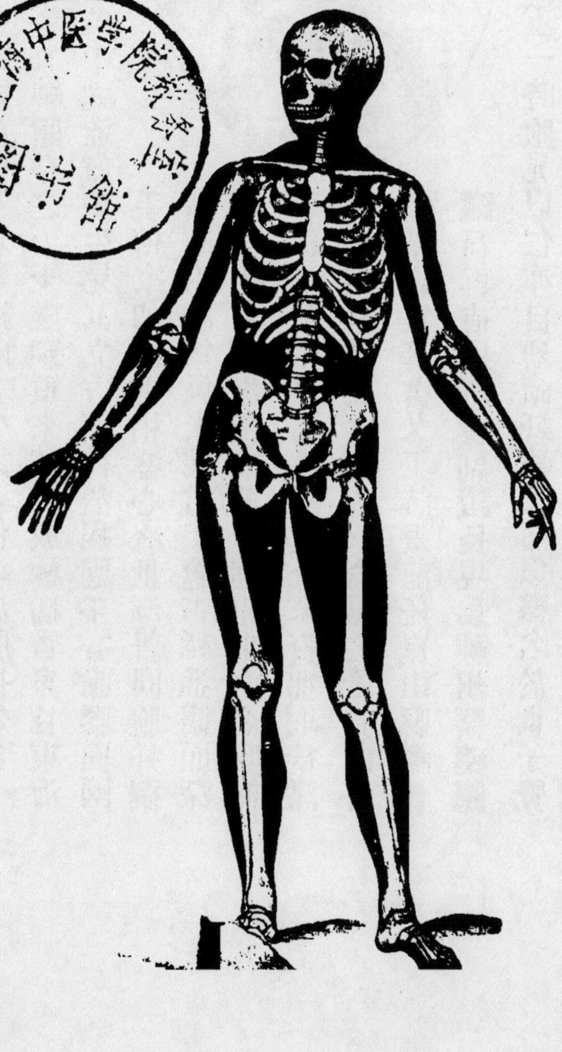

總發行所

上海老垃圾橋北延吉里

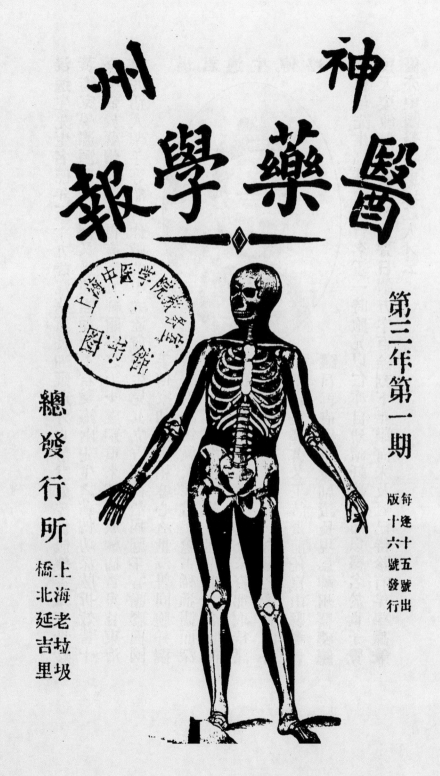

湯君逸生傳略

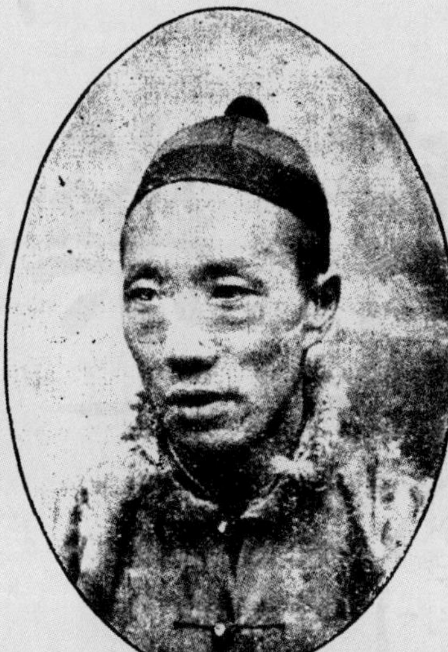

湯逸生先生名德年三十九歲江蘇舊長洲縣茂才也靜默好學慷慨樂善承三世岐黃術家學淵源自幼知醫又受陳君如山王君羹梅兩先生之薪傳功深肱折效著十全懸壺於蘇州葑門外甪直鎮官紳贈今之天士盧扁重來紅杏成林橘香泉甘東海華陀活人聖手等額者什數吳中尤遂盦先生見其立方純粹治病應手嘗贈聯曰國手傳家功侔良相婆心濟世澤普同胞并撰跋語附誌欽佩夫尤君年逾古稀通儒而深於醫學者而肯贊揚若是則先生之名實概可想矣先生早孤性孝悌分家資弗取待諸季有姜家風族之貧者咸倚賴之著有內外科經驗集等書又工詩畫前任崑山縣議會議員甪直鄉議會副議長現爲神州醫藥總會會員先生高徒濟濟皆名重一時胞兄以仁亦自幼讀軒岐書而以醫名於世子覺民天姿敏慧四歲能辨四聲日讀方字百餘刻下年雖尙未及冠已侍診有年學識兼優亦中國醫界前途之人才云

本報各地代派處

福州　鄭肖巖君
呂巷　錢杏蓀君
常熟　胡春帆君
鎮江　袁桂生君
松江　查貢夫君
張堰　何憲純君
楓涇　施次吾君
硤石　萬源號
廣東　劉筱雲君
崑山　神州醫藥分會
蕪湖　蘇雨田君

雲南　姚靜僊君
眞義　王葆年君
餘杭　葉倚春君
湖州　胡錫齡君
臨平　鄔琴譜君
海門　顧祝三君
海門　張始生君
潮州　陳子實君
泰興　丁珂鏡君
杭州　葉心如君
寗波　周肖彭君

本報各地代派處

屯溪 程合記
武昌 陸蓀斑君
江西 董鄉圃君
河南 石炳南君
新嘉坡 吳翹雲君
蘇州 陳彩芳君
汕頭 同益藥局

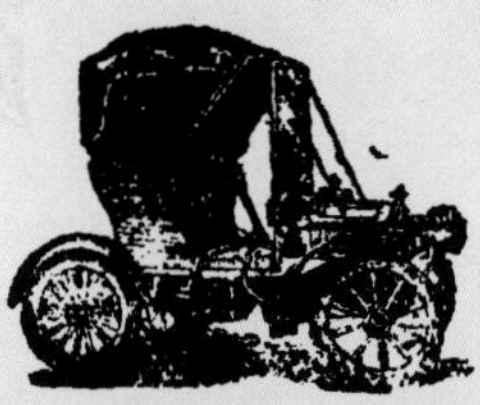

紹興 何廉臣君
四川 戴伯輿君
廣西 黎肅軍君
新寧 趙偉庵君
烏鎮 張藝成君

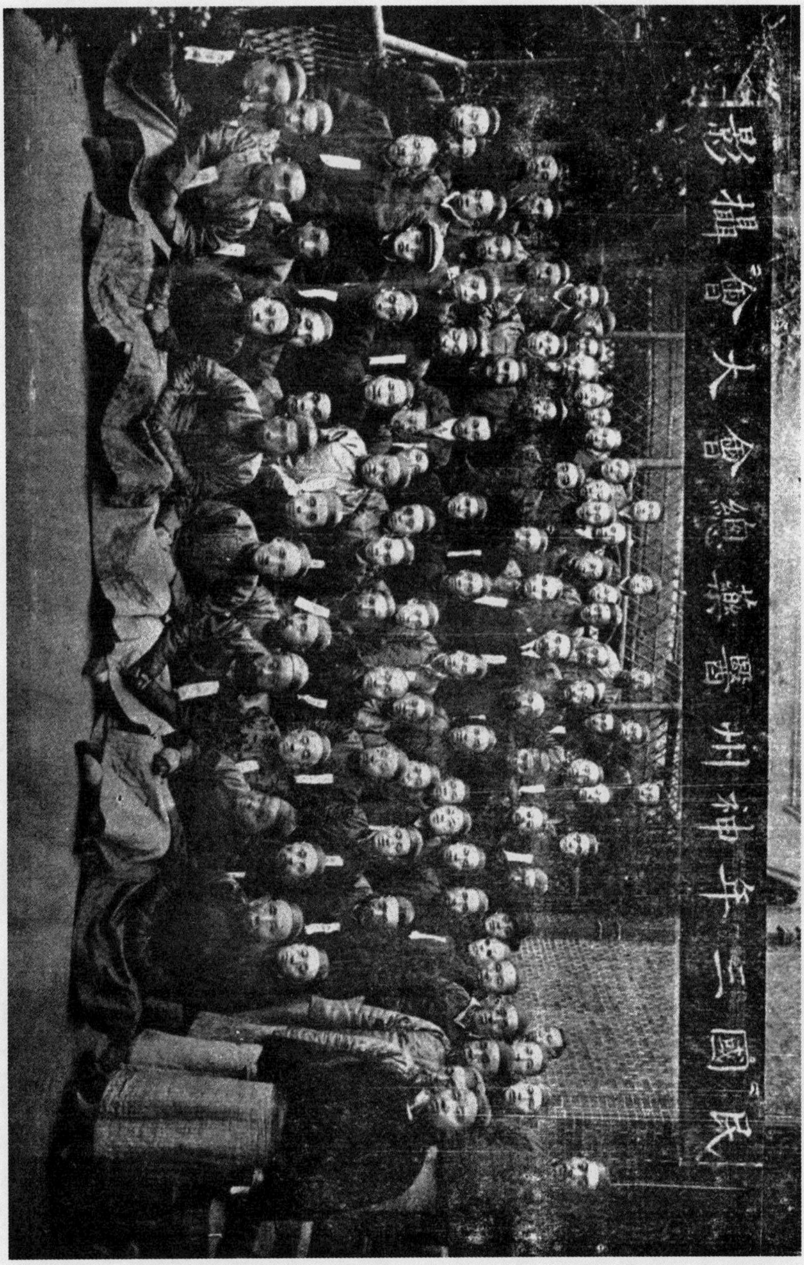
民國二年神州醫藥總會大會攝影

◎神州醫藥學報第三年第一期目錄

●論說

●學說

目錄　二

目錄 四

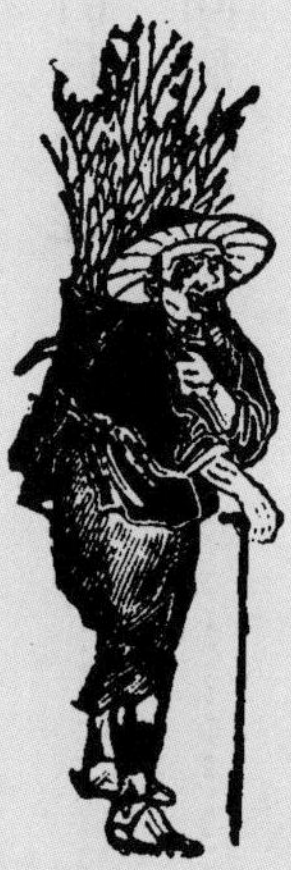

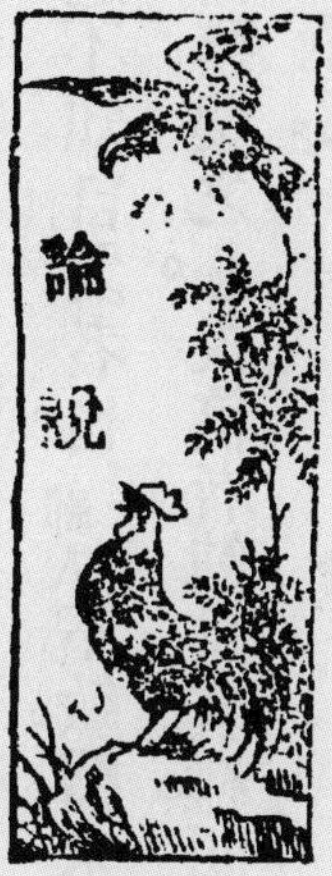

⊙敬告我投稿諸君及閱報諸君

査貢夫

凡作事難於兼優。而不難於偏勝。論事難於忠恕。而不難於苛求。此天理之所常然。亦人情之所固有者也。今日者文明漸起。報紙盛行。至最有价値之報章。能進無量之幸福者。莫如我神州醫藥學報。是已。一年十二期。宏通富有。無美不臻。一册數十頁。光怪陸離。無所不備。豈無通才。醫界奉爲圭臬。豈無化驗。藥界視爲津梁。無如神州之大。幅員之廣。學問有深淺。識見有高卑。在投稿者靑錢中選。以爲美善兼全。閱報者月日品評。終嫌瑕瑜互見。鄙人濫竽其間。無庸默爾而息。同人勉勵於後。應當勃然而興。爰述董狐之直言。且效史魚之忠告。爲我諸公侈口陳之。願我諸君傾耳聽之矣。其有文詞郁郁。腹笥便便。論學則貫通今古。論治則參合中西。諸子百家。無

論說 二

不旁証而曲引。靈樞素問。已經入室而升堂。雖不飲上池之水。而目無全牛。豈泥執一盤之冰。而力起沉蠱。此論投稿者之最爲特色者也。又有議論無多。而有典有則。方案雖簡。而不倚不偏。囊中肘後。無不由經驗而來。三反四然。豈無有新得之術。不敢以家藏自贅。不以爲秘本自私。公諸仝好。先覺乃爲後覺之師。學有交通。得尺均由得寸之漸。此論投稿者之推爲優點者也。或意屬平庸。拾人牙慧。論無根據。盡是皮毛。甚至高談元妙。而言與行違。記事新奇。而虛無實証。自問侏儒。漫比防風九畝。要非徐嗣妄談灌水白瓶。總之身列九流。肱宜三折。此論投稿者之無足輕重者也。倘抄胥以市譽。掠美以盜名。見識僅豹窺蠡測。輙敢予智自雄。文字多亥豕魯魚。不憚大方見笑。乃有未陟東山。輕言小魯。未觀滄海。竊欲談瀛。是晉人博虎以貽羞宋人揠苗而無益。曷不如琢如磨。白圭之章三復。祇求無功無過。金人之戒三緘。此論投稿者之不知自愛者也。鄙人不敏。醫未入仲景之門。藥未嘗買佛之採。步趨諸君之後。維持醫藥之心。投稿者勉爲其難。閱報者無求其備。芻蕘謹獻。葑菲無遺。知我罪我。諒焉宥焉。

◉書葉氏醫按存眞後

譚意園

香巖先生在康熙年代。卓然名醫。紀其所診之病。錄有醫按行世。沿江以下。人多宗之。臨證指南一書。係門人採輯。雜湊成帙。多不精確。惟醫案存眞三卷。出其家藏。後人梓之。以廣流傳。周澂之叢書中。選刊斯書。分類而批圈之。更覺精細。余嘗披覽之下。頗得悉其大指。觀所治之病。所施之方。雖稍涉偏見。而其議案。有簡當精微之妙。其用藥。多金石血食之品。大都治法。不外溫病濕熱虛勞三者而已。治溫病。在養陰液。治濕病。多以滲淡。陰虛勞病。每從絡治。故所用。多清輕平淡之味。而其久病虛怯者。則又用阿膠龜板鹿角。取其血肉有情也。不多用熱地者。爲其沈陰也。沈陰恐其妨胃。不常用桂附者。爲其剛補也。剛補慮其刼陰。其用意固已深矣。然如陽虛中滿腹痛疝氣諸症。又未嘗不用桂附薑椒。不一定也。此固在讀書者。窺其全豹。會而通之耳。而何以世之人。往往徒襲古人之皮毛。而不研究其精意之處。取一二常淺之藥。以博人間之重金。昂昂然自命曰。我葉派也。及見診病者。不問其病之久暫。不察

其證之虛實不審其脈之逆順而用藥盡寒涼滋陰一派曰我本葉氏也吁何葉氏之不幸耶竊古人之大名以動欺世俗之耳目草菅人命可勝太息哉

◉敬告漢醫學家

八峯兆蓉

嗚呼醫之道難矣內難傷寒宜深究也四家八陣宜披閱也運氣陰陽宜考也經絡氣血宜研也立案宜清澈用藥又宜有條難哉醫道彼朝讀方歌夕已行道安得謂醫學家耶此鄙人有敬告漢醫學家之作也夫漢醫治我漢人之醫也漢地之廣既及亞洲之大半地之氣候有和煦猛烈之分人之賦秉有柔脆堅剛之別病源因異而醫者獨不歧視乎書有之入醫之門宜求清靈之習慣幸勿謬託高深當從撲厚學步對於地域方宜形色脈證隨機化變自無病輕藥重之弊故醫家處方宜求清靈此鄙人敬告漢醫學家之一也顧中西學術兩不相侔中醫尙理想爲哲學的西醫重實驗爲科學的讀漢醫內難等書間有骨骼數目臟腑部位與西醫不同然治病有以漢醫治之而確有效者有以西醫治之而得有驗者是漢西醫各有所長惟

中國近代中醫藥期刊彙編　第一輯

醫家善擇之耳善擇之法無他破中西門戶之見使中西醫家共同研究而達會通之目的此又鄙人敬告漢醫學家之一也嗚呼漢醫至於今日冥行暗索極矣欲廣大而昌明之非將國粹歐化而並研之不可鄙人不敏用綴數言爲漢醫學家告當世君子盍起而圖之

◉論欲振興醫學保存國粹首宜流通醫籍

陳裕業

吾國醫學歷四千餘載以來體大思深燦然美備至理良法昭在簡冊蔚爲大觀懿歟偉哉顧以滄桑變易載籍淪湮而既往賢哲懷質抱眞又復藏聲晦善自埋衡蓽雖有著述未壽棗梨更或名家著書宏富依類立言義各有取而其當日曾經刊行爲後世所傳誦者吉光片羽僅十得二三如斯之流或珍藏什襲秘不示人或輾轉遺傳勢將散佚不遇識者可徑持以覆醬若後來者不能爲之闡發表彰坐令古人之心血精神寂然淪沒則關係于吾中華醫學前途之光明得失亦至大也且國家內部幅員遼廓大都小邑何地無才而江浙兩省平常流通刊行醫籍大半不越本

省範圍。其外省近代著述刊本之傳入者。寥若晨星。苟非深嗜篤好。雄于資財之士。則極難于蒐集。是固有家藏刊本。爲非賣品。因難播達遠方。然由于吾國書肆聲氣阻隔。鮮聯絡交通之能力者。實十居七八。致神術傑構。閉於一隅。勤學之士。茫然無從問津。良可慨也。凡此種種。實醫林之大憾。我神州醫藥學會。既負振興全國醫學之責。其亦有所感省于中否耶。夫保存國粹。其事至難。若欲購求秘本。爲會中藏書則懷寶待價。奇貨可居。微論經濟之方。有所不及。而僅以購置秘本。卽爲盡保存之道。其於眞能保存之範圍意義。適見其隘也。保存國粹之道無他。卽爲之設法流通而已。愈流通。而保存之途愈廣。蓋流通者。實保存之極端也。然則流通之法維何。曰審時量力。惟有先取乎兩途。一凡古版原本及未刊之書。首應借醫學報。爲之披露也。二凡他省近代刊行著述。及善本。尤宜假醫學會機關。爲之交通介紹也。請得而析言之。凡古版原本。並未刊之書。先向各地分會職員會員中訪求。更分請力任搜訪之責。或就近繕錄。寄會存儲。或由會員擔保。寄會借抄。按期返璧。然後每次以搜訪所得。於醫報中刊登書目。另取古版原本與後世刊本校讎。作某書校勘記。至於古人未刊之著述。則擇其發明切用之書。同爲按期接登。用供衆覽。速則一月至數月。遲則數月至一年。期於一書完畢。俾羣既知古本之眞象。如此後世之訛謬脫簡。如彼。復獲多讀秘本。其愉快爲何如。而會中並可富有續本古籍。藏書如此。庶幾古人之精神。亦因以昭垂永遠。是一舉而三善備也。則其流通之力。視保存爲何爲哉。

若夫流通他省刊行著述。尤爲當務之急。允宜假醫學會爲流通之機關。分請各地分會會員。列舉所知某地有何古今醫家著述刊行。爲他處所無。此外或別有普通醫籍。刊行。善本在該地何家書肆出售。或他處亦詢有某家書肆分售。並分任調查報告之責。總會則彙萃一切。立綱整目。時以之布告醫界。更進而與各省書肆交通聯絡。爲之介紹。使海內刊行醫籍。流通全國。無蒙閉之患。購求便利。瞭如指掌。不亦樂乎。他凡流通之力。有爲會中耳目所不及者。則不妨詳訂妥善章程。冀求局外一臂之助可也。抑有進者。講求醫學。首在博熟羣書。雖百家之言。純疵互收。然博覽則瑕瑜自見。而後不爲偏說之辭所蒙。臨證有理紛應變之力。學然後知不足。博學則愈啓自強不息之心。開拓眼光。無故步自封之弊。此自然之理也。或謂爲學貴在精約。徒多奚爲。不知學問之道。先博而後約。否則博且不能約。於何有。近日市醫有抱守臨證指南溫病條辨等書。栩栩然自足者。是豈所謂約乎。適成其淺陋而已。綜上所述。可知果能流通醫籍。則國粹固可因以保存。是不啻聚古今賢哲於一堂。合四海醫術爲一家。既使勤學之士。得以博覽精研。且以救庸俗淺嘗之患。理以愈求愈深。治以愈用愈博。醫學振興。指日可待。貴會若肯宏茲毅力。推廣進行。闡揚前烈。煥發國光。則將來於醫學史上。必佔有莫大之勳榮。殆無可疑也。不佞局外。迂腐空言。何裨實際。裁酌取舍。是在群公。謹掬誠悃。祈加之意焉。

按陳君爲鎭江大儒陳善餘先生之二哲嗣。家學淵源。人極虛心。現在研究醫學。用功甚勤。將來必爲醫界人材之一。此篇所言。皆探本之論。言人所不能言。亦確爲今日之急務。蓋嘗思之。欲求吾國醫學發揮光大。其根本辦法約分兩途。一學校教育。創設學校。教授生徒是也。一社會教育。刊行著作。流通書籍是也。而流通書籍之功。較學校爲光大。何也。學校之教授。萬一不得其法。不得其人。則收效匪易。且學校招生。多有限制。不比書籍之能普及也。吾國大醫。如喩嘉言。徐靈胎輩著作等身。名垂千古。曷嘗受學校之教育哉。鄙人忝列醫界。又忝爲本會會員之一份子。陳君此議。極爲贊成。深望吾會全體贊成斯議。妥議實行。醫學幸甚。國家幸甚。爰贅數語。聊當介紹。

袁焯附誌

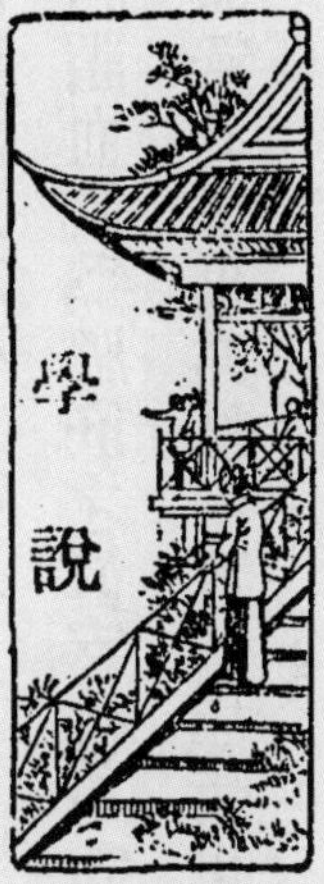

◉生理學

王壽芝

●血氣說

人身軀殼臟腑由礦植物質結構而成。血氣之流動。則爲人身各機關滋生之機。其凝而聚也。自無而之有。其分而散也。自有而之無。古人見身內之流動名之爲氣。見身內質點色紅名之爲血。血氣二字。可分可合。二而一。一而二。究其眞實。似不能涇渭而莫辨。西醫以人之靈在腦。係一身主宰。等電氣之機房。罕譬而喻。幾無復加。何以血少腦枯。血充腦裂。知覺頓失。片刻冥頑。中醫以心爲神明之府。虛犀一點。聰明智慧。猶崑崙之發脈焉。何以孩提血薄。僅識啼笑。耄耋血少。記憶頻忘。無論腦筋也。心肝脾肺腎也。有血氣滋養之。人身之靈氣潛藏運用。上智下愚。悉由此而分。血氣旺靈明現。血氣消知識亡。誠若是也。人之聰明在血氣。不在腦心。何以才包六合。學問貫澈纖微。驗等獾苗。辨別難分黍麥。是血氣爲滋養腦心之資料。內經云。精食氣。氣食味化生精。氣生形。智愚相去。似不在血氣而在腦心。腦心之搆造。關於先天。血氣之滋養。係於後天。在胎珠一點。有無限之靈明。含蓄其腦府。造端伊始。由父精母血細密醞釀。故能產此寧馨兒。信如是也。必其父其母。智慧卓絕。出類拔萃。種種遺傳。靈根瓜瓞。然壠上輟耕。草澤竄起。又無法解決英雄無種將相無根之問題。夫腦府胚胎之初。及其成全之後。無非血氣爲眞宰。其成形也。血氣爲之。其滋養也。血氣濟之。彼靈魂聰明知覺。在血氣中含有莫測之端。恍兮惚兮。其中有象。窈兮冥兮。其中有物。以愚一孔之論。其血中所蓄之熱。則氣也。靈魂也。聰明也。一離軀殼。熱散血凝。流質變爲固質。則與草木金石性質相從同。所以癱瘓痿痺。血汁中熱力減退。搔之不癢。觸之不覺。不仁不用。多調劑以溫養藥餌。而復健。凡天空熱力。爲鼓鑄萬彙元料。謂血氣爲腦筋之眞宰也可。謂腦筋爲血氣之分子也亦可。謂血氣中之熱氣。爲血氣眞宰也。亦無不可。是賴哲化各科家。進想象以實驗。而得其中之確詮焉。

◉病理學

辨寒温兩大綱領

譚意園

寒病始於足太陽而終於厥陰由外而內也温病始於手太陰而終於少陰自上而下也傷寒患在傷人之陽其陰精有餘陽氣不足爲寒邪肅殺之氣所摶故用辛散甘温之藥以運用其陽氣治法在發汗利水爲主而温補佐之温病患在傷人之陰其陽氣有餘陰精不足爲風熱升發之氣所鑠故必用辛涼甘寒之藥以滋培其陰精治法以救液存津爲主而忌用發汗利水此其寒温之所由分也太陽頭痛風寒之邪循太陽經上至頭項故項强頭痛太陰之頭痛肺主天氣天氣鬱則頭亦痛傷寒之惡寒太陽屬水而主表故惡寒温病之惡寒肺合皮毛而亦主表故亦惡寒太陽病則周身之陽氣鬱而身熱肺主氣氣鬱則身亦熱太陽自汗風疏衞也太陰自汗皮毛開也肺亦主衞傷寒口渴下利咳嗽而温病亦口渴下利咳嗽是知傷寒症狀似與温病無異也然則治傷寒温病者將何以別之曰必於脈與舌辨之仍於熱

渴。利。嗽。辨之。太陽中風。脈必緩。而太陰之脈則不緩。太陽傷寒。脈必緊。而太陰之脈則不緊。其脈動數者。風火相煽之象。即謂之躁脈。兩寸獨大。火克金也。尺部熱。肌膚熱甚。火反克水也。寒症之舌。雖黃必柔滑而不燥。溫症之舌。或黃或黑或青。必乾澀而不滑。寒症之熱。多屬陽虛發熱。當養氣助陽。溫症之熱。多屬陰虛發熱。當養血滋陰。且午後甚熱。濁邪歸下。陰受火克之象也。寒症之渴。雖欲飲水而不多。及水到心胃反不安。非眞渴也。寒症之渴。索飲勢急。一飲水而不歇者。津液內消也。寒症下利清穀。當溫之。溫症下利清水。其有結燥不便。當下之。潤之。傷寒之咳嗽。必兼水飲而吐清水。溫症之咳嗽。必無痰而有聲。即有痰而現黃濁者。火克金也。此寒。溫之。所以。同。而不同也。然則仲景治傷寒。而有用寒涼者。如熱在胃口渴。則有柴虎湯。熱在腸燥結。則有大小承氣湯。熱在胸前。則有大小陷胸湯。熱在少陽。則有柴胡湯。熱在少陰。則有黃連阿膠湯。熱在厥陰。則有鳥梅丸。白頭翁湯。更有炙甘草湯。是知。傷寒。除發汗。利水。溫補外。又不可。無清火法也。又觀吳氏治溫病。而有用溫補藥者。如溫自內發。風寒自外至。擣成內熱外寒之症。開手亦有用桂枝湯解肌。到中下二焦。有五

中國近代中醫藥期刊彙編 第一輯

苓散。附子理中湯。椒梅湯。鹿附湯。參茸湯等。是知温病除辛涼甘寒苦寒外。又不可無温補劑也。此其寒温之治法所由合也。綜而論之。治傷寒雖以扶陽爲主。而汗吐下後。仍須救陰。治温病雖以救陰爲主。而病後氣衰。仍須扶陽。世有但治傷寒。恐行温補而不知治温病。但治温病。任意清涼而不知治傷寒。皆足以殺人也。可不愼哉。

◉鼠疫之研究

陳伯豪

疫症中之足爲生民患者。莫鼠疫若。鼠疫之發生也。由鼠而及人。由一二人而及十百人。染是症者。頭暈目眩。或大發熱。或微發熱。或渴或不渴。或結核或不結核。或結核若隱若顯而無定處。其初則脈浮大。似乎外感。并無何種之惡象。不轉瞬而精神恍惚。奄奄欲睡。其脈沉微。毒邪由表傳裏。至莫可救藥。蓋其始多忽而不顧。終則束手無策而坐視其死亡。因是之故。重者每朝發而暮死。輕者二三日而後死。其知先救治而生囘者。爲數甚少。嗟夫。世間最危險最迅速之症。孰有甚於此者乎。然而天下名醫。何止千萬。研究鼠疫。當必有人。至如何防於未染之前。如何救於既病之後。

尙未明告天下而救蒼生。豈眞無良法乎。此誠不可解者也。余嶺東之鄙人也。旣不知醫。又未識藥。値連年鼠疫流行。生民顚沛目擊心傷。是以望海內名醫達士。求良法以救此億兆蒼生之心甚切也。況生此世。旣覩生民之遭刼。又見醫藥之沉淪。如何不撫膺浩歎而感慨係之也。且比年以來。此症之流行益廣。果無良法。早爲消滅。年又一年。人類不幾絕。乎此余所以三思而不能無言也。近世西醫攷察此症謂爲毒蟲入人肌膚。如何而繁殖如何而傳染。雖言之洋洋。而臨症亦莫見有何種之特效。卽注射一法。謂可防患於未然。雖成效略見。而一月內染疫症者多不救。是不尤可痛乎。且藥力僅行之今年。來年又必再行注射。方能作第二次之預防。卽第三年第四年。以至十百年。皆必年年注射。方能年年禦疫。是此法猶似未盡善也。余於讀書之暇。輒自深思。以爲病無輕重。視正氣之足否以爲斷。大凡正氣足者。邪氣不得入。如牆壁堅固。盜則無從而進也。故無不安。正氣不足者。邪氣無不進。如城垣傾頹。敵兵得從容入城而橫行其中也。故無不危。鼠疫雖危險。亦若是耳。試以患疫之村。而計算之。瘦弱者十死八九。壯强者不過一二而已。是故欲拒何種之疾病。非正氣足者不能也。雖然。今之人不若古之人。嗜好亂其中。物慾蔽其外。烏望人人俱足其正氣者。是必有待於藥石也。顧天下萬物。無一不可以入藥。而孰效孰否。又必待乎研究。余於醫藥。既兩不知。私自以為正氣足者。溫度必高。溫度高則毒蟲不能近。近之必斃。故其人可免鼠疫之患。然則能增人身之溫度而免毒蟲者。果何藥乎。昔賢有言曰。貓味甘溫無毒。主治勞疰。鼠瘻。毒蠱。又云。凡預防毒蟲。自少食貓肉。則毒蟲不能為害。是說也。非以其能增人身之溫度而拒外來之毒蟲乎。且余又聞獵戶之言曰。常食貓肉。雖冬天嚴寒。吾身常有煖氣。即單衣亦不覺其冷也。信如所云。常食此味。果能增溫度而拒毒蟲。較諸西法注射。不尤良哉。然耶否耶。海內不乏高明之士。當有以教我。

◎瀉痢與霍亂證治說

湯逸生

或曰。治瀉治痢。均須始用打藥。繼用止藥。其效如響。噫。是何理歟。豈可不論虛實寒熱歟。此道聽途說之談。或者效西醫之不通者之所為歟。夫瀉與痢異。瀉不一。痢亦不一。茲姑就近日證治擇簡而易言者言之。李某泄瀉。腹微痛。口膩不渴。脈濇。苔白膩。用藿香正氣愈。金姓老者。瀉下如注。不能忍。色赤。腹不甚痛。口苦。脈數。苔黃滑膩。黃芩湯加葛根黃連愈。沈某瀉時腹微痛。瀉後尤甚。須再痛數陣而止。脈絃。苔薄白用痛瀉要方愈。張姓婦赤白痢不爽。日夜數十次。腹脹痛甚。泛噁。口燥苦。脈沉絃數。苔灰黃膩。中心厚質紅。用枳實導滯加木香愈。汪某痢疾經二年。日夜十餘次。後重難忍。納減。體瘦。時復形寒。脈軟。舌淡。苔薄白。用補中益氣愈。孫某噤口痢。痢下色淡。腹痛如絞。痛不停。痢亦不停。頻頻泛噁。飲冷即嘔。脈沉遲。舌淡苔白。用肉桂愈。至於霍亂一症。往往稱憑司天用藥。吾又不信。使憑司天用藥。毋乃與不知醫者謂熱天不能用溫藥相等耶。試問熱天不能用溫藥。則寒天將不能用涼藥歟。其必啞然失笑矣。蓋憑病用藥則是耳。今年秋所見霍亂症。統計之。大約用芳香者十之九。加川連者十之七。用參附者百之一。相題而施。不執成見。皆獲奏效。而曰今年司天。應川連歟。應附子歟。不可也。夫此症脈或沉伏不易辨。舌苔無不易辨。四肢冷不足憑。脘中熱度瀉下深淡乃可憑。總之不能虛虛實實寒寒熱熱耳。故東坡先生贊聖散子而貽害。而偏信白虎湯者。又同一悮事也。嗚呼。醫者用藥生死攸關。無論何病。不可執一。僅獻數語以供採擷。高明以爲然否。願有以教我。

◉駁陳修園傷寒淺註（續）

沈筱卿

太陽篇下第九十一節何謂藏結答曰如結胸狀飲食如故時時下利寸脈浮關脈小細沉緊名曰藏結舌上白胎滑者難治藏結無陽症不往來寒熱其人反靜舌上胎滑者不可攻也

淺註何謂藏結。答曰胸雖不結。陰邪逆於心下。其外爲結胸之狀。而內則發於少陰。不如結胸之發於太陽也。上不涉於胸胃。故飲食如故。下干於藏氣。故時時下利。寸脈浮。爲少陰之神氣浮於外也。關脈小細。爲少陰之藏氣虛於內也。沉緊爲少陰之藏氣結於內也。若此者名曰藏結。舌爲心之外候。其舌上白胎滑者。陰寒盛於下。而君火衰於上也。病爲難治。藏結之狀既明。而藏結之症。不可不講。藏結發於少陰。少陰上火下水。本熱標寒。必得君火陽熱之化則無病。今不得其熱化。

則爲藏結無陽症。少陰主樞。今病不見往來寒熱。是少陰之陽氣。不能從樞以出也。陽動而陰靜。故其人反靜。舌上胎滑者。爲君火衰微。而陰寒氣盛。不得不切戒之曰。不可攻也。修園解藏結爲少陰腎臟之病。腎之部位不在胸。何以仲景云。藏結如結胸狀。狀既如結胸。病不在少陰腎藏可知矣。又解寸脈浮爲少陰之神氣浮於外。關脈小細沉緊。爲少陰之藏氣虛結於內。試問無病之人。寸脈當何如。若云當浮。則無病人皆少陰之神氣浮於外乎。關脈診脾胃肝胆。不診腎。腎藏有病。何以小細沉緊之脈。不見於尺部。而見於關部耶。吾試解之。藏結何以如結胸。結胸者。胃脘中病也。藏結者。肝藏中病也。寒邪結於肝之部分。則胸脇不通。故如結胸狀。而病非結胸。其邪不在脾胃。是以飲食如故也。脾主消磨水穀。肝胆之氣。寄於胃中。以疎泄水穀。今病在肝。水穀不得其疎泄。是以飲食如故。而時時下利也。寸脈浮。上焦無病也。關脈小細沉緊。寒邪結於肝藏也。故名曰藏結。舌上白胎滑者。寒溼彌漫。脾陽受困矣。肝病及脾。是以難治。藏結爲陰病。無三陽經症。藏結爲裏病。故不往來寒熱。若其人尙有煩燥不安之熱象。則寒邪雖盛。而陽氣猶存。或可以法治之。至其人反靜。舌上白胎滑者。是陽氣將絕。不可攻治也。

駁陳修園金匱淺註

金匱痓濕暍篇第二十節。傷寒八九日。風溼相搏。身體疼煩。不能自轉側。不嘔不渴。脈浮虛而濇者。桂枝附子湯主之。若大便堅。小便自利者。去桂枝加白朮湯主之。

淺註。傷寒至於八九日九日。值少陽主氣之期。宜從少陽之樞而外出矣。乃不解而復感風濕合。而相搏。寒邪拘束。故身體疼。風邪熇火。故心煩。溼邪沉著。故不能自轉側。邪未入裏。故不嘔不渴。脈浮虛而濇者。浮虛則爲風。濇則爲溼也。此風多於溼之症。以桂枝附子湯主之。若脾受溼傷。不能爲胃行其津液。則大便堅。大便愈堅。則小便愈覺其自利者。脾受傷而津液不能還入胃中也。故卽於前方去桂枝加白朮湯主之。溼若去則風無所戀而自解矣。修園解身體疼煩。以煩爲風邪熇火。故心煩。夫風邪在表。焉能煩心。若云風邪入裏。從火化而煩及心。尚可用桂枝附子湯耶。又解大便堅。小便自利者。由脾受溼傷。不能爲胃行其津液。夫脾司運化。脾不能運。卽水穀不分。或成泄瀉而小便不利。或爲溼閉而大便難。若以大便堅小便自利者。爲脾受溼傷。不能爲胃行其津液。其將以大便溏小便不利者。爲脾不受溼。能爲胃行其津液乎。(按)此節論傷寒雜病。故傷寒論中與金匱要略俱載之。傷寒至八九日。當邪傳陽明少陽之期。而復感風濕。風與溼相搏。故身體疼煩。煩者熱也。身體疼煩者。身體疼而煩熱也。風溼在表。故身體疼煩。風溼傷筋。故不能自轉側。不嘔不渴者。無少陽陽明症也。風溼在表。故脈見浮虛而濇。宜桂枝附子湯主之。若服湯後。風邪去而寒溼未除。不得復用此湯。當視其寒溼在表在裏。以定治法。若其人大便堅小便自利者。乃寒溼在表而未入裏也。宜前方去桂枝加白朮湯主之。

(未完)

◉藥物學

中西藥學滙參

鄭肖巖

草類

中國學說

本經云氣味甘溫無毒主治風寒溼痺。死肌。痙疸。止汗。除熱。消食。作煎餌。久服輕身延年不飢。●別錄云主大風在身面風眩頭痛目淚出消痰水逐皮間風水結腫。除心下急滿。霍亂吐下不止。利腰臍間血。益津液。暖胃消穀嗜食。●甄權云治心腹脹滿。腹中冷痛。胃虛下利。多年氣利。除寒熱。止嘔逆。●大明云反胃利小便主五勞七傷。補腰膝。長肌肉。治冷氣。痃癖氣塊。婦人冷癥瘕。●元素云除濕益氣和中補陽。消痰逐水。生津止渴。止瀉痢。消足脛濕腫。除胃中熱肌熱。得枳實消痞滿氣。分佐黃芩安胎清熱。●好古云理胃益脾。補肝風虛。主舌本强。食則嘔。胃脘痛。身體重。心下急痛。心下水痞。衝脈爲病。逆氣裏急。臍腹痛。

●鄒肖巖案白朮本經列于上品。卽爾雅此謂抱薊也。產浙江于潛者佳。以天生者爲勝。故一稱天生朮。陶宏景有云十一月十二月采者好。多膏脂而甘。故用者又以冬白朮爲貴。氣味甘溫微苦。補中燥濕。止渴生津。益脾精而養胃氣。得中宮冲和之氣。脾土旺則淸氣升而精微上。濁氣降而糟粕輸。玉楸子有云。白朮性頗壅滯。宜輔之以疏利之品。肺胃不開。加生姜半夏以軀濁。肝脾不達。加砂仁桂枝以宣鬱。令其旋補而旋行。則美善而無弊矣。考仲景桂枝附子去桂加白朮湯。治風濕相搏。身體疼煩。大便堅。小便自利者。以汗出惡風。表閉汗冏。流溢經絡關節營衞鬱阻。是以疼煩。若小便不利。此應桂被加附子。暖水達木以通水道。今大便堅。小便自利。則溼在表而不在裏。而水道過通。恐亡津液。故去桂枝之疏泄。加白朮以補津液也。越婢加朮湯。治裏水一身面目黃腫。小便自利而渴者。以皮毛外閉。濕氣在經不得泄路。鬱而生熱。濕熱淫蒸。是以面目黃腫。若小便不利。此應表裏滲泄以驅濕熱。今小便自利而渴者。則濕兼在表而不但在裏。便利亡津。是以發渴。甘草姜棗補土和中。麻膏泄經絡之溼熱。白朮補藏府之津液也。麻黃加朮湯。治濕家身煩疼者。以濕鬱經絡皮毛不泄。故身煩痛。麻黃湯泄皮毛以驅濕。恐汗去而津亡。故加白朮以益津也。理中丸治霍亂吐利。若臍下築者。腎氣動也。去朮加桂四兩。去朮之滯。加桂枝益肝腸而伐腎陰也。吐多者去朮加生薑三兩。去朮之壅。加生薑降逆而止嘔吐也。腹滿者。去朮加附子一枚。去朮之閉。加附子開瘀濁而消脹滿也。下多者。仍用朮。以其固脫陷而止泄也。渴雖得水者。加朮足前成四兩半。以其生津液而去濕也。至于五苓眞武附子澤瀉諸方俱用白朮者。所以培土而制水也。足見仲景善用白朮。故應如桴鼓。彼日本學說。僅知白朮有利尿之效能。而不知白朮所以利尿者。因生津而化膀胱之氣也。第知白朮有解熱之功用。而不知白朮所以解熱者。因除溼而解胃中之熱也。知用藥之所當然。而未知用藥之所以然。無他。失在未讀農黃之書。從理想而研究也。且當用白朮。固能補脾而生津。而偏用白朮。必至燥脾而刼津。何以言之。仲湻有云。白朮稟純湯之土。氣除邪之功勝。而益陰之效虧。故病屬陰虛血少。精不足。內熱骨蒸。口乾唇燥。欬嗽吐痰。吐血鼻衂。齒衂。便閉滯下者。法咸忌之。劉涓子云。癰疽忌白朮。以其燥腎而閉氣。故反生膿作痛也。凡藏皆屬陰。世人但知白朮能健脾。寗知脾虛而無濕邪者。用之反誤脾家津液。是損脾陰也。何補之有。此最易誤。故特表而出之。若夫蒼白朮分爲二種。早有吾國醫藥界所公認。自漢唐以降。以迄今世。所用白朮。率以冬白朮有膏脂而甘。足以燥濕以生津。安得與蒼朮之辛溫氣烈者。混而爲一耶。彼松村任三氏之說。以爲唐種漢種皆爲蒼朮。非異種。殆考究尚未精確歟。

◎信石之爲熱性說

沈思誠

石星類亦金類也星隕爲石春秋書之五金之原皆由石而化但石生土中則有得地剛柔之分得地之剛中含火性故擊石可以取火得地之柔中含水性故礎潤而雨剛之可化者只存火性石雖含火而無毒石有毒乃燥烈之不能化火隱於毒中擊之反不能取火須遇火而其勢始發凡物之性莫不由土氣而成信石有大毒斯蓄燥烈所不能化之石故以之毒鼠鼠死聚於水旁人中其毒燥熱不已以之投入火藥中轟之則聲益震盜入人室以信石薰烟可以迷人不醒匪人於道路取人財物亦是將信石薰菸或將末入於菸捲令人吸之毒氣透入泥丸卽昏倒不省此皆遇火而發之證可以愈瘧者瘧乃果物酸冷雜食而成之症有積有聚脾不能消衞氣不能散督與任隔兩相爭而發爲寒熱必得汗斯解投以信石經陽明火發出信

中國近代中醫藥期刊彙編　第一輯

神州醫藥學報　第三年第一期

積可以消聚可以散所謂以毒攻堅也然亦只宜於寒未化熱之時若寒已化熱不惟不能已癖轉有害矣信石之性以余究之屬毒過於熱之物若謂其性爲寒則不其然

◉課藝（錄舊課）

王退悟

嵇叔夜養生論云豆令人重楡令人瞑合歡蠲忿萱草忘憂葷辛害目豚魚不養蝨處頭而黑麝食柏而香頸處險而癭齒居晉而黃諸君研究物理試析言其故以補注家所未及將覘素蘊焉

蓋自神農氏興始嘗百草上至山巔下至水涯無不窮其源而竟其委故本草經云上藥一百二十善能養命中藥一百二十善能養性下至則牛溲馬勃敗鼓之皮苟善用之皆足以起沈痾而却宿疾是神農氏之精於格物也蔑以加矣且夫天地之生物也不皆有利而無害有一物而兼數善偏有一害以伏其中而此物不能無憾有一物而名惡物獨有一美以具其內而他物所莫能及況乎五穀之足以養人五

菜之足以充人五果之足以助人其餘血肉有情之味俱足以補益於人人苟去其害而取其利何患氣血之不調精神之不固而不得長年永世哉然而善變者人心難全者物理靈樞經云先富後貧則心志不樂營血不生又云憂愁幽思則傷心故容貌爲之改常人猶如是物亦同然橘生於淮踰淮而化枳又有冬蟲夏草者冬則蠕蠕然藏於土中是蟲而已矣至夏則萌芽挺幹搖曳於薰風烈日之中是草而已矣物之倏忽變易何莫非氣化使然況南北殊途燥濕異處江南多暖秋盡猶留草木之榮北地早寒九月即詠授衣之什誠以東南之氣疏而泄泄則陽氣常流於外流則陽蒸故素問云東南之氣抑而收之恐其流亡不反也是以辛散之味不利於東南人之身西北之氣密而固固則陰氣凝結于外凝則陰盛故素問云西北之氣宣而散之恐其否塞難行也是以酸濇之味不宜於西北人之體蓋氣化流行陰陽相錯各得其自然之妙而人與物雜處其間潛移默化有莫之致而致者矣即如稽叔夜養生論所載豆榆諸物析言其故以窮物理之原夫豆類甚多有黑青黃白斑數色惟黑者入藥其餘弟充果食耳氣味甘平以夏至前後下種得長夏之

氣最全而長夏値土旺之候故其味甘是土之味其肉黃是土之色其外皮黑者黑爲北方壬癸水而水土一氣相生以致多食黑豆而人重顧重者身難行也岐伯云五味入胃各歸所喜而黑大豆味甘必先入脾久則從化氣增不已則臟氣偏勝偏勝必有偏絕且脾主四肢脾氣偏絕則四肢委弱是以身重難行本草經云楡一名零楡氣味甘平可作蔬羹唐孟詵曰楡性滑利服食甚美仙家常服服丹石人亦常服之取其利關節也爾雅疏云楡即樞詩所謂山有樞是也素問云胃不和則臥不安又曰人患目不瞑治以半夏一升千里長流水煎服一劑知二劑已故人之氣血和平則坎中之水上承于心離中之火下交於腎水火旣交則魂魄不擾睡可安矣且人身如自鳴鐘一節之中稍不流利則百節不靈必疎而通之而後應時赴刻不失乎常此以知楡性滑利能利關竅服之則氣血無留滯之患而百節通靈魂安魄謐所以令人能瞑也若夫半夏之能治目不瞑者亦因其去腸胃之積滯耳合歡一名合昏其葉夜至則合崔豹古今注云植之庭除使人不忿汴洛人家多植之其葉互相交結每一風來卽自相解去何則天生萬物各有命意存乎其中有因名以起

義者有因形以得名者是以木名接骨能續肢體之折傷香號返魂可起疫癘于既死從可知合歡之所以蠲忿因其葉互相交結合成歡欣之形適以赴命意所在也萱草卽忘憂草也氣味甘平李時珍云萱草四時青翠五月開花毛詩云苟得諼草言樹之背諼字本作萱字李九華延壽書云嫩苗爲蔬食之令人昏然如醉因名忘憂蓋其草不彫故世稱母氏爲萱堂其殆以孝子之心甚願生我者之長保青年乎則卽物以喩人所以命名忘憂也至於李氏所云食之而如醉故名忘憂是以其用而言非以其體而言也薰辛曷以害目盖薰字與葷字同害目者妨害於目也且甘者肝之使也心之符也人有三寶曰精氣神三者之中神最不易至人寤則神聚於目人寐則神藏於心神欲其凝不欲其散按葷辛者葱蒜韭蓼蒿芥等物素問云氣厚屬陽過厚則爲陽濁之氣稟陽濁之氣最盛故氣味皆辛熱迥常食之喉鼻間常覺臭熱可知臭熱之氣上蒸於目因其氣厚久而不衰且引下焦濁氣上漫于首使目中之神不得外透反爲濁氣蒙蔽所以修練之家不忌腥而最忌葷辛者蓋修練者練其陽神從尾閭夾脊至枕漸漸引上至印堂項門降而至下十二重樓以還

入于丹田神室自下而上自上而下如是三年則陽神始得老成自可達地通天入金石而無礙倘修練未至食及葷辛則陽神頃刻散亡前功廢於一旦此害目之實在情形也寇宗奭云河豚有六毒吳越最多大者尺餘背青腹白目能開闔觸物則腹脹大如氣球故又名氣包魚陶九成輟耕錄云凡食河豚一日內不可服湯藥恐患荊芥甘草至傷人也陳藏器云海中者大毒江中者次之然河豚之爲物雖有補益之功而其害有不可勝道彼攝生養性者宜愼厥口腹而不可貪河豚之味美也蝨有黑白兩種六足行必向北由氣化而後以致遺卵出蟣也其處頭而黑者蓋頭爲諸陽之會也人身六陽脈皆會於頭故頭爲乾元爲陽中之陽處至高之分天之霜露雨雪則上必先受之人之汗水蒸溢必上出於頂又以六陽之氣盤旋不已頭中常多垢膩蝨處於中常爲垢膩薰蒸薰蒸既久則白變爲黑且蝨本吮血血味則鹹猶之海濱之民多食魚鹽其色黑又如豕居遼而白魚水食而腫居養所移物情各判亦自然之理耳辟常食柏叶至寒則香滿入春臍內急痛以爪剔出藏于土中按魏子才六書精蘊云萬木皆向陽而柏獨西指蓋陰木也故字從白白

西方正色也其性至堅不畏霜雪得金氣獨厚夫四季之中惟秋金之氣最爲清澈故煩塵酷暑秋風一至皆得肅清所以物之稟秋氣而成者凝以芳香况麝久食柏叶清明之氣常滿于腹中又臍爲丹田蓄氣之盧舍宜其入春陽氣外泄急不可忍而自剔其香也嘗攷正字通頸徑也百脈上會于巔之路徑也故靈樞曰頸爲衆經脈過往之處夫人之一身百脈貫注以氣爲主氣行血行氣止血止山險之中風土與平地廻異其間林木多擁腫之狀枝幹具嵯岈之形何則地脈橫亘無疏通豁達之勢况泉水又不流者爲多凡人處其中飲泉則氣血流滯感氣則經脈橫支于是精微之氣不能上升于頭至頭而還慓悍之氣不得下達於腹至頸而止久而久之二氣不得直行勢必橫衝而出是以癭瘤生焉內經云齒者骨之餘屬腎色白屬金有金剛不壞之意鹹能固齒亦以水補水不易之至理耳攷地輿去晉在山西屬冀州之分其地產棗人常充果食氣味甘平最上者入藥用且有棗油棗膠諸名式何以居晉齒多黃黃者土色也食棗太多味過於甘脾氣以精腎氣乃絕故日華本草云有齒病疳病蟲䘌人不宜啖棗因其甘熱之性久必損腎損腎卽損齒矣若是五

行尅制之理近取諸身遠求諸物而其誠中形外有絲毫不爽者矣一知半解罔盡高深謹就管見所及以副一時求言之雅意云爾

◉藥學精言

包桃初遺稿

經學之道必先將傷寒雜病論誦習至熟凡章節句字脈症一一默識於心體會日久首尾互參自有一定不易解法已得正解而後徧質名家註言胸有折衷其理盡悉再玩內經難經以究望聞問切診病之訣論人生死盡在此矣至於用藥惟李氏綱目云本草者凡三品三百六十有五種是神農之本草先師經方悉遵其法但讀本經一藥之性須悟到經方一方之性即從本經一藥之性化出能知經方一方之性又須悟出本經一藥之性亦可以充經方一方之性至方藥洞明治法得矣蓋六氣雖變化不測脈症總不離六經雜病二百八十八名其言統於表裏寒熱虛實配藥爲方不外合化藥有千種味祇五行木酸火苦土甘金辛水鹹五味之性各有温熱平寒四氣出入升降浮沉而春生之氣温而升夏長之氣熱而浮秋收之氣平而

降冬藏之氣寒而沉綱目又曰味薄者升爲陰中之陽氣薄者降爲陽中之陰氣厚者浮爲陽味厚者沉爲陰其性自然也然亦有可倒置者如味薄者升久煑可使沉味厚者沉漬汁可使升氣厚者浮少用可使降氣薄者降多用可使浮苟能知此則變化無窮余故曰執方萬卷不如一巧生巧之機則在經學學經之要又在明理理明而醫學化矣

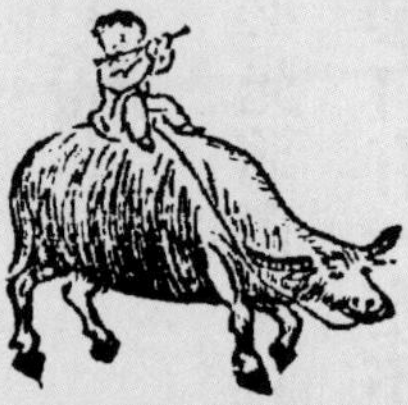

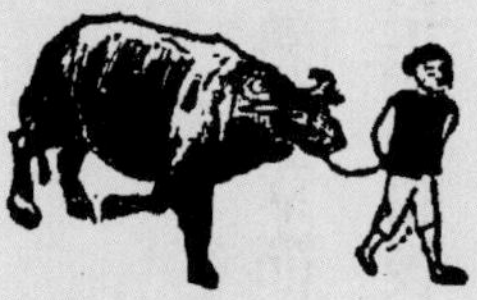

神州醫藥學報　第三年第一期

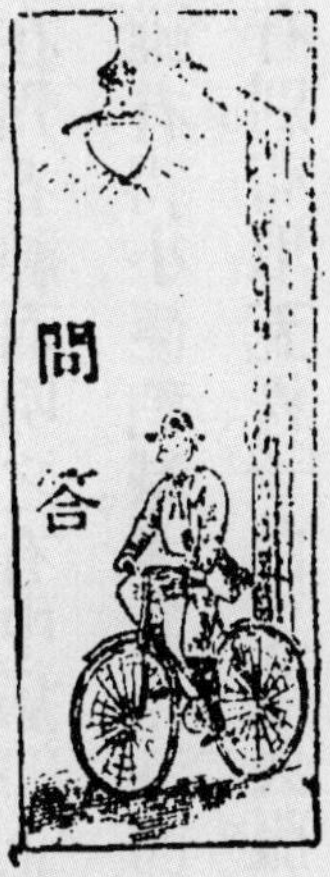

◉答徐君鳴石問病二則

崇肖葵

脘在人體。係交通部位。痛之病理。屬痺塞不通。脘痛而兼嘔吐。非但氣機欠運。且有有形濁邪。瀰漫於脘中矣。凡脘痛症由於脾胃陽微氣滯者。得溫通之藥可愈。如挾有痰飲瘀血食積蟲滯。兼現嘔吐等候者。必發直入之兵以討之。而後克奏膚功。宋君年逾五旬。陽氣式微。煙能約脾。使甜肉汁失其效用。久成嗜好。則入胃之飲食。其游溢精氣。雖可上輸於脾。而脾不能爲胃行其津液。遂弗克散其精華。上歸於肺。通調水道。下輸膀胱。留中滯脘。蓄爲痰涎酸水。久而不愈。結成囊癖。滿則病作。作則脘痛。嘔吐之後。邪勢稍洩。得以暫安。所以屢發而屢止也。溫通之附桂良薑等藥。能壯陽行氣燥溼。究不能破除囊癖。所以服之有效。而弗能杜其再發也。服白豆蔻瓦楞

問答 二

子而痛病若失者。蓋瓦楞子一名魁蛤。雖屬介類。究是動物。凡動物乃異類有情者。性本能行。攻利能力。較勝於植物諸藥。故瓦楞子化痰之功。既强於南星半夏。而性沸燥。又强於牡蠣蛤粉。而性不寒。其攻堅之力。頗同於水蛭之治血積。而性較緩。又同穿山甲之破瘡膜。而性較平。誠治瘀痰飲癥癖之要藥也。惟其生於水中。氣味鹹平。有化痰攻癖之能。無溫中行氣之力。今合以氣味辛溫之白豆蔻。藉辛以降氣。溫以和中。一辛一鹹。相輔以行。則辛者免耗散眞氣之虞。而鹹者有下輸膀胱之妙。用治脘痛嘔吐症之由於痰飲酸水而結成癥癖者。效如桴鼓。理所當然。奚可因未載古書而忽之乎。方藥治病。重在切用。當注意靈效與否。有精義與否。無流弊與否。不必徒注意出處。而以宗古法自囿於見聞也。此方治脘痛嘔吐。既有充足精義。然長於攻邪。短於培正。實治病之佳方。非善後之專劑。如用之切當。自然靈效。用之不切。亦有流弊。要在用者神而明之。有中病卽止之機。變無誅伐無過之謬誤。斯可矣。他若某君之痛。雖有得小便稍減。多飲茶酒卽發。服控涎丹而瀉痰涎諸象。以愚意度之。似與宋君有別。苟取瓦楞子白豆蔻與服。恐未必卽合機宜。管見如斯。未識

高明者以爲何如

◎答華君錦堂第十二期學報問（子母存亡之脉）

徐蓮塘

難產脈於數日前見之非臨盆而始見也男胎見於左女胎見於右固盡人而知余昔游於杭遇單仁伯君口授筆述玄微脈訣篇中附載胎產脈數則曰子繫於腎母繫於肺以此定子母之位也辯之之法其脈見尺浮而寸沈尺浮者子無生氣寸沈者母有生氣故子死而母存也其脈或見寸伏而尺濇寸伏則母之命根離尺濇則子之生氣閉故母亡而子活也以此推測屢試不爽辱承下問姑洩秘旨俾難產家無雙亡之嘆亦昌明醫學之一助耶

◎答錢君存濟傷寒疑問四條

周少萊

案錢君傷寒疑問第十二期報載有沈君思誠答語似於先賢成法及其緒論尙未詳加攷證不揣譾陋謹貢舊聞

問太陽篇第四十九節汗出不徹更發汗則愈當用何方以發其汗

問答

答諸家於此條采用汗劑說各不同惟魏荔彤云風因仍用桂枝湯寒因仍用麻黃湯風寒兩感仍用桂麻各半湯蒙謂魏氏之說最得仲景之旨凡論中不列方各條皆有深意在臨證者神而明之耳

問太陽篇第八十九節禹餘糧丸方書失傳當用何藥

答蔡正言甦生的鏡補足禹餘糧丸禹餘糧一兩龍骨八錢牡蠣五錢鉛丹六錢茯苓六錢人參五錢右六味爲末粳米爲丸硃砂爲衣如菉豆大空心麻沸湯送下

問傷寒膀胱蓄血證本有抵當湯丸不知可有別藥能代水蛭蝱蟲

答張氏醫通云如無蝱蛭以乾漆灰代之按乾漆灰說詳本經逢源

問少陽病其提綱爲口苦咽乾目眩其病脈證治篇只小柴胡一方疑小柴胡非少陽專方若果口苦咽乾目眩寒熱往來以何方爲當

答少陽以口苦咽乾目眩爲提綱少陽終篇雖不露一字實則篇中凡稱少陽卽具有提綱六字之全證不必贅述也程應旄之釋小柴胡謂非有口苦咽乾目眩諸證不可以輕用此方不僅僅如諸家之稱爲和解劑也然則小柴胡之專屬少陽

夫復何疑

◉潤霖記案之質疑

萬寶全

醫家治病。務識其眞病。家請醫。須求一決。若病屬伏氣。或外感等症。無難一言以決之。何必模棱兩可。讀去年第十二期報載王潤霖先生記案一則。在先生自有特別之見解。無奈鄙人謭陋寡聞。深爲茅塞。現値醫藥研究之時。自有辯駁之例。倘辯之不倫。駁之不當。蒙先生不棄。可教而辱教焉。幸甚幸甚。稽先生治柴某之症。病人欲食西瓜。而其母據述何醫所云。症防發疹。似西瓜非所宜食。然據先生述何醫診治。案謂傷寒挾食。方進檳枳蘇朴。是何醫並不提及發疹者。而先生竟自謂歎息言曰。惟其熱邪不退。刼津。疹子所以不得出。是先生反疑其發疹之症乎。又云暑濕內盛。未必定有疹子發也。是先生眼光射在暑濕一面。方決其無疹子之發。何前後議論不符。於醫理上又茫茫若此耶。倘柴某如果發疹。當熱邪不退。刼津之候。症已危險。純用涼則邪毒何由出路。純用泄則津液一傷而再傷。終非善全之策。當此兩難之際。視其病情。量其體質。或可清托並行。以冀挽救。至暑亦有暑疹。濕亦有溼疹。非暑濕一症。疹子有又一症。至柴某之症。既稱六脈洪大有力。脈非發疹之脈。舌焦齒黑。唇裂而乾。大便黑而陽物縮。神志尚清。象非發疹之象。若發疹斯時勢必內陷。神志安得而清乎。嗣先生言不病外感則已。病則他醫必用熱藥以泄之。然則先生治外感之症。概以涼藥施之乎。先生治病。偶有以南陽正法。此一偶字。令人索解無由。試問先生平日治病。於南陽正法外。尚有何法適從乎。然僅言南陽。猶不能認爲仲景之法。南陽爲公共之地。非仲景獨居之地。譬如孟河某醫。角里某醫。而後人若云孟河治法。角里治法。通乎不通。又譯俗稱發點灑。此灑字上聲。俗稱往往有音而無字。如必欲形容者。可寫啥字代之。然啥字字典所無。習見於小說杜撰之字。然音尚可合。若上聲則去俗音遠矣。此三字是懸揣之辭。凡病人見熱勢不退。汗出不止者。每云此症莫非是發點啥。松俗醫學雖微。決不有若是之口吻。然乎否乎。請就有道而正焉。不勝翹盼之至。

⊙答黃君眉孫問症兩則

劉丙生

袁君桂生以黃君之問質余。余固不敏。然亦不敢固辭。勉答大略。未知能當大雅一哂否。友記之妻病在胃之下脘。大便下血。是其病之出路。其病初起。養生路。生理變逆。消化不良。食思不振。用香燥開胃法。則增膈膜痛。再錯則胃潰傷之症成矣。氣痛所以不能止矣。此必傷於燥熱之藥所致也。大便下血。病尚可由此而出。卽就其勢而順導之。使腐去新生。尚可就愈。此時失治。不遇良醫。或有良醫。而不敢信用。偏欲速止其血。吸食洋煙。藏留毒血。殘臟害腑。是自求死路也。血止而腫成矣。此西醫所謂胃潰傷者。外潰者易治。內潰者亦易治。若內潰外潰。而皆阻遏之。不許其出。則不內不外之潰。於組織層中者。必徧身腫脹矣。病本血中炭氣爲病。能將富於炭氣之血。由大便排瀉而去。尚有生機。又以洋煙止之。以益其炭氣。無怪其面黑如炭。吐黑血而死也。兩脇緊痛者。皆黑血炭氣所致也。帶脈緊束。皆上下諸血管澎脹故也。不治之症也。西醫用止痛劑治之。其結果亦吐黑血而死。余已見過多人。如出一轍。而勸之不悟。不肯從我而生。甚矣。直道之難行也。治標藥害人之深也。洋煙嗎啡之害可勝言哉。

金店主陳君之病。的是虛寒。誤用攻伐下氣止痛之劑。必轉壞症。何也。

下氣止痛。必沈降芳香破血散氣之物。虛人服之。愈虛其虛。鼓宮聲也。鼓必中空。而後其聲澎澎然。此而不知其虛。則妄醫之害人誤殺者必多矣。蔡君之重用參附鎮固下元。代前醫補過。故須用如此之多耳。未足奇也。腹中響聲如鼓。而敢用寬胸下氣止痛之藥。則奇矣。服之數月。僅手足漸冷。而猶待蔡君以救之。則奇而又奇矣。非陳君子樂善好施。不克延年以待良醫之至也。

◉答十一期報內王君潤霖所問奇病

任養和

本先生所言。昔從師遊。見一婦人求診。自云皮裏內外有一堅塊。大如雞子。流串上下。無微不入。彼時不識辭而未治。後徧考方書。竟不知爲何病。迄今已久。耿耿於心。尤爲缺憾。先生用心若此。將來必爲醫界特出人也。故不揣冒昧。略舉所知。以敬告焉。此蓋爲鬼疰之病。何以知之。於五年前。見一婦人汪姓。年五旬外。素有堅塊。行踪不定。或隱或現。後至脘下阻痛。日厥數次。延予診治。予曰此有形之病。非針刺不能速效。以指按之。堅塊忽然不見。病者言曰。已攻至脊背之上。視之果然。又用指按之。

中國近代中醫藥期刊彙編　第一輯

復又不見病者又言曰現已攻至右足面之上。予曰此蓋爲鬼疰之病。當用孫眞人十三針法治之。言訖。其人連聲呵欠。其堅塊不知去向。該婦人塊痛。未針而愈。彼時在旁有數月嬰兒驟然厥閉。其仍屬鬼疰爲祟可知。但嬰兒幼小。藥不能進。針不能投。此時病家另請符師驅逐而解。此病與先生所問相同。先生所言該婦壯實。其堅塊居營衛。未能入臟腑。恐他年氣血衰弱。其邪必然入內攻冲。或爲疰痛病也。然此病種類甚多。古書載明有三十六種。又言有九十九種。種種形狀不同。略舉二三。引以爲證。有痃癖鬼疰。其堅如石。停於臍之左右。或上或下。針不能入。藥不能效。有流走鬼疰。週身上下。行踪不定。針來讓針。藥來讓藥。卽先生所問者是也。有能出能入鬼疰。治之則去。不治則來。乃予之所治者是也。有付身說話鬼疰。妄稱鬼神。邀求祭祀。作威作福。卽今下差之香頭是也。有因鬼疰而死。其鬼疰仍然遺傳親人。累代不已。此爲世間第一要害之病。用針刺其堅塊。稍可見效。或有堅塊如石。針之不入。又將如何。宜用阿魏一兩二錢。石碱四錢。共研細末。打糊爲丸。分做二百四十粒。每日服三粒。分早中晚三次下。用碱軟堅。阿魏去積。果能塊軟積消。鬼氣無所依附。此方雖未必確能治鬼。而鬼已鮮有不去者矣。管窺之見。質諸高明未知當否。

◉答錢君存濟信石質疑

僕於第十一期所著信石攷一篇。乃採中西學說而融會之也。中藥以性爲主。西藥以成分爲衡。僕臆斷本品爲涼性。以化法證之也。

錢君以不諳化學爲解。又以腹熱如焚。一言而猶不能釋錢君之疑。僕何人斯。辱承下問。敢不解答。或有誤謬。仍請錢君指正焉。

信石者。乃礦物學金石類中之一也。欲別爲涼爲熱。當求之於礦物學。較爲確實。前篇未曾列入者。恐篇幅太長。以厭讀者。僕亦當以疏忽自科也。

(一)熔度與本品之關係

凡物除冰以外。熱則脹。冷則縮。礦物亦然。其膨脹之度。隨礦物之堅鬆而異。傳熱之遲速。亦各不同。至鎔融之難易。更隨礦物而別。謂之熔度柯倍兒氏熔度計。分

七級(註一)

(一)銻硫礦　燭火能熔。

(二)曹達沸石　吹火能熔。

(三)貴重柘榴石　吹火至久能熔。

(四)陽起石　其薄片能爲吹火所熔。(信石屬於是級)

(五)正長石　雖薄片亦不易熔。

(六)古銅石　强熱之則尖端略熔。

(七)矽石　吹火決不能熔。

銻硫礦燭火能熔。是爲大熱之證。矽石吹火決不能熔。是爲大寒之證。信石雖薄片亦不易熔。是乃凉性無疑矣。

(二)產地之地質與本品之關係

礦物於地質中之生成。大約不外火成巖與水成巖之二種。

(一)火成巖者。由地球內部之熱熔液迸發而成。火成巖常火山口噴出而爲熔巖。或噴出之際。裂成碎片而成灰。其熔巖中有玻璃質之巖塊。稱火山玻璃。如黑曜石浮石其最著者也。

(二)水成巖多由水中沈積而成。由動物之介殼。或骨骼堆積歷久而成者。爲動物巖。由古代森林壓久而成者。爲植物巖大理石是水成巖中代表也。

(註二)

火成巖與水成巖。證明本品之涼性。關係最切。硫礦產於火山之近傍。因之大熱而易熔。信石乃屬水成巖者也。決非熱性可知。況河南信陽州。及江蘇銅山縣等處。致諸地理變遷史。並無火山山脈經過其間。決非火成巖可知。則信石之爲涼性。更無疑矣。

(三)本品與腹熱如焚之關係

寒熱溫涼。乃藥品之性。非藥品之作用也。服熱藥者。不必腹熱如焚。服涼藥亦有腹熱如焚者。乃與作用之關係。非與性之關係也。雖然亦有二解也。服大熱性藥之腹熱如焚。乃藥之自身之作用。服涼性之劇毒藥。亦有腹熱如焚者。乃以藥毒之作用而誘起生理上之腹熱如焚。非因藥之性而然也。試舉例以證明之。

(一)燐　本品有非常之毒氣。若吸其蒸氣。每患不治之骨疾。將本品熱之至攝氏五十度或摩擦之。卽起燃燒。故於空氣中不能以手取之。恐受體溫而發火。本品性質之熱。無待贅言。然人中其毒。祇發頭痛嘔吐。肝臟肥大而死。本品雖有如此之大熱大毒。並無腹熱如焚之症狀發現。服熱性品而不必腹熱如焚之明證也。(註三)

(二)河豚　本品爲魚類中之一也。魚類世界所公認爲涼血動物也。涼血中大毒則有之。決無大熱之品。本品之爲涼性無疑矣。(註四)中本品之毒者。猝然癱瘓。脈搏微弱。歇代。腹中劇熱而痛。呼吸徐緩。經一二時而死。其致死之由。本品有一種之劇毒故也。本品雖非熱性而有腹中劇痛之症狀。此食涼性品而亦有腹熱如焚之明證也。(註五)

如此。則信石之殺人。非在其性之涼與熱。乃在其作用之有毒與無毒也。更明且確矣。

僕上列諸說。乃近今中西學者之名言。非敢有所臆造。略爲證。引不覺累幅。暫至於此。倘海內醫學名家。不以僕爲不肖。毋倘感情。時加針砭。僕所歡迎者也。

(註一)日本柴木博士著礦物學。

(註二)日本棚橋氏礦物學講語。

(註三)日本安東壽郎理科教本

(註四)李時珍本草綱目。以魚類爲溫性爲平性。都無科學的理由可言。殊難盡信。近今學術受東西洋潮流之激盪。須有實在顚撲不破之根據。然後可以成立一種極高尙極美滿之學說。祗以凌空臆造。而無科學上研究之價値者。在本世紀不能不受天演陶汰矣。

(註五)日本井上八百珠博士著中毒病理學。

◉答徐君鳴石問病二則

宋君桐隱所患此乃脾胃兩弱太陽經脈陷入太陰中之症胃主納而脾主運膀胱主化氣脾胃不弱五味入口脾陽薰蒸將水與食氣沁入尿脬不正之氣從而化去無所積矣惟脾胃陽微太陽經脈陷入脾既無薰蒸之力水穀沁別且不清楚膀胱亦不任其職兼復嗜煙脾氣下約水氣欲出無路糟泊欲下艱難釀成酸辣苦水積於小腸胃脘之間氣上騰則脘痛溢則涌吐前者雖去繼食復然用溫藥有效不過將積水與氣熬消數分膀胱作一理乖耳久之倉廩之陳朽已極司入欲多納而不能州郡之官曠職失守積成大亂犇喉漫肢無非邪氣四肢乃諸陽之本脾主四肢此厥冷所由致氣喘自汗水勢則外浸於皮膚矣方用白蔻十粒瓦楞子一兩白蔻能溫胃醒脾瓦楞子性能化痰除癖脾胃一得溫醒太陽經脈鼓起瓦楞子併力將宿積推入大腸見效之速理所宜然但瓦楞子只能為脾胃驅邪不能為脾胃生發元氣不復亦有其因二藥性屬平和偏害之患似居小數惟此種症府瘧痢與腫最易相因方只為止病之方非屬拔根之方設復遇他症內外合邪此際治之亦屬棘手此則不可不慮者所見如此然耶否耶請轉證諸高明

某君之症與宋君異矣此乃大腸有積下焦氣寒若太陽經脈則不甚陷曷言之孫思邈曰兒在母腹食母之氣臍斷則此氣歸於丹田是爲五惢某君幼卽患此殆丹田火微五氣中寒耳任督衝皆發源丹田食中邪氣皆賴衝氣散之衝氣之能散亦全賴蘊火有力此火稍微則下焦寒而衝氣難升太陽長乏助化賁門闌門皆緊要之所氣結於此何得不痛太陽經脈若全陷則化機且微無小便淸長之時驗之小便此可以知太陽尚能上攝衝氣自有上升之勢大腸積少宛然無迹待透過闌門一衝而散矣惟過於水食上欲下則下有以塞之下欲上則上有以阻之兩相搏擊發爲水聲太陽亦且無如之何於是涎沫上涌而成吐服控涎丹下涎沫卽其驗矣此症須戒茶水冷食茶能降濁而多飲則生寒冷食則易積能忌必無水聲控涎丹本非可常服之藥試易以山楂麯朮散此方藥性平和可以無害若以前方投之按之尺寸則恐長短不同矣書以蠡意是在鑒衡

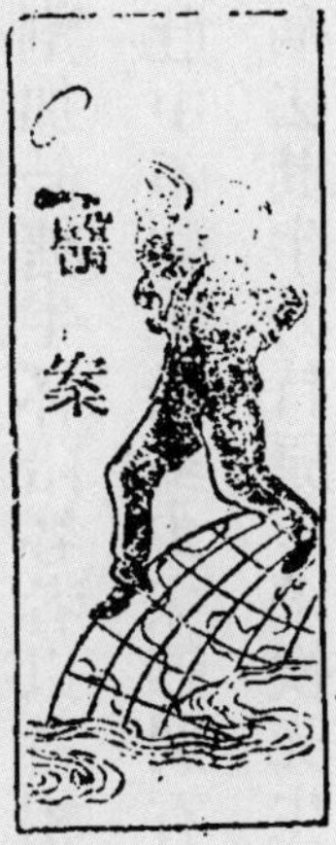

◎方秋崖先生醫案二則

同治元年二月有魯姓忽患霍亂肢冷脈伏吐瀉不止緣歲底冰雪嚴寒又値寇亂深受寒毒方用高麗參三錢熟附子錢半桂枝錢半甜冬朮二錢細辛四分吳茱萸八分淡乾姜八分連進二劑脈息微續四肢稍温瀉止而嘔不止胸膈痞塞明日煩渴喜飲冷而入口卽吐於前方減去附子五分桂枝五分加母丁香一錢烏梅一錢草果仁錢半下半日四肢又冷脈又似有如無口含生梨一片刻刻欲舍且小便二日不行痞悶如故其人向患三陰瘧疾元氣極虧知其將脫矣不得已用高麗參二錢附子一錢桂枝一錢細辛四分姜汁炒川連五分鹽水炒川柏錢半枳實四分飛滑石三錢大麥冬三錢北五味六分細葉菖蒲汁三匙吳茱萸五分至半夜得小便一通煩躁嘔逆亦止手足漸温得有生機矣遂用養血滋陰大熟地三錢歸身四錢

高麗參二錢大麥冬三錢酒炒白芍三錢茯苓三錢車前子三錢北五味五分吳茱萸四分石斛三錢明日重用熟地八錢緣貧參不能常服換黨參五錢服三劑猶有微渴方用六味地黃湯加大麥冬歸身川石斛甘枸杞天花粉粥飯漸增而愈此症危在呼吸九死一生故記之

又案

松郡有魯湯涇周姓女患瘵不起諸醫罔効乃父以爲未請方秋崔先生診治於愛女之情總屬未盡乃挽張若虛君代懇而先生若有難色因前過橫涇幾遭帆檣倒懸之險轉念間又云危險之際恰逢先生得救乃慶更生今至該鄉有大河險阻如何張君欲婉曲求全乃謂先生自擇風利浪靜之天雇一大舟仝去可保無虞先生始允病家聞信後特邀諸大家設席欵待不勝鄭重及先生至診治處方僅用當歸白芍二味重劑加飴糖半杯陪客者以目相送甚爲詫異乃父曰當歸白芍無一醫生不用我女肚中不知吃過多少未識別有妙藥否先生笑而不言病家無如何詎料服至半月病去其半乃持原方求換先生曰病稍愈矣照方再服又半月病全愈

惟飲食未復又持原方來請先生擬換先生曰無他藥又服一月飲食如故起居如常乃父以爲今可調理矣先生曰病已痊暇何藥嗣女于歸生育一如常人考所開之方藥味少而分量重故能効速諸醫以他藥夾雜藥味多而分量少故奏功難先生立方少則二三味至八九味居多間或有數十味其時仝里張寶州之太夫人病氣息奄奄惟坐以待斃而已他人曰何不請方先生一診之寶州如其言先生診後大笑曰此症斷不致死開一大劑小鍋不能煎翻至大鍋服後一日霍然而愈張姓於是信任之至此由朱春卿君在張姓東席傳聞時鄙人年幼方案病情均未記憶惜哉今日信西醫談西藥者輒以秋崖先生事實對衆皆啞然若先生再世中醫西醫一齊頫首前案抄先生筆記此案訪諸傳聞

松郡方秋崖先生名醫也其門下士知有前輩馬軼才先生朱介三先生二人而已雖門下士猶不止此然以二君爲最有實學有經驗二先生彪炳一時其得力於秋崖先生者不少惟介先生兼理外科是金山縣黃有棠先生傳授亦診治輒効頗有名譽軼先生之令嗣少軼兄得衣缽眞傳青藍並蔚惜今已作古至秋崖

先生學問淵博尤爲世所罕見無論傷寒雜症凡病在垂危祗求先生一劑立起沉疴倫未肯處方之症明知難挽口碑猶在志乘有書班班可考非虛言也生平著作有醫理辨正三卷求有餘師二卷醫宗集腋醫津一筏仲景六經辨論辨陽明病脈證篇醫書摘錄方鈔等書各一卷且待付梓光緒丙申年同里夏月蓀君借觀嗣夏君去世其書遂諱尚未合浦還珠深爲憾事去秋先生之令孫及人兄以仲景傷寒論彙方謌括一卷閱沈氏尊生書感言殘編一卷惜年久虫傷剝落待校正後逐期照登吉光片羽誠可寶也爰輟數語聊爲表揚云爾

後學查鳳岡謹識於泉涇之漢瓦齋

◉喉中梅核症手術治驗

張鎔經

江陰王仁山君年四十餘患喉中阻塞食物維艱凡遇煩勞其苦尤甚檢視其喉形如梅核先以鈎鈎患處隨以刀割去復以冷茶嗽其血後又以小烙熨紅（外用銅管套烙柄僅露烙頭防傷他處）烙患處吹以末藥并用藥物調養而痊可

海岸韓姓婦因喪子抑鬱胸膈不舒喉中阻塞痰涎湧上湯水難下即以鈎割烙法治之兼以藥劑調治月餘而全愈

按此症已根深蒂固非割不除故割有特效但不敢自私略舉數條公諸同人然割法以心細手敏爲第一要素若稍有疏忽即爲危症可不慎歟

◎鼠疫症治驗

任養和

疫爲天地戾氣。即西人所謂黴菌。其類不一。各含一種毒質。隨風飄蕩。或偏於一邑。或偏於一鄉。疫氣流行。人觸之則病人。物觸之則病物。各有不同。亦有病騾馬不病牛羊。病雞犬不病魚蝦。病人而不病物。病物而不病人。或人物俱病之異。又有一種疫氣。病人兼能病鼠。人病能傳不病之鼠。鼠病能傳不病之人。各國呼爲鼠疫者是也。然人鼠病疫。其狀若何。因病疫之家。其鼠不知避忌。反竄病人飲食而食之。由此而鼠亦受病。突失鼠病。則煩渴不安。滿地奔走。不知畏懼。遇水則飲。飲多腹大撐脹而死。死之多在隱暗之處。人不知覺。延久蛆虫集合。腐臭不堪。而毒菌較之尤甚。奈羣鼠仍以同類相親。因之互相傳染。攻串各家。爲一方疫邪傳染之媒介。正虧之人。感受此氣。隨病寒熱、腹中絞痛。吐瀉交作。煩躁不安。病勢危急。醫者施針不應。投藥無功。束手無策。病家呌地呼天。莫可挽救。坐守待斃。豈不哀哉。但西人亦知此症難治。防備甚嚴。每見鼠疫發生之地。商賈不與互市。舟車不與交通。檢查受疫之人。另置病所。防疫雖有最善之法。治疫仍乏必效之方。嗚乎天旣生人。何又殺人。復思古今以來有生必有尅。有亂必有治。理固必然。此病斷無不治之理。予每遇此症。尤加注意。曾於三年前。治陳姓之病。腹痛吐瀉。針藥不應。知其爲鼠疫要症。細加審察。見病人兩目睛珠。無渾融之氣。明亮似若玻璃。遍查週身。見兩腋下有堅核大如鷄子。想今時所論鼠疫。卽吾中國素有之核疫也。其毒根在核。若不先治毒核。所以針藥均無效果。隨將毒核用針刺穿三孔。用梅花點舌丹研末上患處。外用膏藥葢之。內服雷擊散二錢。又川三分吹鼻。腹痛吐瀉煩渴隨定。次日復診。化爲片疹。服芳香透達之劑。二日疹消。又化瘧疾。仍宜芳香。佐以解瘧法。數服而愈。隨後治一婦人。其病狀與前相同。毒核生在兩臂。其大如栗。亦用針刺穿三孔。外貼紫金錠研末。鼻吹臥龍丹。內服外洋哥羅顛藥酒十滴。腹痛吐瀉。亦復隨定。次日復診。自覺身倦。頭昏胸滿。食不甘味。淮以藿香正氣散。連服數帖。而愈。至消毒之法。宜用外洋臭加波匿酸。化水洒之。或用菖蒲艾葉雄黃白凡末。焚燒燻之。以解餘毒。不致再爲傳染。但敝地僻處偏偶。所見甚少。各省通都大邑。鼠疫之症。見之必多。祈諸大君子切勿吝教。將此病形證治法效方。錄登報紙。以備各省互換智識。倘遇鼠疫發生之年。不致臨時掣肘。則病者幸甚。蒼生幸甚。

外貼梅花點舌丹方

沒藥一錢　硼砂一錢　腰黃一錢　熊胆一錢　乳香一錢　血竭一錢　葶藶一錢　冰片一錢　沉香一錢　蟾酥二錢　射香二錢　眞珠三錢　牛黃二錢

各製。爲末。擂出蟾酥以人乳化開。入末和搗。爲五百丸。如菉豆大。金箔爲衣。

外貼紫金錠方

山茹菰去皮淨三兩　文蛤去末淨三兩　射香一兩二錢　千金子去油淨一兩　大戟洗淨焙一兩　共爲細末。以老米糊和勻。入臼中杵千搥。成膏作錠。

中國近代中醫藥期刊彙編　第一輯

內服雷擊散方

牙皂三錢半　北細辛三錢半　硃砂二錢半　明雄黃二錢半　藿香三錢　白芷一錢　枯礬一錢　桔梗二錢　防風二錢　木香二錢　貫衆二錢　陳皮二錢　薄荷二錢　法半夏二錢　甘草二錢共研極細末貯瓶中勿洩氣

內服西藥哥羅顛方　此藥西藥房均有出售購之甚便

哥羅方二兩　伊打五錢　濃酒二兩　鹽强莫非穢二分七厘二　淡輕炭淡酸一兩。　薄荷油一分三厘六。　甘草流膏二兩。　糖漿二兩。　水糖酌用。　先將莫非穢。薄荷油化於酒內。再加哥羅方伊打化勻。又將水糖三兩與甘草流膏及糖漿。調勻。與前酒哥羅方等細調勻。再加淡輕炭淡酸。後加水糖足十六兩為度。治肚痛泄瀉。霍亂最效。服法。將此藥酒用十滴。溫水冲服。如症勢凶險。每隔一點鐘照服一次。待吐瀉定卽止服。小兒照年歲加減。不可多服多服害人

◉治驗四則

章壽芝

梁君少卿之女。癸丑七月初旬偶患伏暑症。延醫診治●甲醫投以銀翹散不應。乃復求乙醫。乙醫以其亢熱無汗。皮毛閉塞。進以蔴杏石甘湯發表解邪。仍無效。果梁君素不信余。其時適値揚鎭衝突。余携眷避于滬濱。因是未診。迨余返里。已延兩旬有餘。梁君悉余回鎭。于是携女來診。診其兩脈滑數。身熱無汗。煩躁不眠。入夜尤甚。有時神迷譫語。胸悶如塞。氣粗嘔噁。口渴不飲。此時邪在太陰陽明。上中兩焦。尚未裹傳。余即主以小陷胸湯再加芳香宣化兩法佐之。一劑汗出熱減。煩躁亦定。再劑氣平嘔止。胸悶亦鬆。于是再以清氣化痰。佐和中土法投之。三劑霍然。梁君曰。先生以何妙法。治僕之女。靈敏若是。可能言其故否。余曰。醫者理也。臨時認症。務須敏捷。令嬡之症。係屬伏暑。暑爲氤氳之氣。下引粘濁淫邪。際此醞釀。暑濕蒸騰之時。由口鼻吸入肺胃。于是上中兩焦爲邪所阻。夫肺主皮毛。胃主肌肉。二經既爲邪阻。自然亢熱無汗。肺主天氣。天氣不化。則地氣無以承順下行。是以遂形胸悶氣粗諸候。惟煩躁入夜尤甚者。是陰不能勝邪也。內經曰。胃不和則臥不安。其在中焦明矣。設始初投以芳香。一劑可解。何致牽延兩旬有餘。當余診時。所幸邪未裹傳。是以進以苦辛開化芳香解穢。仍從暑治之法。三劑即愈。若以皮膚閉塞。拘拘發表。邪氣固不能解。而正氣反致內戕。斯時邪向裏傳。其危險豈可測哉。

上海晉昇鞋號周君蘭亭。余之表姊丈也。癸丑七月。陡患痺症。已延多日。値余避亂滬瀆。寓其號中。于是代伊診視。脈來濡細。兩尺尤微。脊連天柱殭硬不能側顧。尻牽後踵。筋掣脹痛。滬中名醫。概以辛溫香竄之品。疊進無效。余曰痺類不一。不可概以風寒濕論治。如君之症。乃屬腎痺。經云腎痺者善脹。尻以代踵。脊以代頭。是因腎中眞陽不運、重陰凝結所致。即擬費晉卿先生清陰來復湯。如鹿茸附片當歸枸杞一派解散重陰。回復精氣之品。疊服以來。遂獲效機。後至九月。仍將原方加以玉屏風散。更爲膏方連服數料。病去八九。至今年餘未發矣。

鎭江天主堂徐君勉齋繼室。今春曾發喉痺。延余視之。兩以辛涼透表。清肅肺胃。其病霍然。不意痊後三日。左膊隱痛異常。徐君以爲此乃外症。非余擅長。當延外科診治。醫者云是風寒濕襲入絡脈之故。外貼陽和膏。內服辛溫品。詎知外貼內服之後。其痛尤劇。竟至日夜不寧。於是不得已仍延余診。決其爲何。余曰此乃日前少服藥餌之原因耳。當喉痺解散之際。餘熱未清。流注筋絡。因成斯患。醫者不察。內投辛溫。外貼香散。是以火添油。豈有不劇者。是以囑其揭去陽和膏。遂擬宣痺湯加忍冬藤絲瓜絡赤芍丹皮細生地片子姜黃。煦和絡脈。清除餘熱等品。兩服而痊。

壬子孟秋。小碼頭王君抱子求診。其時余尚在師處。適因返里。王君訪悉而來。余即詢其致病之由。王曰余子七歲。腹痛三日。晝夜不眠。曾請他醫診治。皆云蚘虫為患。服藥三帖。點效全無。是以聞名來診。祈先生憐之。余遂診其兩脈。弦數異常。右寸洪大。于是命去其衣。視其腹外並無絲毫病象。惟細視腹右隱然有梗。以手按之。則叫痛不已。並詢其大便所行何色。王曰醬黑如凍。余遂領悟。即謂之曰。君子之症非蚘虫為患。是夏伏暑濕蘊結曲腸。灼煿成癰。乃險危之腸癰症也。幸喜尚未釀膿。否則殆矣。即擬桃仁承氣湯一法授之。服後便行三次。形如魚腸。其病若失。余治此症。非在用藥之奇。而在認症之捷。設使因循或膿。則其為害。固不待智者而後知也。嗟夫。醫家祇知用藥。不知察症。而能使病獲效者幾希。

◎中風驚風異流而同源治驗

黃勉之

神州醫藥學報 第三年第一期

予戚曹兒年十四歲時値嚴冬患中風症忽然跌仆不省人事噤口不言四肢僵硬延醫三四皆曰中風有用安神定志者有用導痰者有用獨活寄生者均無一效予聞而往視之診得脈象遲細如絲面靑唇白目閉牙緊四肢僵硬毫無生氣喉間祇有痰聲而已予亦知難於濟救急用葱頭湯温洗各穴繼用好燒酒燃火揉擦各穴又用開關散卽臥龍丹吹鼻二三次得嚏六七脈乃微轉宗千金小續命湯 附片八分 麻黃六分 桂枝八分 防風一錢五分 川芎一錢五分 防已一錢五分 杏仁三錢 潞黨一錢 芍藥一錢 黃芩一錢 甘草五分 加生姜三片竹茹三錢服下一二調羹牙關卽開不時灌服至五六句鐘許猝然四肢伸縮此係附桂温經之功又服五六點鐘許方能開口言語次日仍由前轍而增減調治不數日而愈

倪兒年二歲亦値冬時患驚風症延予往視其兒臥在蓑衣上家人以西瓜汁雪水不時灌下細問病因係泄瀉致驚者予止之曰不可灌此大寒大凉之物診得脈形細如浮絲兩目上視面靑牙緊四肢抽搐但有微氣而已卽用前法外治亦用小續

水也。治宜化太陽之氣。使水由膀胱而出。其證自已。謹擬桂枝五錢。　甘草二錢
均薑二錢。　細辛一錢。　附子三錢。　茯苓五錢。　白朮三錢。　防己二錢。　木通
二錢。　生薑五錢。　紅棗五個。　連進三帖。小便通利。腫脹全消。自爲已愈。遂不藥。
及飲食亦未禁忌。不數日。舊恙復作。又增出下痢赤白。裏急後重。腹疼如刺等證。邀
診之時。脈象及病狀如前。惟舌苔膩厚。津多不渴。擬以桔梗五錢。　當歸五錢。　厚
樸二錢。　枳實二錢。　黑乾薑一錢。　芍藥五錢。　赤石脂五錢。半煎半冲　粳米
一盞。燒猪骨三寸。服二劑。痢遂止。但小便不通。其腫如故。復進以眞武湯加桂枝。木
通。連進五帖。諸恙始瘳。後改用六君子湯。調理脾胃。數劑收功。

開設上海英大馬路西市

大活絡丹

風寒濕三氣雜至合而爲痺風氣勝者爲行痺寒氣勝者爲痛痺濕氣勝者爲着痺惟風爲百病之首善行而數變諸痺類中皆由體氣虛弱營衛失調風邪乃乘虛而入爲卒中痰迷口眼歪斜舌强言蹇手足拘攣痲木不仁半身不遂左癱右瘓等症若不急治病根變深久則成爲廢殘又外症癰疽流注跌打損傷及小兒驚風婦人停經惡阻瘀積痞塊等因凡經絡爲患者非此丹不能透奪此乃攻補兼備之方千金不易之秘遇有以上諸病新起者服一二丸久病者須多服功効如神每服一丸用陳酒送下

童葆元堂

坐北朝南石庫門內便是

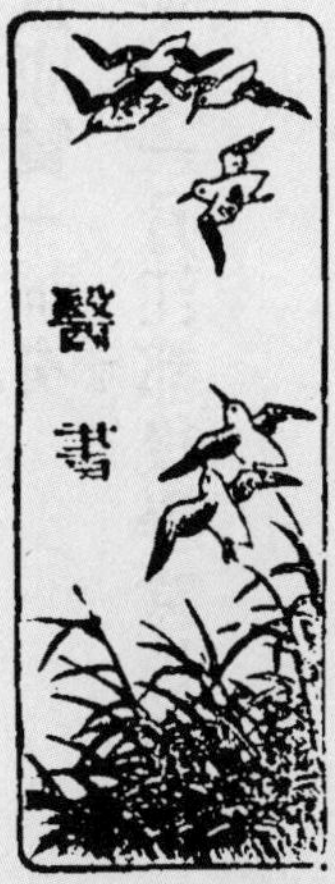

◉研經言

往讀陸九芝世補齋醫書。見其中有研經言序一篇。稱爲歸安莫枚士著。乃莫氏讀靈素難經、傷寒、金匱、千金、外臺、脈經等書。研究有得之言也。因求其書。而卒不可得。蓋原版已燬於火。故流傳未廣。爲悵惘者久之。庚戌十月。予與吳君子周、龔君子寶、陳君瑞辰、孔君瀛伯等。組織醫學扶輪報。友人楊彝青先生聞之。極爲贊成。且言今日醫書零落。急宜刊印醫書。而近代名賢之著作。尤宜爲之傳播。因出莫氏研經言一書。囑爲刊印。予遂得見其書。數[illegible]一旦於無意中得之。其愉快爲何如耶。次年武昌起義。國事蜩螗。報遂中止。研經言亦未能刊竣。予處亦未錄副本。雖欲付梓而勢有不能。今年冬月。彝青先生來晤。談次論及此事。先生謂欲存國粹。須刻醫書今神州醫藥學報既有醫書一門可先將此書付印竢半年以後此書印完尚將選印他書予因之有感焉仲景傷寒論非王叔和爲之編次則已散失於晉時張介賓景岳全書非林日蔚爲之刊布則何從得見於今日他如西昌喻氏之著作吳門葉氏之方案武進鄒氏之注疏亦皆賴大人先生門生故友爲之刊布始得流傳遠近遺澤蒼生蓋印刷之功本與文化有密切之關係醫爲科學之一其有賴於印刷者亦與他種科學相同顧惜吾國今日之以印書爲業者多不肯印醫書其印醫書者又多販自日本勦襲雷同求能專心國學表彰前哲者蓋戛戛乎難之今彝青先生慨然以此書登諸醫報其保存國粹之熱忱夫豈尋常人所能望耶竊願吾醫界之藏書家人人皆如彝青先生或獨力付梓或集資刊印其小部醫書亦可寄登醫報則於醫學上必有重大之效力吾知聞而興起者必大有人在至莫氏此書陸序言之已詳予可無庸贅一詞矣

中華民國三年十一月江都後學袁焯謹序

研經言

歸安莫枚士先生著　丹徒楊寶善齋青校

診訣說

診病之訣在知表裏虛實逆從六字。第欲臨診時知之明。必於讀書時知之豫。夫仲景之辨表裏二字亟矣。而喜言統治者或不信。謂靈素論證槪以六經臟腑爲別。何嘗有所謂表裏者。不知兩經爲鍼法設。不爲藥法設。鍼法在取穴。但審其何經何藏何腑。而巨刺繆刺諸法已可施。不以表裏爲汲汲也。若藥法則輕淸宜表。重濁宜裏。如此而已。且其爲氣化於胃。運於脾。布於肺。如飲食然。斷無專走一經之理。故必分表裏而後汗吐下補諸法。各如其輕淸重濁之性以爲用。仲景之詞所以異於靈素者此爾。至於虛實則有二義。邪在爲實。邪不在爲虛。一也。邪結爲實。邪不結爲虛。一也。皆爲瀉邪地。非爲用補地。試取諸經論讀之。當不以余言爲謬。至於逆從二字。則色脈證治皆有之。須先審定其病而後可言也。神而明之。死生可決矣。

虛勞論

今之所謂虛勞。古之所謂蒸病也。古之所謂虛勞。今之所謂脫力也。金匱必列虛勞

神州醫藥學報　第三年第一期

者。以見傷寒自有因脫力得者也。俗稱脫力傷寒本此。知此而金匱虛勞諸方。能用之矣。脫力有成痼疾者。有在一時者。有着一處者。苟因勞傷氣血不復皆得稱爲虛勞。人但泥於弱症損症之不起者爲虛勞。而不知彼特其一端也。若一時一處之虛勞。則或待治而後愈。或不治而自愈。無甚足異。第既有虛勞之因。風寒隨而入之。金匱本爲風寒盡其變。故渾言之曰虛勞。不復分別其爲何勞。推而準之。傷寒勞復乃虛勞之在一時者。亦不分別其若者爲操作之勞。若者爲房室之勞也。依義本當列此篇末。編傷寒論者。欲其便覽。移置如此耳。他如脈經云病人一臂不隨。時復轉移在一臂者。此爲微勞。營衞氣不周故也。久久自愈。乃虛勞之著一處者。亦不分別其爲何勞。亦以有本病可列故也。此經文有勞瘧。千金外臺有勞嗽勞聾。凡在一時。及着一處者。皆仿此讀古人書。須辨其名以究其指。醫亦如之。誠能知此。何至以建中湯等法。誤投之蒸病也哉。

疳蒸尸疰四大證論

五尸。五疰。五疳。五蒸。雜病中四大證也。仲景傷寒始言蒸蒸。金匱狐惑實開疳症。而走馬湯治飛尸。獺肝散治冷疰。已略具大綱矣。至巢源肘后。千金外臺諸書。始暢厥論。以爲內科專家最重之任也。近世書中鮮有之。非近世無此四症也。醫者遇尸疰詭以肝氣目之。遇肝蒸詭以勞病目之。相沿既久。遂不措意。因不列名耳。然尸疰二字。涉於不祥。疳蒸二字。僅見兒科。今若稱此以告諸病家。及加諸年壯。不幾駭人聽聞乎。古名誠難復也。但須於肝氣一門。知有尸疰二症。混其中。於勞病一門。知有疳蒸二症。混其中。隱其名。而存其實。則臨症了然矣。至古人治此四症之效方。亦欲爲大醫者。所不可不備也。

傳尸勞論

外臺始有傳尸勞之名。歷宋至今。皆著於錄。嘗欲問其爲何病。則諸老醫無能言之者。及習之有年。乃知傳尸勞者。合尸疰。疳蒸。以名之也。初以體虛受邪。入感尸蟲。於是沈沈默默。無處不惡。而不能的言所苦。此時名之爲尸。可也。甚而發熱喘促。顴赤名之爲蒸。可也。及其項間生塊。唇口喉舌皆瘡。名之爲疳。可也。至差而復劇。死而傳人。則爲疰矣。備此四症。故方不一。各據現在爲言也。古人殗殜無辜。伏連尸注等稱。

亦各據一端爲言也遇是症者倘能分別論治其於古方淸熱調胃殺蟲諸法庶不遺誤是否有效亦在諸大醫臨機應變對證發藥可耳

肺萎論

肺萎肺之大葉不舉也其外症以欬而唾白沫者爲眞病源或兼欲欬不能欬及嘔逆小便言之成無巳注傷寒論則以咽喉不利唾膿血爲肺萎皆非的候惟外臺引許仁則云肺萎之狀唾白如雪細沫稠黏此八字深得仲景言外之意最爲的當若巢成所說乃其兼症或有或無未可必也肺萎病當屬六極中一也多在久嗽之後骨蒸之餘其甚者白沫中帶血且或帶膿爲故金匱云咳唾膿血脈數虛者爲肺萎脈數實者爲肺癰仲景以脈之異辨其症之同可知膿血不獨肺癰有之也

診虛須知勞極說

古有五勞七傷六極之目皆言虛也核之則勞極二端而已勞是過用其氣極則幾於無氣其淺深不同以病源所紀言之五勞中之志勞思勞心勞憂勞是過用其神其疲勞是過用其形七傷則房勞之病亦勞屬也以其病多故別出之然精爲七神

中國近代中醫藥期刊彙編 第一輯

之一是亦過用其神也約之特形神二字盡之矣若風寒暑濕及一切病之久而不去甚虛其氣者皆極也極有氣血筋骨肌精六症者謂病於氣其極也不欲言病於血其極也無顏色眉髮墮落喜忘餘極仿此然約之亦不外形神也大抵勞言其始極言其終分別截然近世不知有極概目爲勞則將以治極者治勞而勞永無愈期矣嘻

兩濕溫不可合一辨

難經濕溫言脈不言症脈經溼溫言症不言脈何也蓋在難經者既屬傷寒則必有頭痛發熱等症又以其脈陽濡弱也推得先受溫而尺熱口渴在其中陰小急也推得後受溼而身疼拘急在其中不言症而症可知也其與脈經所言先受濕後受熱者迥別後受濕者其濕浮於表與寒同法而減等小急者緊之減象也許叔微蒼朮白虎湯蒼朮散溼白虎治溫最爲合法緣此濕溫重在溫也先受溼者其濕沈於裏與凡濕病同法故脛冷胸腹滿其脈常沈可以白虎概治之乎頭目痛妄言是濕甚於裏將與後受之熱合化故禁汗之慮表以甚裏蒼朮其可用乎緣此濕溫雖屬中

暍重在濕也觀其所重兩者懸殊朱奉議見其名同而合之則奉議之不足與言傷寒也明矣

溫瘧辨

內經以先熱後寒爲溫瘧與先寒後熱之寒瘧反對而以但熱不寒爲癉瘧金匱癉溫二瘧皆但溫不寒注家不能分別泉謂瘧之命名本對溫而立冬感於寒及非時之溫至春發者其狀和順謂之溫夏感於暑及非時之寒至秋發者其狀酷虐謂之瘧瘧有寒溫無寒先溫而感春寒則內熱爲外寒所抑表實故無寒曰溫瘧者合二病以名之仲景書言溫言瘧則必言溫瘧立言之體宜然其與內經不同者內經主瘧仲景主溫也宜所言之不同矣若癉瘧則內經仲景皆主瘧宜所言之同矣但此溫瘧者者字常作也與上文連讀謂癉溫二瘧並宜白虎加桂方也不然自鱉甲煎丸條以下皆方論並列何獨癉瘧條有論無方乎徐靈胎批金匱本亦云白虎加桂枝湯此溫瘧癉瘧之主方

校正靈樞經脈篇經文

神州醫藥學報　第三年第一期

大腸經

起於大指次指之端●脈經此下有外側二字案經於諸指端皆不言外側然以穴求之則脈經亦得

入肘下廉●脈經入上有上字兩通下作外案陽明行身之前不應入肘下廉本經肘髎穴正當肘外廉不在下廉當從脈經改正

從缺盆上頸貫頰●脈經盆下有直入二字案經於脈之從此伏行者通謂之入本經自巨骨至天鼎無穴則係缺盆上頸之次是伏行也若如今本似缺盆以前浮行而上頸於經隧穴道不合

頸腫●脈經頸作䪼案素至眞要大論少陰在泉民病齒痛䪼腫新校正引甲乙經亦作䪼蠚目下曰䪼本經脈挾鼻孔正當目下故有䪼腫一症若缺盆上頸之次脈已伏行不得復有腫症

胃經

起於鼻之交頞中●素五藏生成平人氣象註皆無之字案有之字則似交頞二字

爲脈次之名詳馬註云起於鼻之兩旁迎香穴上行而左右相交於頞中則經原不衍

上入齒中◎脈經作入上齒中與手明陽入下齒中相對案上齒屬足陽明下齒屬手陽明經有明文若混言齒中則上下莫辨且本經自鼻至齒至口明係下行何得云上入

起於胃口下循腹裏◎脈經口字在下字下素五藏生成註引同馬註亦云起胃下口循腹裏則經本不誤傳寫倒之

下廉三寸而別下入中指外間◎脈經廉作膝別下有以字案本經自中指內間分支至外間不得云下廉馬註正作下膝則經文本不誤蓋上一支入膝臏中此支不入臏中而從膝浮行下三寸而別也以字依此篇通例應有

善呻數欠◎脈經呻作伸蓋以善伸數欠爲一症也禮記云君子欠伸若呻爲腎病不應屬胃

則惡人與火◎素脈解及陽明脈解則下皆有厭字義長當補

中國近代中醫藥期刊彙編　第一輯

心欲動獨閉戶塞牖而處◉脈經欲字在動下屬爲句無塞字素陽明脈解同蓋古本靈樞如是且脈解不釋心動二字是上屬驚字爲說

甚◉素脈解於病至作甚甚作病至與此互異繹經文當從脈解改正蓋閉戶牖以上爲衛氣自虛之症上高以下爲衛氣大實之症實者病也如今本則不可通

口喎脣胗◉脈經胗作緊案口喎屬筋病與脈病不干喎當爲瘑謂口生瘑瘡與脣胗同爲瘍症喎本俗書古無口旁此經原文必作咼蓋卽瘑之省筆淺人誤認之耳緊卽瘕之假謂脣瘡胗緊兩通

大腹水腫◉案此經皆論症狀不及病因何獨於此言水腫也素脈解云所謂客孫絡則頭痛鼻鼽腹腫者陽明幷於上上者則其孫絡太陰也故頭痛鼻鼽腹腫也彼文是釋大腹痛而無水字亦可見此經衍也寫者因水氣門中有大腹水腫之名因致舉燭之誤

短論

時事憤言

蓮子

噫昔日之杞憂孰知竟成事實耶嗚呼諸君乎眉將燃矣酣夢未醒時不我待過此時機卽賁育亦不能奏什一之功君不見前車之鑒乎雖有安重根輩爲震動全球之舉於旣亡之國無絲毫之效果徒增亡國史上一種怨慘之資料吁痛矣吾儕今日萬不料維持中醫藥尙未收效而吾國已處於現今之危局深慮一旦皮之不存毛將焉附吾儕除提倡中醫藥之外宜衆心一致注重於目下之時局作政府之後盾可也

自今以後雖水漸深火漸熱吾儕宜含悲忍辱鎭靜的對待勿作無謂之激烈致受他人以口實若交涉幸而和平吾儕勿謂此次之奇辱已過須知日後之困苦有更甚於今日者猶如割肉喂獸肉盡而獸腹尙未果也同胞同胞奮力猛進時不再來臥薪嘗膽此其時矣互相告誡各勤其業各忠其職勿餒其氣人人自覺上下一心臨深履薄力圖自强吾儕不自亡誰敢亡吾耶

按本報雖不談時局然風雨飄搖之秋安忍不閲言者請註意……

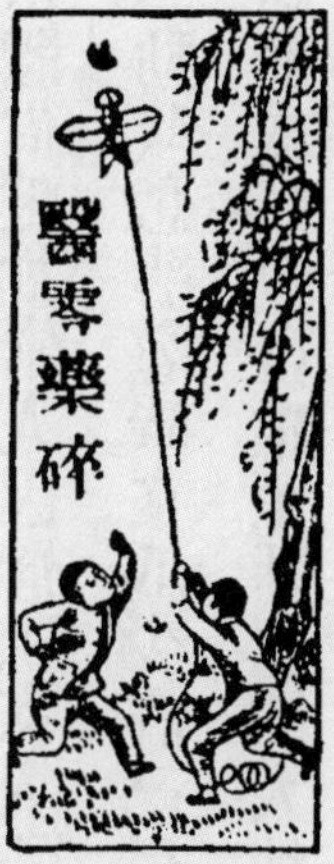

◎修齋筆記

天生白虎湯　　蓮子

噫嘻諸君乎余之得生存於世實賴天生白虎湯之效力也洄溯七年前時在仲夏余酒食後貪涼致罹發炎重症延醫診治服藥五六劑所服之劑無一定宗旨表劑也攻劑也輕微之涼解劑也甚至熱劑也嗟乎余之病軀被若輩視爲藥品之試驗器矣雜藥亂投安能見效日反增重一來復後病勢危篤險象迭現余之睛滿佈紅線唇焦齒黑胸中飽悶不可言狀腦之昏迷猶若夢中目之覩物如霧裏看花發燒似火炙身口呻吟而驅亂滚床榻不安思臥於地一小時須易地數次煩燥不堪家人覩狀憂之一日請三醫聚訟盈庭甲駁乙非乙稱甲謬丙至則言甲乙皆非而炫能於已家人不能決更倩名醫某至談論甚雄曰此火症傷寒也症已篤極恐難挽

醫零藥碎 二

囘惟所立之方淡寫輕描用金銀花佩蘭葉水蘆根之類臨行囑余家人午夜留心恐有不測家人聞之憂心如焚因感於名醫之口若懸河服渠敷衍之藥方幸余之僥倖得遇救星遙臨時適友人饋西瓜至余眼若生烟腹內如焚見此如獲奇寶家人亦感于醫言忌食水果禁余食余恨甚肆口慢罵仍未得食余忍無可忍祗得哀告曰余之熱悶若不堪略食少許諒無大碍拙荊悲余之苦熱私割西瓜之心形如大指投余口中曰略含其汁吐棄楂滓方余之入口也如飲瓊漿如服甘露涼入心脾如醍醐之灌頂兩眼一清似入清涼之界神志爲之一爽于是頻頻乞食又食少許稍覺安靜不復似前之煩燥矣於是靜則神疲疲倦則思眠漸漸入睡鄉余之荊妻目不交睫衣不解帶者四五夜至是見余略安靜心大慰不知不覺亦入黑甜之鄉僕婦等覩主人皆睡亦避至室隅假寐余睡至午夜始醒喉間奇渴思飲呼喚無人應諸余體尚健如常人因體諒家人不欲擾其好夢自起尋覓飲料至室隅覩西瓜心怦然動默念薄暮時食瓜少許已得安眠之效果盍乘家人不備而暢食之計定遂食過半球形覺自頂至踵遍體大快數日間煩悶與發熱至此已判若兩人行

將戰退病魔恢復我之固有之健康矣方自慰間余妻已醒急詢余現狀若何余答曰較前已瘥且僞云口渴思瓜余妻亦飾詞曰瓜已如數轉饋鄰居某矣余莞爾曰試往室後觀之余妻知藏瓜處已被余知急回顧見瓜皮盈几大駭自責渠之疏忽余慰之曰食後熱漸退神漸清行將告痊慶倘不暇何戚戚爲余妻驚嚇不堪若大禍之卽至坐以達旦欲倩醫解救余曰少安毋擾午後某名醫仍蒞至見余狀切余脈知熱將退便面揚揚露得色驕傲其聲曰恭喜恭喜昨日一劑藥已轉危爲安嗣後可保無虞余陽感激而心竊笑之不言及喫西瓜事恐受渠之責不愼調養十餘日尋愈遇友人道其梗概友曰西瓜者本名天生白虎湯也君逢敗衍派醫生不致名登鬼籙者天生白虎湯之力也余曰然天生白虎湯者余之救命神丹也走筆記之以誌不忘

補白

贈袁桂生先生詩 （王潤霖）

胸具慨慷腕虬龍生不辰兮嗟途窮茫茫衆生皆瞶聾拔劍怒欲問蒼穹男兒事業安社稷燮樂庶與萬民同扶輪曾挾風雲去灑灑千言仍歸空（先生刱扶輪報於鎮江因辛亥革命停版）歐起風濤墨起雨吾道懸懸幾告終天佑斯文不我絕會成醫藥際風雲先生新著傳天下重來說法效生公能奪玄玄造化功能使芸芸作仙翁況乎先生古道崇若論孺雅亦吾宗三絕兼耆靡不通相見敢不罄折躬決輪在握鏡在胸才如先生可稱雄

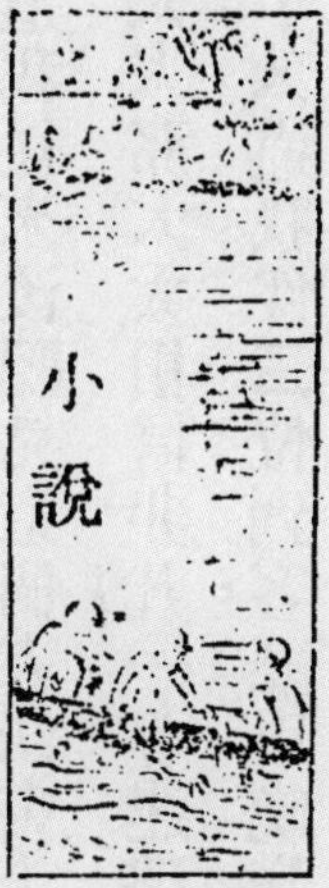

◎醫藥小說 燃犀

蓮子

第十一回　種病根皆因糟田螺　開刀圭借用雄鴨涎

話說阿貴高升二人問宋忠道如果當眞是田螺蓄塞住咽喉用什麼治呢宋忠道暫且慢講周媽來了多時裏邊查問起來反爲不美打發他去了我們再說遂對周媽道你趕急進去罷裏頭問起來你㧺說我叫你來問話你說的話我決不告訴主人周媽謝了又謝急急的進內去了高升掩上了房門說道包先生此刻可以講了宋忠道我上月在一家看病走進院子內見一個婦人趕一隻鴨子逃東他又趕西避西他又趕東我瞧着狠奇怪却又不便問宋後我藥方都開好了那婦人仍在趕得起勁我忍不住問道這位嫂子瘋的麼爲甚麼這個樣傍邊一個姑娘抿着嘴笑

道他爲着珠子哩我聽了更覺不懂遂問了詳細方知老光和黃的珍珠喂鴨吃在肚內趕着不許他停着不多時就殺開取出珍珠那珍珠黃的外層銷化了比沒有與鴨喫時白得多了若當時不殺那珠子就化爲烏有了你們想鴨個東西利害麼阿貴點頭稱奇宋忠道大凡鴨最喜食田螺這是相生相尅的道理故煩高升進去對太太說小少爺的病毒已入臟腑現有極効驗的方法用雄鴨四只倒掛懸在壁間那鴨涎待他流下用茶杯承着併攏來滿了一半茶杯就灌與小少爺服下那是有益無損的只是千萬別說起方纔周媽的話高升笑道包先生那個不用吩咐我又不是傻子什麼爲說穿呢說罷急忙進去了宋忠與阿貴閑談一囘不見高升出來天已傍晚只見一個僕人送進燈一盞阿貴叫住要問裏邊情形適巧高升犇進來宋忠問道裏面怎樣高升道我照樣的話囘老爺老爺不答應傍邊坐一位姓張的郎中道我從來沒聽見這個方法書上也沒有瞧着過我想不妙就退出來照樣的囘了太太那太太相信非凡一疊速聲叫廚房進去揀四隻肥大的雄鴨照式取鴨涎去了又道我伴二位到客廳用晚膳去阿貴道不必就在這裏喫罷宋忠又是

不曾見過大世面況且受過唐萃臣冷待不願進去隨道今晚就在這間胡亂的睡一回大家鬧熱些又可聯床談談高升道只是狠待慢的我房內齊巧一共三只床鋪他們二個都往鄉間收租去我去叫人搬上等客被褥進來少停搬飯進來二位請喫小可不能侍候另有賤事阿貴道你請便罷高升出去不多時進來一個僕人手捧著一長盤的菜肴一壺佳釀都列在桌上篩了二杯酒說道請用酒二人坐下對酌起來瞧著桌上擺了四碟六碗雖則家常便菜却也鮮美可口二人皆因心頭有事不能開懷暢飲喫了數口停杯不喫叫僕人取飯晚膳後閑談一回高升仍未進來宋忠心神不甯煙癮大發趕緊身傍摸出幾個煙泡用茶吞了無精打采的默默无言阿貴道你別煩惱明日我們回去罷宋忠道勞什子沒有喫我是不能過日的明天早晨八點鐘坐早班火車就回去千萬別躭擱了又坐了一回高升進來談了一回天時已二鼓各自安睡惟有包宋忠因沒有過癮心上又不快翻來覆去只是睡不着聽了二人鼾聲甚响哼哼的像蚊陣一般心內却似勾起了萬丈遊絲忐忑不定一回兒想到家內他是不慣出門的俗語說出門一里不似家裏一回想到

神州醫藥學報 第三年第一期

了喫雄鴨涎之後適巧不起那是我却負了罪名擔了抱歉嗎想到這裏歎了一口氣道嗐我不該來的暗恨阿貴多事薦他來受沒趣耳聽得敲四鼓漸漸的入黑甜鄉去了及至醒來掀着帳子向外望見玻璃窗上已竟微微的曉色漏進來知天已破曉就起 身穿衣 喚醒阿貴 阿貴擦着眼瞧着自鳴 鐘已指六點半鐘遂道別慌尙早哩說時亦趕緊起來高升睡夢中聽了二人說話也急急起來道此刻狠早還可躺躺說時開門喚一個小二爺倒了洗臉水冲過了茶高升在床頂上洋鐵罐內拿出些細糕餅勸二人喫些點點飢阿貴遂說明立刻回家不及辭別尊主人與我們回一聲打擾謝謝初起高升極力留住後見二人去志已决遂送出門外二人稱謝別了高升慢慢的蹓過大街往城外而去正走之際耳聽遠遠的叫着錢先生包先生吾家老爺請你宋忠聽了猛吃一驚嚇得無言可答阿貴亦知不妙站住答道你去回你們老爺包先生此刻要緊回家隔日再來罷止說之間又見那昨晚搬酒看進來的僕人連跑帶跌的說道老爺說一定要請專去的說罷拖了宋忠的衣服遂走宋忠急得無地縫可鑽頓足道嗐正是懷著鬼胎潛自去 偏來毫僕苦相留

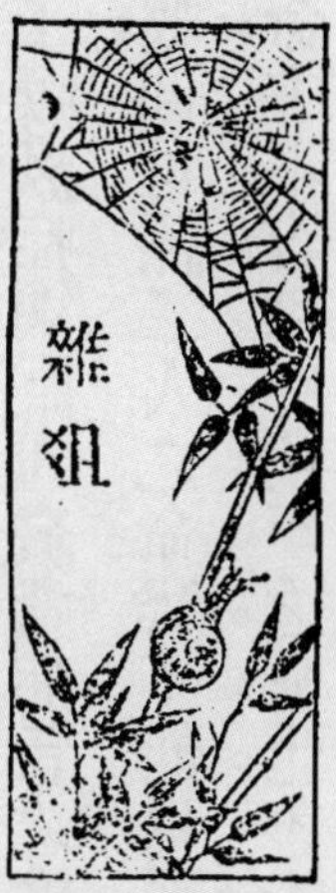

叢桂草堂醫草後序

袁桂生

叢桂草堂醫草校刊既竣客有見而問之曰自宋以來吾國名醫之醫案夥矣其原本經旨則有許叔微李東垣羅謙甫諸家其自出機軸則有朱丹溪繆仲醇張景岳諸家其豪放英敏則有張子和喻嘉言徐靈胎諸家其精微緻密則有盧不遠葉天士沈堯封諸家美矣備矣蔑以加矣今子之是書能出諸家之右乎且今日百度維新子不惟新法之是求而乃默守舊章豈不令人齒冷耶予應之曰唯唯否否不然子知其一而未知其二也予之是編雖不敢望古人之堂奧要不失為中華民國時代之醫書亦猶本事方局方發揮不失其為宋元時代之書廣筆記三世醫驗寓意草回春錄不失其為明清時代之書則固敢斷言者也何也今日五洲同軌世界交

通西醫之來吾華者固多而吾國青年之習西醫者亦夥其間學術之紛歧意見之參差往往服西藥弗效而始延中醫者雖診治之規則不能越乎古人而因時制宜要在化裁之敏妙林羲桐云一法未合雖古法宜裁一方未純雖古方宜裁旨哉言乎又烏可執前人之成例以論斯編也耶至於新舊之說僕不謂然醫家治病以病人爲主體吾但問其病之愈否遑論其藥之中外也且歐美各邦之藥亦何嘗非千百年前所發明者今之販賣西藥者輒喜詆排中藥彼爲一己謀利計安得不作違心之論也吾聞美國醫士有云中華醫法乃有深入數層爲吾西人思慮所未及者(見曾惠敏公使西日記)又嘗閱醫報有西醫博士董譽祥者病痢自服西藥弗效延西醫治之亦弗效卒由顏君伯卿用黃連阿膠湯兩儀膏十全大補湯而痊吾中華之醫學果無精義何以反能治彼西醫所不能治之病耶即以是書第二卷中所載金氏子喉痧症與金母發背症言之亦皆爲西醫專家醫治而弗效者使非予用中藥挽救則母孫二人之命恐不能保至今日矣學問之道但論是非況醫之爲學關乎生命尤不容稍存門戶之見也善夫林先耕氏之言曰吾國醫學開創最

先聚四千餘年數千百人之心思才力著書立說豈盡無稽除五行生尅種種虛無之論其中精理名言可垂萬世者相望於册豈舍中求西遂可以占全球之優勝乎黎北海氏亦云所謂大同者不但中之同乎西卽西亦當同乎中況南北各省每年出產之藥品亦多爲出口之大宗安見吾國醫學不足與歐人競勝耶亦在乎人之能精耳客聞之默然而退因復次其問答之語於簡端以告世之譚醫學者

民國四年正月八日桂生又誌

◎醫藥雜組

中國催眠術

周伯華

宋陽里華子病忘朝取而夕忘夕與而朝忘在塗則忘行在室則忘坐謁史而卜之弗占謁巫而禱之弗禁謁醫而攻之弗已魯有儒生自媒能治華子之妻子以居產之半請其方儒生曰此固非卦兆祈禱藥石之所宜吾試化其心變其慮庶幾有瘳於是試露之而求衣饑之而求食幽之而求明儒生欣然曰疾可已也試屏左右獨

與居室七日從之莫知其所施爲也而積年之疾一朝都除　（列子）

剖胸易心

魯公扈趙齊嬰二人有疾扁鵲治之旣愈謂公扈齊嬰曰汝曩之所疾自外而干府藏者固藥石之所已今有偕生之疾與體偕長今爲汝攻之何如二人曰願先聞其驗扁鵲謂公扈曰汝志彊而氣弱故足於謀而寡於斷齊嬰志弱而氣彊故少於慮而傷於專若換汝之心則均於善矣扁鵲遂飮二人毒酒迷死三日剖胸探心易而置之投以神藥旣悟如初二人辭歸於是公扈齊嬰之室而有其妻子妻子勿識齊嬰亦反公扈之室有其妻子妻子亦弗識二室因相與訟求辨於扁鵲辨其所由訟乃已　（列子）

隔幕試脈

徐謇字成伯丹陽人家本東莞與兄文伯等皆善醫藥謇因至青州慕容白曜平東陽獲之表送京師顯祖欲驗其所能乃置諸病人於幕中使謇隔而脈之深得病形兼知色候遂被寵遇　（魏書徐謇傳）

脈別男女

徐文伯嘗與宋少帝出游逢婦人有娠帝亦善診候診之曰是女也問文伯文伯曰一男一女男在左邊青黑色形小於女帝性急令剖之文伯惻然曰臣請針之必落便針足太陰補手陽明胎應針而落果效如言文伯有學行不屈公卿不以醫自業爲張融所善歷仕泰山太守　(談藪)

脈知生死

許智藏少以醫術自達爲散騎侍郎使詣楊州會秦孝王俊有疾上馳召之俊夜中夢其亡妃崔氏泣曰本來相迎比聞許智藏將到其人若至當必相苦爲之柰何夜俊又夢崔氏曰妾得計矣當入靈府中以避之及智藏至爲俊診脈曰邪已入心卽當發癇不可救也果如俊言數日而薨上奇其妙賚物百段　(隋書許智藏傳)

張存善針

張存有奴好逃亡存每遇宿則針縮奴足欲使則針解之　(燉煌實錄)

神鍼

晉若虛善醫尤得針砭之妙術里有寡婦再適人遘疾且卒經日而心間尚暖家人因奔詣若虛哀祈一往若虛既至熟視之且止其家哭泣引針針之卽時而蘇良久乃能語曰始者若夢故夫相隨出郭外遠歷郊野橋梁復入叢林草莽展轉不相捨俄而故夫爲一物刺中其足不能履步由是獨行忽若夢覺耳郡人竟詣若虛詢之若虛曰向之所針乃黃帝針八邪穴也　（祖士衡西齋話記）

燒地灑藥

盧州府守王安道風禁不語旬日諸醫莫知所爲克明令熾炭燒地灑藥於土置安道於地須臾而蘇　（宋史王克明傳）

下火而牀

武帝九錫之出雲忽中疾召醫徐文伯視之文伯曰緩之一月乃復欲速卽時愈恐二年不復可救雲曰朝聞夕死而況二年文伯乃下火而牀焉衣以覆之有頃流汗於此卽起二年果卒　（南史范雲傳）

踏背出血

武引佩刀自刺衞律驚自抱持武馳召醫鑿地爲坎置熅火覆武其上蹈其背出血武氣絶半日復息（漢書蘇武傳）

大善可挽危脈

太祖疾篤醫言脈已絶皇后召耶律楚材問之對曰古人一言而善熒惑退舍請赦天下囚徒后卽欲行之楚材曰非君命不可俄頃帝少蘇入奏請肆赦帝不能言首肯之是夜醫者候脈復生適宣讀赦書時也翌日瘳（元史）

脩養要訣

魏武帝問封君達養生之術君達曰體欲長勞食欲常少勞毋過虛省肥膩節鹹酸減思慮捐喜怒除馳逐愼房室春夏施瀉秋冬閉藏吾常行之有效（博物志）

諼草忘憂

焉得諼草言樹之背願言思伯使我心痗　註曰諼草合歡忘憂之草也（毛詩）

鬼臼殺蠱

鬼臼隨日出沒朝向東暮向西枯一莖爲一臼逐歲增添入藥辟疫殺蠱毒

(本草經)

斛二瘕

桓宣武有一督將因時行病飲茗必一斛二斗乃飽減之升合便爲不足後有客造之使更進五升卽吐出一物有口形質縮縐似牛肚病遂瘥或問此何病曰此名斛二瘕　(續搜神記)

靛青療噎

唐永徽中絳州有一僧病噎都不下食如此數年臨命終告其弟子云吾氣絕之後便可開吾胸喉視有何物欲知其根本言訖而卒弟子依其言開視胸中得一物似魚而有兩頭遍體悉是肉鱗弟子致鉢中戲以諸味須臾化水又以毒藥內之皆隨銷化時夏中藍熟寺衆於水次作靛一僧以少靛致鉢此蟲怛怯繞鉢馳奔須臾化成水　(廣五行記)

烏脚水

漳州有水號烏脚涉者足皆如墨水不可飲飲則病瘴　(古今合璧)

香泉

香泉在武定軍大名府城南三里和酒而飲能愈衆疾（名勝記）

醫理藥淪

醫者理也理者意也藥者淪也淪者養也（子華子）

十道六通

詔試醫官須引醫經本草以對每試十道以六通爲合格（宋史仁宗紀）

◉神州醫藥學報校勘記

錢縉甫

閱振南日報醫藥論書後　古云大文章自六經得來作者精熱羣經復能融貫以史傳探懷而出振筆疾書足使星洲報推翻足爲神州報增色後一則約法三章亦簡當之至

讀本報第五期沈君經鍾醫科應用論書後　第十行屑越應作泄越十一行撓攘十三行謂論傷寒撓字謂字均有訛誤十六行熟字應作熱

醫學危言 雖有最優之醫術欲公家出重聘每年數萬金當此財政困難得毋空言乎一笑

論痢疾 此篇所論自係專指疫痢若尋常痢疾據此篇以爲準恐流弊不能免也又言暑乃六淫之一與痢症毫無關涉將前人所論一概推翻立說似太偏否自製黃金湯用意何在治驗已有若干祈一一詳註以堅人信從禱切又謂治痢大略體實者用犀角地黃湯或巴豆霜丸體虛者用六味歸芍或桂附八味丸所選共四方皆痢疾家所不常用者究竟可恃否亦請詳示

春榆醫案 用升陽散火爲挽救自見卓識但小兒稚質升麻用三錢柴胡用五錢嫌太重否後人倘學此方似乎不可不酌 豆豉誤作豆鼓

讀沈君赤白芍辨之疑問 辨得極精詳大有益於醫界惟訛字極多第十行姆字當作拇梗字當作粳第十一行毫字多一畫准字少一點十五十六行之間種顯花三字亦不能無誤 附記一則結末處赤芍誤作赤赤

一得錄 共四則俱是要言第三則尤切近易行

醫史研究會小啓　人有三不朽立德立言立功是也此史若成足爲三不朽之一司馬班范吾黨中何必無其人　第三板第三行與第十行吏字當改史字第六板第十行史字當改吏字

海外醫談　中庸有言曰能盡人之性則能盡物之性能盡物之性則可以贊天地之化育作者精於醫人復能出其餘技以醫療六畜可不謂通才乎可不謂奇才乎欽服奚似

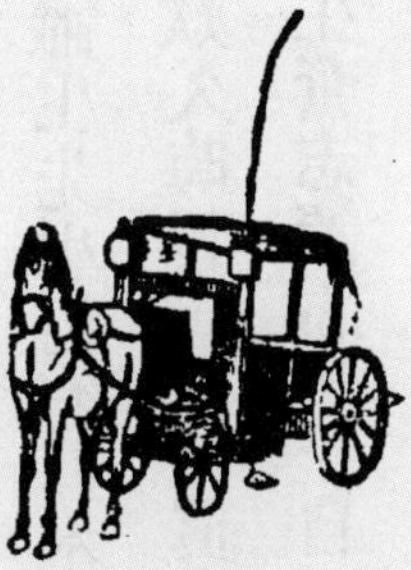

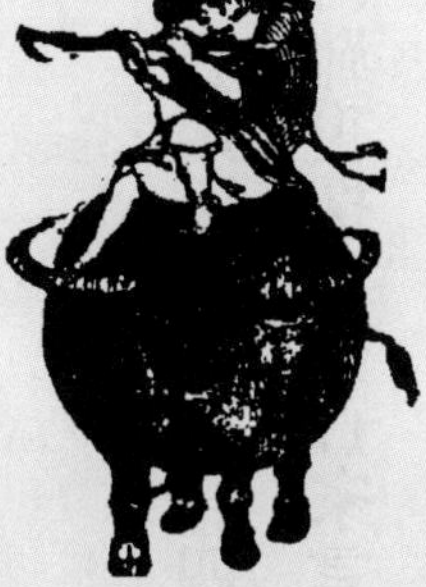

補白

贈包識生先生傷寒眞本出版

斯道中原歎久晦雜說紛陳眞理昧千古寶鏡不重磨陰霾四合陽光暗先生奮志讀古書上自本草下內難復探四子百家言淘盡糟粕吸精粹探驪龍睡得其珠神解超出叔和外闡幽發微著此書書成自異庸凡輩行看海內徧風行未到洛陽紙先貴醫學全通此其時生佛願共萬民戴我愛先生幷愛書寄此亦訂預約劵

雲間退悟主人王潤霖甫稿

時新醫藥廣告社第二期徵求登表概不收費預告

本社為醫界力謀便利交通起見自倡辦以來數月於茲煞費苦心深荷各省同志協力贊助經營第一期遂幸告成然我國地廣人衆醫界同志大都小邑不乏皆有而本表所登者數僅不多遺漏亦尚不少難稱普及同人自愧舉辦倉卒所擬章程未見完備致諸君常抱觀望恆以為憾因特於第二期起為擴充計凡我醫界同志無論前表未列者初次懸壺者住址遷移更正者如願共列斯表者登錄費分毫不收尚乞各省熱心同志就近聯絡介紹登表以期普及而利交通且廣見聞獲益良多同志諸君幸勿高傲而有缺席之憾也並將定章摘錄如左

一　詳列姓名專科兼治科及分別中西醫之門類

一　姓名僅以醫號為限不得加入別號與台甫及其他等之名稱籍貫則僅以隸省名與縣名為限

一　兼欲登載履歷台銜及設期分診等應行另收登錄費二角或六角不定惟無台銜履歷者不在此律

一　兼欲登載各種通告啓事及藥品告白者則應照告白定價加納告白費定價極廉外埠函詢

一　登表者如有遷移及臨時外出舉動等情均得隨時報知本社俾能登入臨時增刊表內勿致有悞

一　每年出版二次以六個月為一期

一　登表者兼欲購表者須請於定單內註明定購若干份為要外埠價須先惠郵票以十當九賸滿及一角以外郵票一概不收預定全年者照價減收八折

一　付款與本社者本埠外埠均與本社直接收到時發給收條為憑幸祈注意

一　登表者以陽歷民國四年六月底為止外省發信日亦照此限出版有定不可延緩

登表法照左列格式依次塡入字體繕正切勿錯悞

定單

姓	醫名	籍貫	診所	履歷
專科	兼治	醫例		

今發

君向上海時新醫藥廣告社登入第二期中西醫士總覽表內並於出版時定購

份此據

中華民國　年　月　日預約者　具

將此批下寄回本社收到後發給收條為憑　　（右邊蓋印畫押為憑）

第　號　部　格交來 現洋 郵票　元　角　分正

中華民國四年一月十六日出版

第三年第一期

版權所有

定價表

另售	每册	弍角
半年	六册	捌角
全年	十二册	一元五角
本國	郵費	每册一分
日本		每册二分
外國		每册四分

費須先惠概收大洋郵匯未通之處可代以三分以內之郵票

編輯者 神州藥醫書報社

編輯所 神州醫藥書報社

印刷者 神州醫藥書報社

總發行 神州醫藥書報社

上海五洲大藥房

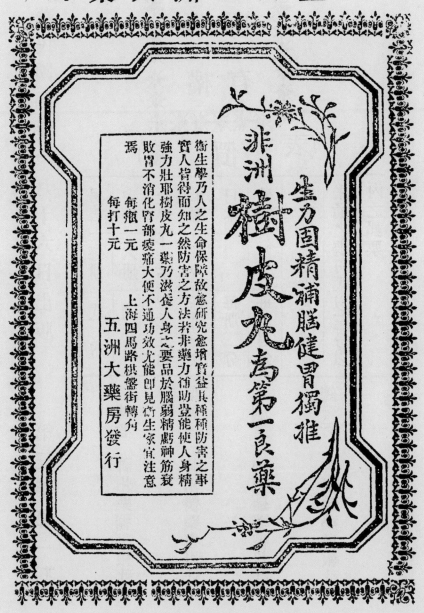

生力固精補腦健胃獨推

非洲樹皮丸為第一良藥

衛生學乃人之生命保障故愈研究愈增實益凡種種防害之事實人皆得而知之然防害之方法若非藥力補助豈能使人身精強力壯耶樹皮丸一藥乃滋養人身之要品於腦弱精虧神筋衰敗胃不消化腎部痠痛大便不通功效尤能即見衛生家宜注意焉

每瓶一元 每打十元

上海四馬路棋盤街轉角

五洲大藥房發行

民國郵務局特准掛號認爲

神州醫藥學報

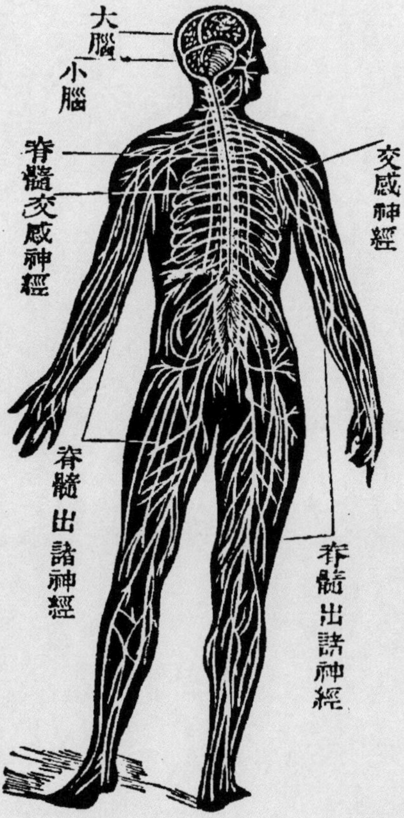

第三年第二期

每逢十五號出版十六號發行

總發行所
上海老垃圾橋北延吉里

五月九日之大記念　**國恥**　刻在編輯中准陽歷六月出版

自日本要求條件提出以至承認凡國恥之起點交涉之經過政府官廳之舉止人民救亡之決心以及世界之公論承認之條文莫不原始要終彙載於篇而於此後救亡之方針尤三致意焉首載國恥記念畫數幅良足觸目驚心後附詩詞小說數十篇均屬可歌可泣我同胞欲不忘五月九日之國恥不可不家置一篇留爲永久之記念也

編輯者知恥社　發行所神州醫藥書報社

誦芬堂 雷允上藥鋪聲明假冒

本堂自前清開設二百餘年精選良藥虔製丹丸悉遵家傳成法是以神效卓著馳名中外世風不古奸僞無恥之徒往往仿造僞製甚且刻仿成單僞造圖印到處勾串抖售在有識者辨別眞僞不至受愚惟假藥之害大則攸關性命輕亦貽誤病機至損壞本堂名譽其小焉者也邇來有僞製六神丸由購者察出假丸之色香味及仿單發票包紙等全與眞者有異疑竇種種函詢紛紛茲經浙省嘉興新塍鎮許恆盛磁號將全盛義記信局串售假丸憑證郵寄來蘇因即訴官控請盡法嚴辦現奉吳縣法庭審訊兩次已將該信局及經售假丸人押候根究除聽判決外爲特登報廣告凡從信局航船及託人間接向本堂購買者務祈細審眞僞詳加辨察勿使魚目混珠現在交通便利如從郵政局寄購似較妥速諒 賜顧諸君願表同情者也本堂祗蘇申兩店他無分出且素無向人抖售等事至希留意認明是所厚望焉 再聞各處購買假藥者不少請向原手追究概與本堂無涉合併聲明

蘇州城內閶門中市大街第一百二十三號門牌 上海法租界新北門外興聖街口第一百號門牌

雷誦芬堂允上氏廣告

◎神州醫藥第三年第二期目錄

目錄 二

◉本報宣言

本報自出版以來於茲三載謬荷各同志贊助之力始克維持以至於今日然內容薄弱資料不豐每圖改良愧無財力累蒙諸同志指示瑕疵且憾且愧但一木難支大厦衆志可以成城若不合全國醫藥界而共負責任祇求滬上少數人之撐持斷難希望其有發達之日本社刻觀取締之規則頻施醫藥之風雲愈急不得已將三載以來力竭聲嘶之情形及各省醫藥界對於本報之觀念佈告各省諸同志幸祈垂憫而速爲贊助醫藥前途庶有豸焉

本報第一年一至七期由總會發行印刷千部銷數不過六百部收入報資不及其半後因總會請願捐欵一空至年終幾乎停版幸滬上諸同志極力維持思有以繼續之法改爲在會同志集股接辦以抒會中担負於是第二年之報得以賡續出版第二年第一期至六期每印二千部消數千八百部賴同志之推廣已增三分之二誠可喜也然報紙之消數雖增而收入之報資仍少入不敷出將來何以維持本社

恐將同志之股本消滅于無形始抱購辦機器兼營印刷爲補助之艮謀籌根本之計畫擬招三百股每股十元合三千元但滬上有力同志担任會中經濟已重雖極力勉勸不過九百餘金猶不滿三分之一印刷雖已開辦經濟更見困難歐戰發生以來紙料奇貴自七期至十二期工本更重每月開支須二百餘金（社中辦事人員皆盡義務不支薪水）祇望年終收入或可支持不料二千份之報費郵費收入者不及其半（除福建雲南呂巷松江常熟蕪湖鎭江南京代派處及各處零星百數十份收足外餘或收一半或一二成或全無）至年終結算虧累八百餘金本社何以堪此重大之負担嗚呼全國醫藥界如此之冷淡欲望其振興醫藥其可得乎此後全仗血心諸同志共扶危局則中醫中藥或可挽救也

本年之報所以誤期出版者實因經濟困難無可如何也今後三四五期必每二十日出版一次以補前愆本社尤望各同志極力資助以期達振興醫藥之目的

一希望各同志人人投稿　二希望各同志推廣消路　三希望同志將報費預先擲下以資週轉諒此應盡之義務同志定必樂爲之也

學說

止癢花露水

皮膚發癢爲病理上一種最愉快之症不但毫無痛苦而且愈搔而愈有趣味溶溶然筋骨穌痲飄飄乎有欲仙之槪洵爲疾病中之樂事矣然樂極必生悲往往因少癢而抓破皮膚反生大病者是癢雖好亦當速爲療除之夫癢症之原因厥有數種有因衣裳逼窄氣血不和而發癢者有被蚊蝨咬傷而發癢者有被微生蟲侵蝕而發癢者有被惡蟲所螫而發癢者有暑熱鬱蒸週身隱疹而發癢者有濕熱抑鬱肌肉痲痺而發癢者有肌膚不潔發生疥癬而發癢者尤當急爲掃除否則日久癢變爲瘡而反受其苦矣本主人嘆拐仙之週身盡癩而痲姑之長爪難求爰研求藥物擷取精華發明一種花露水味香而潔立能止癢且無污及衣裳之弊更可使皮膚潤澤顏色美麗誠皮膚病中之最佳品也謹將治症用法臚列于后

頑癬　牛皮癬　紅癬　蝕毛癬　濕癬　疥癩　濕疹　熱痱　蚊蚤咬傷

百蟲螫毒　及一切諸癢

以上種種奇癢用止癢花露水搽上立見功效惟皮破流膿者勿搽瘡口當搽于傍邊使其毒氣外出以免作痛也

若抓破皮肉流清水者將水搽後更當撲以本堂監製百花香粉功效尤速也

上海童葆元監製

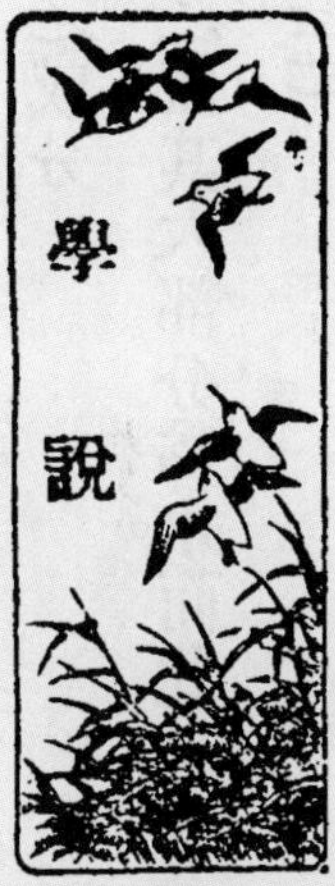

◉血氣說辨

朱阜山

本報第三年第一期。王君壽芝所著血氣說一篇。亦一大著也。然篇中僅言血氣二字可分可合。二而一。一而二。其所以一而二。二而一之理由。始終未曾道出。不可謂非是篇之缺憾。幸王君本篇結尾有曰。是賴哲化各科學家。進想像以實驗。而得其中之確詮焉等語。鄙人謭陋。一無科學智識。未必能補此缺憾。不過以一得之愚。與王君商確焉。

第一導言

血者。人身內部有形之水狀體也。氣者。盤旋出入於人身內外無形無影之空物也。素問五臟生成篇曰。諸血者。皆屬於心。諸氣者。皆屬於肺。陰陽應象大論曰。心生血。痿論曰。心主身之血脈。靈樞本神篇曰。肺藏氣。觀此則血氣二字之分屬。載在古籍確實可據。何得云可分可合。試再以近今之新學說條舉之。

第二本論

一血

(一)血之定義

血者。在人身中一種水狀赤色之液體也。(註一)

(二)血之性狀

鮮紅色又暗赤色。雖薄層不透明。呈鹻性反應。放特殊之臭氣。有鹹味。於顯微鏡下檢之。見有無數之小體。浮游其中。卽赤血球及少數之白血球是也。血球以外之液。爲血漿。(註二)

(三)血之成分

通常之血。其大部分爲水。而此外爲金類。鹽類。蛋白質。及他種含淡物質等類。(註三)

（四）血之重量

占全身重十分之一。（註四）

（五）血之功用

西語曰血者液肉也。實則其義有未盡。蓋血肉固含成各部機體之料質也。血液多含礦物。可以成骨。多含蛋白質。可以成肌。赤血球爲血之氣胞。內含養氣。（註五）乃生命運動之要素。體內各處凡營一工。補一缺。必需養氣。所以激使動作。而消除廢料者。皆養氣之功也。其與肌肉及他組織質化合之作用。與木之燃於爐無二致也。血至此則挾焚餘之燼。仍用循環之理再行發出。（註六）其功用再列舉之。

（一）血之於消化各器官中。自已消化之食物內。受其養分而分配於身之各部。

（二）血之於肺臟中。依其血色素之作用。吸酸瓦斯。（註七）以輸送於身之各部。

(三)血以分泌物之原料。輸送於諸腺。(註八)

(四)血自身之各部收取各種老廢物。(註九)輸送於排泄器。

(五)血分配熱氣於身之各部。

(六)血能溼潤諸組織。(註十)

(六)血之種類

(一)動脈(註十一)。血在於肺靜脈。左心房。左心室。大動脈幹。及其枝管內之血。以富於酸素。(註十二)故顯鮮紅之色。謂之動脈血。

(二)靜脈(註十三)。血在於肺動脈。右心房。右心室。大靜脈幹。及其枝管內之血。以富於炭酸。故顯暗紅之色。謂之靜脈血。

(七)血與心之運動之關係

乃一漲一縮相間。縮時迫血外流。漲則血流入心。二者相合。成心之跳動。切身於左肋第五第六骨之間。易於聆之。與撓骨動脈驗之。其跳動與心相等(註十四)

(八)血與脈搏之關係

心臟收縮之時。壓力昇騰。在動脈中之血液起一種衝突狀之運動。謂之脈搏。檢查脈搏之法。凡在表皮之動脈可以指按得之。例如頸動脈。或橈骨動等是也。脈搏與心臟相一致。心臟動作之狀態。可由脈搏以測知之其種類甚多從略。(註十五)

(九)血之樞府

(一)心臟。

(二)動脈管。

(三)靜脈管。

(四)微絲血管。(註十六)

(十)血之循環

(一)大循環(註十七)

自心臟流出之動脈血。因左心室之收縮。出大動脈幹。漸漸分枝而瀰漫

中國近代中醫藥期刊彙編 第一輯

全身。絡乃運行於毛細脈管中。供給其營養分於諸組織。自諸組織收吸其老廢物。以成靜脈血。其色暗紅。移於靜脈管。經大靜脈幹還於右心房。絡入右心室。如是者。謂之大循環。(註十八)

(二)小循環(註十九)

自心臟流出之靜脈血。因右心室之收縮。出肺動脈。入於肺臟中。而細分之。絡於毛細管。以此部之血液排出炭酸瓦斯。而吸收酸素瓦斯。復成動脈血。其色鮮紅。經肺靜脈還於左心房。絡入左心室。如是者謂之小循環。

(十一)血之速率

在身之各部。其速率不同。又隨外來之感動而屢異。故其數殊難確定。大率生理學家謂血之一小分。約於二十二秒鐘周行全身。而一分至二分鐘間。全身之血盡過心經一次。(註二十)

(十二)血之生理

凡人體消化之滋養分為精液。即血液。血液成血漿。血漿生白血球。白血球生赤血球。赤血球復謝脫生新。用顯微鏡測之。血漿透明無色。一滴血漿中。約五百萬赤血球。此五百萬赤血球中。約有白血球一。赤血球之平面爲圓盤狀。其側面層層相疊。作淡黃色。橢圓形。特以積合而色濃。故人視血作赤色。白血球無色。變化無方。時如蝸牛伸縮狀。而有吸收性。能吸收微生物。消化於血液中。凡血球之形。人與動物異。人多爲正圓形。他動物多爲長圓形也。

(十三)血液滋養分之授受(註二十二)

充周全身與毛細血管錯雜者。爲毛細淋巴管。其在腸胃者。則稱乳糜管。淋巴管之經過路中。如網狀有結節者。爲淋巴腺。淋巴管含淋巴液。淋巴液受血液中之滋養分爲淋巴球。成血液中之白血球。分頒養分於細胞。營養骨骼筋肉等。其餘之淋巴液。又受細胞排泄物。其一部分還於血液中。生赤血球。其他悉回入淋巴細管。復滙而開口於大靜脈。淋巴球成白血球。既能撲滅竄入體內之病菌。又其部或化濃。驅逐病菌於體外。

（十四）血之疾病（註二十三）

（一）中風。

（二）充血。（註二十四）

（三）腦充血。（註二十五）

（四）肺充血

（五）炎症

（六）黃癉

二氣

（一）氣之定義

氣者何。地球外包圍之大氣是也。又曰雰圍氣。雖無色無臭無昧之物。然究有重量（註二十六）性質。不得謂之空。故以氣體名之也。（註二十七）

（二）氣之質力

氣體爲鬆質。能壓之使縮。放之使脹。相抵之力若不平均。則膨脹之力卽顯。

（註二十八）

（三）氣之成分

通常之氣。以養氣。淡氣。炭酸。及少量之水蒸氣而成。（註二十九）

（一）吸氣之成分

在百分中含養氣二〇〇八一、淡氣七九〇一五、炭酸〇〇〇四

（二）呼氣之成分

在百分中含養氣一六〇〇一、淡氣七九〇五五、炭酸四〇三八、（註三十）

（四）氣之必需

身之所需者。食也。飲也。衣也。日光也。然氣尤爲緊要。蓋此數者。俱可若干時供給一次。而氣則必須時時輸入體內。否則立斃。氣之要素。爲養氣。其功用能激動身體。蓋區區數口滿吸之新鮮氣。較各種補劑尤爲有益。養氣入體。宛如具有火性。使各經皆赤溫而有力（註三十一）

（五）氣之樞府

爲呼吸器。卽肺臟。再列舉之如左。

一鼻腔。

二喉頭。

三氣管。

四肋骨筋。

五橫隔膜。

（六）氣之呼吸量及呼吸數

人之生育於大氣中也。如魚之棲息於水中焉。其一呼一吸。每一分時八回。則一晝夜有二萬五千八百二十回。凡壯年男子二十四時間所呼吸之量。約有五十石云。（註三十二）

（七）氣在肺內之作用

氣入肺內之細胞。其養氣入血。而血吐其全身所收炭酸及廢料。血經此變黑色復爲赤色。載有力之養氣。周徧一身。氣自肺內呼出。時挾廢料以俱出如察驗所呼之氣。即易見自血內所取出者何物。

（八）氣之衛生

一吸入宜清潔之氣。

二室中氣宜流通。

三氣過燥宜避之。

四過冷之氣亦宜遠之。

五氣宜由鼻吸入。

六濁氣不宜吸入。

七患傳染病之人之室中之氣。不宜吸入。

八花園森林中宜行深呼吸。

九腰部不宜緊束。有害氣管。

十煙類酒類。有害氣臟。不宜嗜食。

（九）氣之疾病

一肺痿。

二咳逆。

三肺傷。

四肺炎。

五癆瘵。

六氣窒。

七白喉。

八哮喘。

九口吃。

第三結論

本論將血與氣之分別。略引近今諸明哲之學說證之。不難明瞭。若欲詳細討論。須成厚帙。恐厭讀者。有心研究。自有專書。暫綴數言。以終吾篇。

第四附錄

註一英國愛丁堡大學格致科學士瑞華編生理學。

註二日本醫學士宮島滿治郎著解剖生理及衛生。

註三同(註一)。

註四丁福保編新靈樞。

註五又曰酸素。

註六血載養氣至各部肌肉。及凡織質與之化合。發力發熱發電。故肌運動而腦思。各經各司其職無不由此。然其來也所載者養氣。其返也所載者炭酸及廢料。首末二步。易知之•而中央一步。卽其在各部所成之作用。不可得而見不可得而知也。近世格致家。屢設理想。迄未探其底蘊。蓋其作用純在血球之內。血球不啻造物之實驗室也。吾人恆在戶外。莫能知其奧妙。且恐此秘難洩於人間也。

註七氣也。

神州醫藥學報 第三年第二期

註八淋巴腺。唾腺。汗腺。皮脂泉等。是也。

註九無用之物。

註十肉組織。筋組織。骨組織等。是也。

註十一發血管。

註十二養氣。

註十三廻血管。

註十四貼耳心部之上。則可聞二聲。首聲較長。爲肌之織質所成。其時血離心外出。次聲較短。因血落於二上房而擊扇門。故成此聲。當首聲時。二下房縮。當次聲時。二上房縮。心縮而擊肋骨。可以手按而知之。人有患憂鬱之病者。腦每感心使之跳動較速。

註十五動脈血受傷稍重。血液湧出。不易阻止。有關生命之處。故動脈到處伏在體內。與骨爲鄰。不啻自爲保護。惟橈骨。及頭之左右顳顬部頸側之左右。下肢之內髁等處。筋肉淺薄。動脈近接外皮。其跳動之狀。可捫而知也。

註十六我國古書謂之孫絡。

註十七又名全身循環。

註十八同(註四)。

註十九又曰肺循環。

註二十壯者全身之血約共十八磅。左下房每次催出之血約五安士。按此推算。則心跳五十八次。俱已經心一次。然此數殊不足恃。以血行速率無定也。賈法勞雖用精器試得心跳之後。血行極速。俄而暫止。繼又前行。而後漸緩。迨心次跳而後增速。

註二十一日本鈴木龜壽郎著生理學。

註二十二日本醫學士石川貞吉著生理衛生。

註二十三同(註二)。

註二十四身體之一部血液充積過多。此部即呈赤色。

註二十五腦血管內血液充漲。遂至精神昏迷。人事不省。

註二十六凡一立方粉之氣其重量一、二九三克。

註二十七日本中村爲邦著物理學。

註二十八日本北里氏著理化學。

註二十九東京鐘淵病院院長橋本善次郎著衛生一夕話。

註三十同(註三)。

註三十一天空之氣五分之一爲養氣五分之四爲淡氣。淡氣養氣之性濃而有力◎淡氣之性淡泊無爲獨存養氣則太猛烈故以淡氣調和之若分而吸之則二者皆足以殺人。

三十二同註二十九。

◉鼠疫發明

顏伯卿

百病之來統由於外感六淫。內傷七情。然不出於內難傷寒金匱諸書。後賢由閱歷而補前賢之所未備者。亦復不少。如秋燥症。喻昌所發明。溫熱諸證。葉天士吳鞠通之所詳悉矣。又可精於瘟疫。王孟英。雷少逸。余思愚。薛生白。善治濕熱時病。就瘟疫一門相傳者。爲瓜瓤。大頭。羊毛。疵痧。痧疹。喉證。各有專書。獨鼠疫一症。黯然無聞。不但未見其證。而且未見其書。是證之出現。始於光緒十六年。廣東雷凉至高韶諸州。居民見鼠不避人。尋水吃。吃後卽倒斃。三五成群。或於此屋走入他屋。他屋之鼠與之戰。不許他鼠入者。每早起街巷掃出死鼠成塹。臭氣薰蒸。人吸其氣。卽病。頭身痛。壯熱。煩渴。或有惡寒。或無惡寒。耳後或項之左右。腋下左右。腿縫左右起核。或一核。或二核。上下左右不等。入夜發狂讝語。頭痛如劈。次日或三日則斃。傳染極速。沿門闔戶。死亡枕藉。樓居者病輕。可治。平屋、小屋、矮屋者難醫、死速。鄉居病輕。城市病重。發病於冬至後。起春止二月間。厲毒最甚。傷人最多。交四月立夏後漸輕。夏至後則無有此病。病亦易愈也。屬病地方。必連三四年。或五六年。其毒由地盤逆由西南轉行正南。復轉東南。壬辰癸巳。已傳至潮屬。惠來嘗甯入潮陽。戊戌盛周丁外艱回梓。十日之內。先考與兩弟相繼而歿。男女患此者十餘人。察其症瘟疫之毒。由地氣上升。故先傷鼠。鼠穴地最近。患少陰。改其毒傷人。多入三陰血分。兼少陽陽明。血壅氣聚於厥陰肝。少陽膽。陽明胃。諸絡脈。起核。以破血逐瘀通絡通氣解毒爲主。初起者。荆芥柴胡歸尾桃仁紅花赤芍穿山甲大力子連翹銀花甘中黃天花粉煎服吞蟾蜍丸一錢至錢三分。得汗而解者。有之。或次日大熱發狂者。用生石膏四兩。知母二兩。羚羊犀角銼粉各三錢。鮮細生地各六錢。甘中黃二錢。金汁二盃。赤芍丹皮柴胡各三四錢。煎分三次服之。吞送蟾蜍丸錢半。有舌黑芒刺。大便不通胸腹痛而拒按。不省人事者。以生大黃六錢。芒硝四錢。桃仁三錢。生甘草二錢。歸尾三錢。當日左右鄰縣內外。延診者日百數十起。無暇診脈。只可認證察色。隨證立方。十有九愈。其不愈者。必面靑喘急。脈伏咬牙寒戰者。屬毒入內藏。間有用桂枝、麻黃、干薑、甘草、得而汗病愈者。必是肥胖膏粱寒濕素盛者。方爲合法。按此證。毒見風涼。凡因病送回家。路上逆風者。至家必病慼。移居山頂。盖搭竹棚者。病多愈。住近樹枝茂盛之區。免染此證。近十餘年。已傳入閩省泉漳興化諸郡矣。略抒所見所聞。願同道諸君留心醫學者。有以教益而正之。

脾胃功用論

劉丙生

中醫腐敗。西醫日盛。其緣因有二。其一。因於中醫用明方。西醫用暗方。愚前已論及之矣。其二。因於中醫。每每脾胃不能分治。中醫詳於治脾。而略於治胃。西醫則於腸胃養生路。言之甚詳。而於脾之功用頗略。二者。宜互相輸送。交換知識。則誤治之症必鮮矣。今試就吾中醫所短者言之。中醫見人飲食不香。往往謂爲脾胃不和。見人食思不振。往往用健脾開胃。見人嘔吐不納。往往燥溼健脾。而又以懷山藥爲健脾之品。論李東垣書。往往謂其長於升補。善於治脾。而無一人知東垣。學問能升能降者。於是中醫治不愈之病。多而西醫始有隙可乘。駕乎中醫之上矣。欲振興中醫。必先除去飲食混稱。脾胃並說之弊。夫脾胃。猶夫妻也。未有夫犯罪而並逮其妻。妻犯罪而並戮其夫之理。是脾胃分治之法。所當急於研究也。考脾胃之功用。古人言之已詳。奈近世淺嘗者。仍昧然不察。愚今作此論。特淺顯以明之。爲淺嘗者作當頭之捧喝。喚醒聾迷。而恢復中醫之勢力。敢竭誠以告。曰脾者吸水之機器也。胃者腐化食物之機器也。凡飲者。皆有形之流質也。食者。皆有形之定質也。是食與飲。皆由口入胃。既入胃之後。則消流質之飲水者。全賴乎脾。內經所謂。脾氣散精。孤臟以灌溉四旁者也。脾體陰。而用陽。主動。其伸縮力。無一息之停。少緩。則謂之曰脾陽不健。不能消飲矣。此脾病也。故取富於炭養香燥之品以健之。使復其運動收縮之速率耳至食物皆有形之定質。入胃之後。全賴胃汁粘涎。以拌溼之。而後在胃中方易轉動。方易腐化。方易下行。如胃汁之粘涎缺乏。是爲胃陰不足。則食物拌溼不易。在胃中即形呆滯。難腐化。難以滑潤下行。是曰胃陰不足以下降也。此胃病也。故取富於淡輕濡潤有汁有油之品。使復其滑潤下降之常度耳。今中醫遇胃陰不降。不能納穀者。而用香燥開胃健脾者多。故愈治愈不能納。并飲亦不存留。往往致人於不救。而於不能消飲者。則從未聞有降其胃者。何也。皆以東垣長於治脾。不知東垣又善於降胃故也。於是遇假痰飲血分熱症燥極反澤症。又生一弊矣。何謂假痰飲。以溫熱症誤服葛根。胃汁上泛。口中生水故也。中醫以渴與不渴爲辨寒熱燥溼之標準。以渴者爲熱。爲燥。不渴者爲寒。爲溼。不知熱邪深入血分者。口反不渴。胃熱廉泉開者。口反生水。燥極反澤者。口反生涎。皆津液沸騰上泛之故。如此等症。則又當降胃者也。燥結停滯。胃陰不降。未化熱者。苔白脈濇。或絃細。大便結如羊矢豆。如不大便。人

中國近代中醫藥期刊彙編 第一輯

尙易知。當通其腑。然有燥結旁流。反自利滯下者。更有問之日日大解。亦不滴亦不秘。每日大解如常。而其中稍有分別。非深明六淫病情。歷症念年者。不知注意細細詳審。分別以定治法也。故辨症診斷不厭精詳。凡遇以上脈証。必細問其大便形狀。令病人於日日大便時。存心細看。以爲診斷之寔。據然古書不說。愚亦從何而知。蓋醫者道也。道不可須臾離也。一言一動之間。觸處皆道。在人之體道功夫耳。愚嘗於浴堂後壙野地。見一浴堂夥。大便細如金果條。較蟠曲蚯蚓稍粗耳。因問其人有病否。答曰。食難下咽。當胸隱痛。近來醫治服藥。口中生水。時欲吐唾。後至浴堂診其脈。則絃細濇數。沈部更甚。舌苔則白薄而滑。唇舌之色。則作青蓮色。日日大便。甚或二三次。以調胃承氣治之。下羊矢豆白猫屎而愈。此人先以金鷄納治瘧。瘧止而胃病作。白猫屎者。言如猫屎之粗而白色也。此金鷄納霜之燥結糞也。羊矢豆者。服中醫燥藥所致也。愚故以爲患燥結。胃陰不降者。雖日日大解。其糞必細也。此卽腸胃容積收縮之証也。燥金主收歛。故腸胃之徑縮小也。今中醫溫燥傷陰之症。皆能治之。溫燥傷陰之理。人皆知之。而獨於涼燥傷血。耗傷津液之理。未能研究。凡苦寒化燥之品。如川連。黃芩。龍胆。蘆薈。金鷄納。阿片。嗎啡。五苓。半夏。秫米。苡仁。等治脾溼之聖藥。卽耗胃汁。厚病胃之良方。中醫不知而誤用以治胃不降之病。不效而投西醫。西醫以潤病瀉劑治之。應手而愈。遂致成舍中尙西之國俗矣。東垣治胃何者當下之。何者當下之句下。並未出方。而當下之之句。在脾胃論中。具有多數。此卽東垣用降之心法也。燥結東垣雖未發明。而吳鞠通上焦補篇。論治甚詳。其中焦篇諸承氣湯皆治胃心法。五加減正氣丸方。皆治脾良方。苟能反覆參看。則治脾胃之能事畢矣。

◉論小呂宋勾蟲病

（廣東光華高等醫學校教習陳援菴君講演）

據小呂宋華僑電。小呂宋近者發行苛例。於由中國口岸到小呂宋之船舶。須察驗其三等客之肛門。謂驗勾蟲也。勾蟲者何。人體寄生蟲之一。能致人於死。能傳染於人。美人爲杜絕傳染計。故驗之。不驗他國人。而獨驗華人。不驗頭二等客。而獨驗三等客。不驗其糞。而驗其肛門。不獨驗男子。而並驗婦人。比諸驗眼睥粒炎。其例尤刻。

中國近代中醫藥期刊彙編　第一輯

宜乎國人以爲奇辱。至有飛電告警之事。并電達外部。向美使力爭矣。客有以勾蟲病爲問者。因演述如左。以告國人。凡八節

(一)勾蟲病之歷史

勾蟲病。東洋埃及古代多有之。千八百三十八年。意大利有工人。於隧道中罹惡性貧血病。(即血虧)醫者證明其原因。爲勾蟲病。乃稱爲(隧道貧血)其後於法蘭西。匈牙利白耳義之礦山中亦屢見本病之發生。近更得之於伯林之鍊瓦工場。故又有(鍊瓦工貧血)之名。千九百零三年。西印度一島。死亡統計二萬三千八中。罹此病死者五千人。有奇。幾占全島死亡數五分之一。亦可駭矣。埃及古代。染此病而死者甚盛。南歐洲小呂宋等。諸熱帶國。亦有之。往者南美國之萎黃病。今日亦證明其爲此虧血勾蟲病也。

中國古籍言虫病者。有蛕(內經)有蚘。(神異經及傷寒論)有蛔。(關尹子)有蟯。(史記倉公傳)之屬。說文曰。蛕腹中長虫也。倉頡篇曰。蛕。經作蚘。音回。蛕蚘蛔固一物。惟蟯則說文以爲腹中短虫。今人以綫虫實之。其包括今之勾虫與否。雖不可必。然

儒門學親謂蟯虫至微。形如菜虫。居肚腸中。今勾虫狀亦如菜虫。然則古殆以今線虫勾虫混而爲一。均稱之曰蟯虫也耶。史記倉公傳稱臨菑女子。蟯瘕爲病。腹大上膚黃粗循其脈戚戚。然正與今勾虫病狀相類。巢氏病源候論云。三尸九虫。常居人腸胃。勾虫其在九虫之中也。惜乎吾古方之譯歐文者寡。故西方學者每舉希臘埃及羅馬而遺吾國焉。

(二)勾虫病居諸虫病中之統計

前節既論千九百三年西印度死亡統計。勾虫病幾居五分之一。據博醫會最近報告。上海同仁醫院驗五百二十六人之糞其含有各種虫卵之數。蛔蟲二百七十三。鞭虫二百二十。勾蟲二十七。蟯虫二。爪仁蟲二。薑片虫二。潮洲念賓醫院驗五百六十人之糞。其含有各種蟲卵之數。蛔蟲一百八十七。鞭虫一百九十。勾蟲一百三十八。爪仁蟲四十三。薑片蟲二。漢口醫院驗一百八十人之糞。其含有各種蟲卵之數。蛔蟲九十三。鞭蟲四十七。勾虫十五。勾蟯十三。爪仁蟲三。裂體蟲九。三表所得之比例數不同。殆因省市村落之間。不能無異日本之人初驗之於東京等處。以爲本病稀有。及驗之於村落。則殆全國蔓延也。日人以此病爲專侵未開化民族。亦見田舍較多耳。然三表所得之比例數雖不同。而均以蛔蟲爲最多。鞭虫次之。勾虫又次之。鞭蟲雖多。不爲人病。蟯蟲病不易致死。惟勾虫則吮吸人血。令起惡性貧血而亡。在諸蟲病中其禍至烈。諸國欲羣起而撲滅之。亦因其宜。

(三)勾虫及其卵之狀態。勾虫爲一能吸收血液之圓柱狀小圓虫。分雌雄二種。雌虫之數及長徑。均遙遠於雄虫。雄虫長六至十密迷。雌虫長十至十二。乃至十八密迷、其厚徑一()密迷。狀如菜虫、肉眼可見不俟顯微鏡之檢查也。額端作圓錐形。向脊面屈曲。口腔被角皮樣質。腔之前緣兩側。各有二箇爪狀之銳牙。其脊緣又有二個小銳牙。勾虫之名。即以其四銳牙之曲似鈎而得。其腸管迂迴纏綿以至生殖管。

雄虫尾端大於頸。成一個三瓣之鷹袋形。如傘。中有細而長之二本突出。

雌虫尾端尖銳。其生殖門在體二分一之前方開口。雄虫之性。較雌虫寡慾。故活時色白。死則色灰。雌虫營養較大。常吸收多量之血液。故每呈褐色。

其卵在糞便中殆平等混在以顯微鏡檢之容易發見此虫卵卵爲橢圓形而帶有透明之菲薄皮膜內含五至十之顆粒性時在分裂之頃卵之表面平滑長〇〇五密迷幅〇〇三密迷

其卵與糞弁出體外子虫卽雜居於泥水中所謂子虫者卽勾蟲之蛆已離卵殼而暫營自由之生活者不久則成幼蟲也

（四）勾虫病染入之途徑

勾虫卵或蛆既與糞雜泥水中卽由飲料水達人之病管漸長成蟲居小病中段爲多小腸中段別名十二指腸故日人譯此蟲爲十二指腸蟲以所常居之部分名也此間亦有小腸虧血蟲之譯此蟲除十二指腸（卽小腸中段）外空腸廻腸亦多其數在十五乃至三千之間解剖本病死者之尸體常見本蟲或游離腸管內或固着腸粘膜之皺襞其腸粘膜則呈新舊出血蟲之吸吮部分常見有血液之浸淫其被嚙之傷痕則每呈暗赤色斑中心時有幍針頭大之白點存在解剖實例又曾見粘膜下通有小穿孔其出血竈內並曾見有勾虫之寄生焉

其他侵入人體之途徑。則臨床上曾見有由外皮毛囊侵入者。此蟲之蛆。既具有六個之銳性齒鉤。人苟沾染有此勾蟲蛆混在之汙泥。則此蛆即可由外皮毛囊。侵入淺在之靜脈管壁。由靜脈至心臟右側以入於肺絡。入氣管以出於喉頭。以達咽頭循食道至胃而入小腸中段。此為間接入人體之路。世界學者。認為有實例者也。病源候論有蛕蟲貫心則死之說。後學以為蛕居腸胃。何能貫心。其實此例在今日並不為異。旋毛蟲且可穿腸壁。循盭膪而蟠於肌肉也。

（五）病所發之症狀

初染勾虫未必即有病狀發見。大抵血液被吸吮後。五週乃至六週。而有高度貧血之症狀發見。以為常。

患者之皮膚。呈蒼白色。檢其血液。通常減五分之一。血色素之重量。準之異常減少。此際赤血球往往變其形狀及大小。而呈梨子狀棍棒狀等。間又發見有有核之赤血球。

貧血之度愈進。則於身體諸般之機能愈退。患者雖行輕微之動作。亦易疲乏。呼吸困難。心悸亢進。並易發汗。貧血既達極度。患者至不能起坐。不能離居。以鎮日臥牀爲適。其故蓋因起坐之際。易惹起腦貧血而來眩暈耳鳴。視野暗黑。及失神等險狀也。

心狀右側擴大。呈所謂(右心室之貧血性擴張)。蓋右心室之壁。較左心室菲薄。抵抗力弱。若聽診之。則見收國縮期的貧血性雜音。若在其內頸靜脈之球部聽之。則得高調獨樂音。甚明。有如兒童運轉空鐘之聲。(竹器或名嚮宮)並可觸知之。其他於末稍部大動脈管。如上膊動脈。撓骨動脈。股動脈等。聞心臟收縮期的動脈音者。往往有之。

皮膚屢呈浮腫。蓋營養障害。血管鞘破裂。容易滲出血液。加之各色膜腔如肋膜心囊腹絖膜腦膜等。亦時來滲漏。

外皮及粘膜並來出血。臨床上曾見之。加之眼綱膜亦時有出血之處。由是全身之血管營養均受障害。

據解剖實例。除腸部傷痕。既如上述。外爾餘之臟器。常呈貧血蒼白色。或出血。此出血於硬腦膜之內面極著。明史李玉所謂有蟲啖腦者。其有所見而云然耶。又多來(貧血性脂肪變性)所有心肌肉肝細胞曲細腎管上皮細胞等。均易起脂肪變質。患者食量減少。口渴增劇。時來(反理的食慾)。卽不可食之物質如土塊等亦思食之。故又名爲(食土症)而斯人之糞便中。遂往往含有砂土。其糞便間則混有血液。便通不定。或秘結或瀉痢。患者屢覺腹部壓重膨滿及疼痛。鼓腸甚著。尿量既增多。體溫往往降至常度之下。然亦時來發熱。稱爲(貧血性發熱)

小兒患此。則皮如白臘。目無神彩。容貌魯鈍。漸至肝脾變大。腹膜積水。腸脹。脚腫。心跳氣促。聖惠方稱小兒蛔疳之症。合面而臥。唯覺氣急。顏色萎黃。肌器羸瘦。啼哭聲高。又似心痛。或卽頻頻動靜。或則發歇無時。若不早治。蟲蝕臟腑。必至危篤。又云小兒五疳之疾。若久而不差。則腹內有蟲。肌體黃瘦。下痢不止。宜服藥出之。以近代所考驗。証之古方。則聖惠方五疳之疾。勾虫必在其內。蛔疳之症狀。正與勾虫狀混也。唯某氏倡爲異說。謂此虫實不能吮人之血。以上所發見諸症。均係中此虫之毒云。

因此虫在腸中能生毒中人。此虫旣嚙傷腸之粘膜。至腸流血。菌卽由傷處傳染。亦足致病。或因此致腸粘膜硬變。失力不能吸取新鮮養料。亦足起貧血症狀。云此說於病理學中。尚在爭辨間也。

外科學上有一種脚皮病。爲勾虫蛆入脚所致。名(皮貧血勾虫病)臨床上亦曾見之。

(六)勾虫病之斷定法

勾虫病之症狀。旣如上所述。其大要爲高度貧血。然則高度貧血卽可斷定其爲勾虫病乎。是可檢查其糞便。糞便中果檢有勾虫卵之發見。卽可斷定其爲勾虫病。其進行性貧血之症狀。恰與勾虫病之貧血同然。進行性貧血於糞便中。不發見有本虫及其卵也。爾餘之有貧血症狀者。如老人癌腫惡液質等。亦可由糞便檢查而决定其是否本病。若糞便中不見有本虫及其卵。萬無可指爲本病之理由也。

至於檢查糞便之法。若不便用顯微鏡。則可置糞於白乾墨紙。逾一小時。見有微紅之穟色跡。一似糞中有血者。卽此虫之卵也。

然此唯有歷練之學者能於肉眼辨之。仍不若用鏡檢之爲有徵而可信據。
至於檢查血液之法。亦不可少。緣此病常含有多數有核之赤血球也。
欲測量其虫之多少。則可由糞中之虫卵測之。如每立方百分米有虫卵百六十顆者。則有虫約一千也。

(七)勾虫病之結局

得勾虫病者多屬窮苦之工人。其智識復不充分。則求治必遲。死亡亦衆。吾國雖未嘗研究此病與何種職業有關係。而據世界學者所報告。則既以瓦匠礦夫隧道工並農夫爲多。吾國以農立國。民多窮苦。則此症之蔓延。當必甚廣。特未之察覺耳。此病之致人於死。由於先起高度之貧血。至衰弱而亡。其所以起貧血之源。則前篇所述原因有二。第一因該虫之能吸食血液。第二因該虫咬傷粘膜。至腸流血也。若貧血既顯著時。患者衰弱已甚。始行求治。則雖施以驅虫療法。仍每不能免死。此病又屬慢性經過。易致人之輕忽。且卽於危險而不知。卽使知之。能早施療。得一時愈快。然驅虫苟不淨盡。則遺種能復增惡。故此病甚不可輕忽也。古方有所謂蛕厥者。原指蛔虫一種。然蛔之害人。只能阻碍消化機能。令人間接以至於衰弱。其間需時甚久。不似勾虫之能直接吮血。爲禍更烈。古人未知特關勾蟲之種類。則蛕厥一種。當混勾蟲而言之。許宗道云。蛕厥者。其人陽氣虛微。正元衰敗。則飲食不化。精反化而爲蛕蟲也。蛕爲陰蟲。故知陽微而陰勝。陰勝則四肢多厥也。據此則由貧血而至神經衰憊以厥。可無疑義。是不可不注意也　（未完）

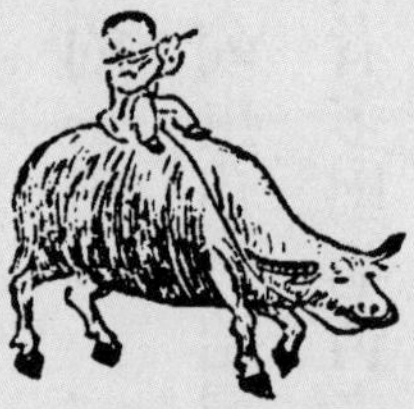

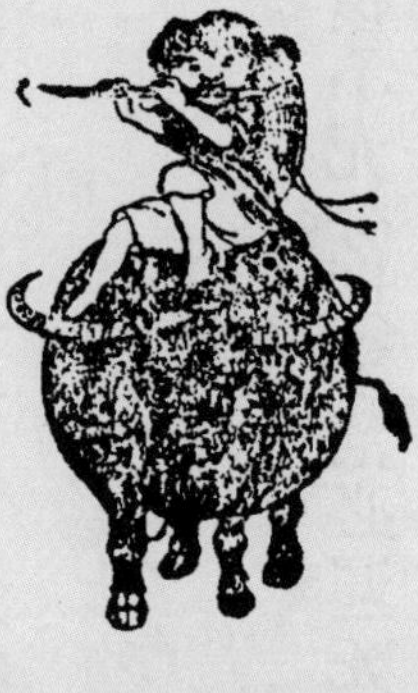

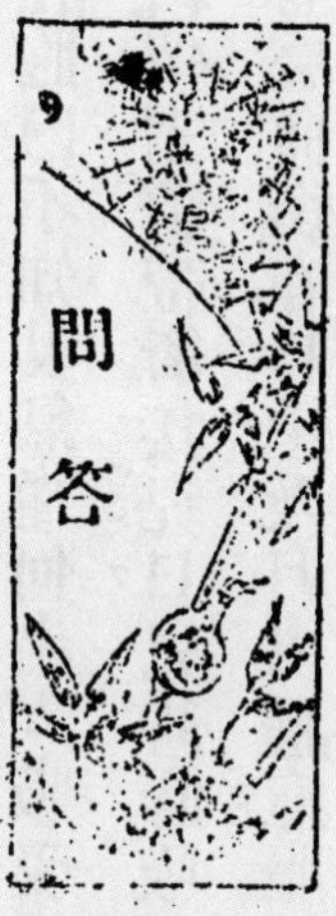

◉問一

王帙青

古人治病。以汗吐下三法。並重張戴人尤善用吐法。凡頑痰宿食之結於胸膈者。均藉吐以治之。所謂在高者因而越之也。後人以體氣薄弱。恐吐則傷元。遂廢而不用。然遇有應吐之症。如痰食之類、滯於上焦。非吐不可者。當以何法治之。觀程鐘齡治病。則兼用吐法。且能變通成法。藉以獲痊者甚衆。醫學心悟中。言之歷歷。究竟是法。可施之於今人否。

問二

仲景治陽明實熱。大便不通。脈沈實者。用承氣湯。如非實熱。而脈又無力。不任攻奪者。用猪胆導蜜煎導等法。既能通府。又不傷胃。法至良也。後人不用此法。改用清滋潤腸。如麻仁蔞仁蓯蓉首烏等品。遂謂仲景時不知有清滋潤腸法。故只得用外導。

問　　答　　二

後世既有潤腸法發明。故外導法可廢而不用。其說良是。然金匱之脾約麻仁。丸亦爲潤腸而設。不可謂當時不知有此法也。究竟外導法可否廢棄。抑或還當兼用。

問三

胎生母腹。舊說咸謂頭在上。足在下。迨至產時。掉頭而出。若兒未轉身。產母妄自努力。則有橫生逆產之患。然觀生理學所繪胎圖。明明頭在下。足在上。與中國舊說相反。竊思生理學從剖解而得。鑿鑿可據。應可信而無疑。惟據此則橫生逆產之謂何。豈頭既在下。不順勢而出。反有在生逆產之患耶。其理殊不可解。究竟兒在腹內。其頭橫上或在下。必有定位。第鄙人學淺。未之知耳。敢乞明達。詳以示我。

問四

胎在腹內。所賴以資生長養者。唯母之氣血而已。中醫謂母之呼吸。兒必隨之。其理誠然。惟胎在胞內。不知其氣從何出入。吸受母氣。必有相通之路。請明　示之。至於母血養胎。相傳謂臍帶銜接兒口。兒時時吸取母血。故能逐月漸長。觀兒初落地。未經啼哭。必有瘀血銜在口中。及月內種痘。服藥後亦必有瘀血便出。可証其說良是。

然臍帶連胞。胞周圍無隙。其血從何而入。生理學粹謂（臍帶與兒遞。其所以能日漸長大者。全賴胎盤之力。胎盤之血。運入兒身。凡營養物皆攝取之）其臍帶與兒爲何相通。既無明文。又無圖樣。殊難領悟。至胎盤之血從何處運入兒身亦未述及。統祈詳示爲盼。

問五

時醫治痰結氣喘。多用猴棗。神昏不寐。驚癇狂越諸症。多用狗寶。而自來本草並未載及。亦醫藥上之一缺點也。猴棗或謂生在腹內。若牛之有黃。然或謂卽猴之兩頤。猴時時以舌舔之。其精液盡在於此。或謂卽猴之前掌。時舔以舌。得其精氣。以之治病。故能有効。或謂猴被人射在肩上。血出痛甚。猴以舌舔之。其精液與血互相凝結。割而取之。是謂猴棗。諸說紛如。未知孰是。又狗寶相傳謂生在腹內。若牛黃然。亦未知是否。又有海風藤者。時醫多用以治風痰者也。攷此物本草亦未載。綱目祗載清風藤。而無海風藤。究二物之性功。不甚相遠。惟種類不同耳。方今爲醫藥學競爭時代。凡常用之藥品。爲從前本草書失載者。攷覈增補。亦醫藥界應盡之天職。鄙人限於才識。有志莫逮。茲特揭出。務祈　諸公將其出産形色眞贋。性味功能炮製。一一研究。據實詳述。登諸報章。不特鄙人之疑團。渙然冰釋。而醫藥界亦得有遵循。其俾益豈淺哉。

問症六

鄙人年十一。即出外讀書。被同學誘慾。鑿破情竇。嗣後泄精無度。十六歲。秋夜重受寒氣。數日後即患瘧。以後每逢秋季必發。如是者數年。兼之夜間遲睡。而日間又練習武藝。運動過劇。汗泄過多。心力由是潛傷。然起居飲食如故。不自覺其體質之已衰。十八歲成婚。成婚後房事不免過度。而夜仍遲睡。醒來必有盜汗。病機已伏。仍不攝養。二十歲秋間。始患夢遺兼濁（溺時並不痛痒。第見溺器上面浮有油光。澄底如熬過猪膏然）冬季患三陰瘧。而盜汗依然。因赴縣府試。未及服藥調治。然是時尙可支撑也。歲暮始服藥。約十餘劑無効。明春又赴院試。倖博一衿。未免勞頓。而夢遺增劇。每宵至少一次。甚或二三次。精一泄。盜汗即隨之而泄。且腠理不密。易感風寒。洒時身體已若不支。不得已專事醫藥。更兼靜養。惟醫士以瘧疾未愈。舌苔厚膩。

所投藥品。無非清熱利濕一派。瘧則或發或止。而諸恙如舊。且增夜間多尿一症。緣利水之劑。過用多用。最易傷腎。腎既受傷。再以藥傷之。病之不能全瘉。體之不能復原。或者其以此歟。迨至冬季。瘧疾雖愈。諸病未瘥。鄙人强之投補。始勉進補藥三十餘劑。亦無進退。是年調護之法。甚爲周至。蓋自春至冬。未嘗一近房幃。次年年二十二。病仍未愈。恨諸醫診治。毫無效驗。遂研究醫籍。自行製方。隨時調養。遺濁盜汗漸見痊可。唯終未斷根。時覺乏力耳。自是以後。逢冬春兩季。必服補藥十廿劑。凡清心火。瀉相火。安神定志。涼肝滋腎。及補氣補血補陰補陽。幷氣血並補。陰陽兼治諸品。已徧嘗之矣。而終不能返本還原。其故何哉。頻年以來。夢遺一月三四次。精關極滑。（稍動慾火。多飲茶湯。勞心勞力。夜睡過遲。及咳嗆過甚。均欲遺洩。第不多耳。溺器中亦時有膏油。或浮面。或澄底。因大便艱難。亦不敢過用固澀。）腦轉（左頭角內時覺轉動。甚則延至額心。內稍用腦力。及稍動慾火。必轉動不休。此病想是髓空之故。）耳鳴。（凡勞動陽升時鳴尤甚。且有時覺兩耳有氣出。想是肝腸胆火升動所致。）腰痛脊空。（有時夜臥須以手靠墊方覺安適。）手戰（天氣熱時握筆手震。

頗覺無力。此病想是血熱所致。緣血熱則行動不寧。故手爲之戰也。）足輭。大便燥結。（非數日不更衣。）目無精光。（白睛時現黃色。不知病屬何經。）陽事衰弱。易舉易痿。（欲補元陽。恐陽易動而精反不固。欲補眞陰。恐陽事益衰。實屬兩難。卽陰陽並補。亦無効力。）龜頭腎囊。俱覺寒冷。（暑天尤甚。不知何故。陽虛耶。抑陰虛歟。竊嘗自度。亦是陽升之故。蓋天氣熱時。上身熱。下身寒。故知其爲陽升也。）上實下虛。（天熱時及勞動時。覺上身重。下身輕。）吸促氣短。肌肉消瘦。（頻年以來。幸胃尚强。納穀頗旺。）時有眩暈。（泛潮時及天熱。或稍加勞動。則喘促眩暈尤甚。且覺口淡乏味。想是肝陽亢甚之故。）胆怯易驚。記性甚劣。（若健忘然。）左乳之下。及人迎穴。筋又時時急躍。（此處平人亦跳動不休。第不自知耳。而鄙人則自知之也。想亦是水虧木旺之故。內經云乳之下。其動應衣。宗氣泄也。殆卽指此病而言。）稍用腦力。則腹內覺餒。目中無光。頭腦昏悶。虛火上炎。面目俱赤。（想是肝陽上冒之故。）夜間不寐。覺周身血液行動不寧。熱則多汗。寒則多嚏。均易受邪。（天氣泛潮時。尤易感風寒。）冬季畏寒。足冷至膝。（是否肝陽上升之故。）手亦不溫。（手足之寒。

不特冬季爲然。卽春夏秋寒凉時亦如是。第冬季尤甚耳）病至於此。虛損極矣。幸數年來胃納尙旺。故雖罹此重症。猶可帶病延年。今年年三十一。自二十歲患病以來。迄今十有一年。無一日之安適。且嗣續猶虛。尤屬可懼。竊嘗思之。世人之知識早開。斵喪太過。或夜間遲睡。致傷陰分。或妄生嗔怒。致傷肝血。儘有較鄙人爲尤甚者。此等人亦未必患病。或患病而卽能返原。何鄙人一蹶不振如是耶。且世人或別有嗜好。不知靜養。而鄙人則一無嗜好。連年舌畊。暇時唯藉醫籍以消遣。且自知體弱。又能時加攝養耶。豈他人之稟質較勝於鄙人乎。然鄙人十餘歲時。身體亦未見薄弱也。其故殊不可解。醫界中不乏學問淵博。富有經驗之人。定能知鄙人之病傷在何臟。而以妙法施治。者特將病情詳述。敢乞諸公。明示一切。或賜良方。不勝銘感。並附兩方。可服與否。亦祈 示知。加以 斧政。尤屬幸甚。

附方

大熟地八兩 陳萸肉三兩 白茯神三兩 甘杞子三兩 厚杜仲三兩

杭白芍三兩　北五味五錢　天門冬二兩　川石斛四兩　煅牡蠣六兩
煅磁石四兩　沙苑子三兩　石决明六兩　西黨參三兩
右藥共煎濃汁入阿膠三兩　龜膠三兩　鹿角膠二兩　冰糖八兩
熬膏臨服入春砂末三分開水冲（或以沈香末二分冲亦可）日二次
此方去冬曾服壹料服後亦無效驗

又方

大熟地八錢　陳萸肉三錢　甘杞子三錢　煅牡蠣六錢　北五味五分
桑螵蛸三錢　沙苑子三錢　蓮鬚三錢　金櫻子二錢　菟絲子三錢
覆盆子三錢　淡蓯蓉三錢　陽春砂四分　厚杜仲三錢　炒川斷三錢
胡桃肉二枚
此方今青曾服過五劑（空心服）服時腰脊略强精關略固大便亦潤數
日後仍如故

再者。敝友張俊甫體質孱弱。臨房交媾。陽舉易洩。百藥罔效。前接來函。並附一方。以可服與否爲問。其方（載在驗方新編）用韭菜地內大蚯蚓（又名曲蟮）十一條。破開。長流水洗淨加韭菜汁搗融。滾酒冲服。日服一次據云服至數日。即能久戰。可望生子。曾經試驗。彼嫌其腥穢。且不嗜飲。不敢照服。因以問余。然余亦莫名其妙。迄未答覆。究竟此方可否試服服之有無功效。幷請示知。俾可照答。則幸甚矣。

問七　程庭玉

（一）問汗與血異名同類皆屬陰液是以過汗有劫液傷陰之變而與古人汗多亡陽之語殊覺相反傷陰亡陽果以何者爲是

（二）問素問云凡十一藏取決於胆又云胆者中正之官決斷出焉考十一藏之生理作用並無受其決斷之證此取決決斷四字究屬何解抑果有斷之證歟

答第十二期徐君鳴石問病二則

宋君桐隱患脘痛得食尤甚嘔吐酸水而以白荳蔻煆瓦楞二味治愈此方藥無奇能治素年沉痾乃經驗良方頗有精義按宋君之病肝胃痛也肝體陰而用陽性喜

神州醫藥學報　第三年第二期

條達胃體陽而用陰性宜下行若胃中有濕濁停留阻其下行之路肝用因之遏抑無以上達而與胃濁鼓激則爲痛爲嘔又得肝鬱之本味而爲酸也肝胃既不疏通脾土亦難運化是以多納而痛甚也白蔻辛熱溫胃散濁疏通其下行之路瓦楞鹹寒得醋煅寒性減而入肝能消濕濁濕濁消則胃下行胃下行則肝之過抑者亦得爲暢達矣然藥味簡單藥性平緩不能圖截根株久服雖無偏害恐其鮮効耳

某君患腹痛痛在脘下臍上病時飲食均可亦無嘔吐但其痛關於小便之短長飲料之多少而爲水病無疑何也蓋脘下臍上正在膈膜之中膈膜者何三焦膜原是也往云三焦者決瀆之官水道出焉今三焦既失決瀆之職則膜原素蓄之水不能排洩若再飲入是以愈形膨脹而作痛也此與宋君之病不同想非豆蔻瓦楞所能治療也管窺之見未敢爲是常希

指謬

答華君錦堂問　　沈思誠

證治準繩載子母存亡之說竊謂此當從娠婦有疾論不當從產難論產亡之故事

不一端以予所聞有因交骨不開而母子俱亡者有倒生側生經取下而母存者有將頭手取下身不下而母亡者有子腸墜下誤傷之而亡者有胞衣不下而亡者有血涌上而亡者事出倉促各有其因責在穩婦不必盡醫人診之也臨蓐之脈惟辨其離經與未離經耳靜而有神則吉散漫多凶產後之脈則不可以一象論若疾之中則有陰經陽經之分陽主氣而陰主血人之藏府又有氣血盛衰之異邪之所湊其正必虛生死存亡惟虛是兆邪聚陽經熱盛則產脫邪入陰經毒中則子死陽脈危而陰脈存陽不能攝陰子落母死陰脈傷而陽脈舉子雖死而母可治脈見沉伏胎復不動子死無疑脈有滑越母命將傾錯雜不倫子母兩凶沉陷細微華扁難挽面色舌胎一望可識不產而死此屬於多產後兩亡亦時所有姙婦有疾診治最難審症不眞藥誤匪淺君念及此聊陳所知若其中之精奧則尙望

大診家之發明焉

答錢君存濟傷寒疑問

沈少卿

問傷寒太陽篇第四十九節二陽併病太陽初得病時發其汗汗先出不徹因轉

陽明云云至可更發汗則愈當用何方以發其汗

答諸家於此條不解二陽併病究屬何病是以擬方多不中肯若將併病二字解釋明白則當用何方不待言矣太陽病有傷寒有中風陽明病有中風有中寒少陽病亦有傷寒中風風爲陽邪寒爲陰邪治法大相懸殊豈可混而不分蓋太陽傷寒與陽明中寒同時俱病兩寒相合謂之合病論云太陽與陽明合病無汗而喘者麻黃湯主之又云太陽與陽明合病必自下利葛根湯主之此兩節皆言兩寒相合爲病也太陽陽明少陽中風同時俱病三熱相合亦爲合病此節三陽合病也併病者兩經之邪一寒一熱同時俱病寒熱不能相合故名曰併此節言太陽傷寒發汗不徹在表之寒邪未解在經之寒邪轉屬陽明胃府而化熱一寒一熱故曰併病續自微汗出不惡寒則太陽在表之寒邪已解可下之若不汗出而惡寒太陽表病未解不可下下之爲逆如此可小發汗設面色緣緣正赤者此爲太陽表邪未解經邪已傳陽明化熱而未入府經熱不得外越陽氣怫鬱在表當解之薰之若發汗不徹太陽表病未解經病未傳不足言陽氣怫鬱不得越此非二陽併病爲太陽傷寒病未解

當以麻黃湯發汗若不發汗其人躁煩不知痛處乍在腹中乍在四肢按之不可得其人短氣但坐以汗出不徹故也更用麻黃湯發汗則愈矣

問太陽篇第八十九節汗家重發汗必恍惚心亂小便已陰疼與禹餘糧丸徧攷方書其方失傳究竟當用何藥

答汗家津液本虛重發汗以亡心液必恍惚心亂然亡津液者必小便不利須小便自利則津液回而病自愈若小便已陰疼者此非津液已回乃津液下竭之候故用禹餘糧以固濇下焦不使津液下泄此立方之旨其中必有養陰生津之品或加人參麥冬五味子似無不可鄙意如斯　高明以爲何爲

問傷寒膀胱蓄血症本有抵當湯丸等方其水蛭䖟蟲藥肆中小心不售卽醫者備之病人見其峻亦畏拒不服多爲束手致患此症者坐以待斃不知可有別藥能代水蛭䖟蟲不使病人拒絕乎

答抵當湯丸是治胞宮丹田腸胃之血結非治膀胱蓄血之方膀胱蓄血當用桃仁承氣湯傷寒論云太陽病不解熱結膀胱其人爲狂血自下下者愈其外不解者尙

未可攻當先解外外解已但少腹急結者乃可攻之宜桃核承氣湯方太陽病六七日表症仍在脈微而沉反不結胸其人發狂者以熱在下焦小腹當硬滿小便自利者下血乃愈所以然者以太陽隨經瘀熱在裏故也抵當湯主之太陽病身黃脈沉結少腹硬小便不利者爲無血也而小便自利其人如狂者血症諦也抵當湯主之傷寒有熱少腹應滿小便不利今反利者爲有血也當下之不可餘藥宜抵當丸以上四症惟熱結膀胱不言小便利爲有血其餘皆言小便利者爲有血不利者爲無血金匱云膀胱熱則尿血亦令淋閟不通觀此則膀胱蓄血小便斷不能利以小便利爲有血者不在膀胱可知也症候辨清自不難於用藥若不辨症而徒論藥未免舍本逐末

問傷寒少陽病其提綱爲口苦咽乾目眩其發熱爲寒熱往來其病脈症治篇只十節其出方則小柴胡湯一方後人疑其散失不全移入多方陳修園謂其不當又謂小柴胡湯乃太陽樞轉之方非少陽之專方查柴胡症本非少陽症若果係口苦咽乾目眩寒熱往來少陽之的症究以何方爲當

答少陽病有經病有府病口苦咽乾寒熱往來府病也目眩經病也府病當用小柴胡湯經病當刺肝俞府病而兼經病者仍與小柴胡湯經病而無府病者小柴胡湯不可與也少陽之經病府病尙多難以備述管見如此請質　高明

答錢君存濟四問　張邁荃

一痰涎讀宣明五氣論曰心爲汗肺爲涕肝爲淚脾爲涎腎爲唾五液中獨無痰字可指卽仲師痰症治法層見迭出而明載痰字亦得之僅見而已金匱曰水走腸間漉漉有聲此爲痰飲此外又不多見而其形容痰狀甚精且確試以經文證之評熱病論曰勞風法在肺下使人强上瞑視唾出若涕此言痰之淸者而幷其所從出也又曰欬出靑黃涕其狀如膿大如彈丸從口中若鼻中出不出則傷肺此言痰之濁者而幷其所從出也至涎之出于脾上已明之今再舉其涎之所從出者言之口問篇曰飮食者皆入于胃胃中有熱則虫動虫動則胃緩緩則廉泉開故涎下觀此則痰屬肺涎屬脾胃無煩區別而明矣

再報內經傷寒金匱云唾涎吐涎沫者甚多然其中有言涎而卽該乎痰症者有別

乎痰而言之者以上所答只就痰涎二字之源頭據經文而區別之于病理上均未詳叙閱者恕之

二利痢內經有飧泄便糖瘕泄洞泄腸澼等文而無利痢二字傷寒金匱有下利而無痢字各方書另闢痢疾爲一門有痢而無利喩西昌以冬月傷寒爲利夏秋暑濕熱爲痢頗爲近之王荊公解利字作通字訓由此則因虛因滑而下者爲之利因實因瘀及天時厲氣或由傳染而爲純單性之下者爲之痢如此區別未知當否

三腫蠱內部外部上中下三部均可謂之腫謂之脹惟鼓脹一症似獨指腹都未可混言經文腹中論曰有病心腹滿旦食而不能暮食名爲鼓脹註云虛脹如鼓亦名蠱脹水脹篇曰鼓脹如何腹脹身皆大大與膚脹等也色蒼黃腹筋起此其候也按此可知腫脹與鼓脹有別卽與蠱脹有別也攷鼓蠱二字音義相同後人多以蠱脹立名者而要其所言蠱脹大批趨重腹部非若腫脹爲病隨所在而可名者比也

四地黃地黃一味仲師有炙甘草湯用以治亡津液心悸脈代結症也有黃土湯用

以治遠血症也有八味丸用以治消渴虛勞腰痛脚氣上入及婦人胞系繚戾症也用之得當仲師不忌由是觀之則脩園視爲鴆毒未免過于正景岳動輒用之未免失之濫至古今人賦稟不同乘除其分量可耳七方十劑治病之規矩也似未可因一家之言而泥之

答胡君敷璋二問　　張邁荃

一問陽明病胃有燥屎五六枚也究竟在胃在腸當然在腸而不在胃然則仲師何不直言腸有燥屎耶而其中有精義焉請還質諸仲師試觀太陽篇中心下有結心下因鞕心下痞滿等文明明指肋指胃而每以心下言之驟觀之似乎籠統熟審之實精當不磨其言心下支結非適當其肋部歟易一字則板滯不靈矣心下因鞕心下痞滿非適當其胃口歟易一字又板滯不活矣傷寒以六經分篇往往一言居要義以神傳如必循牆摸捉反失病理之所在且與經次不合茲言胃有燥屎得毋類是荃今由比例而斷之曰胃有燥氣而結屎在腸可耳攷經文原有六府幷言者六節藏象論曰六府者倉廩之本營之居也名曰器能化糟粕轉味而入出者也故喻

西昌註云非言胃中通指陽明其解頗超

二問婦人產前五六月腹生癰經治卽愈產後一二月臍中出白水濺濺不絕其有惡露未淨而然耶抑因癰而遏毒在內乎二者必居其一雖然未可泥也按靈樞師傳篇曰胃中熱則消穀令人懸心善飢臍以上皮熱腸中熱則出黃如糜臍以下皮寒該婦臍上下未知亦有此見象乎前七八年楊表親患病煩躁如狂服寒涼藥十餘劑牛黃丸五粒念日而神始清又一月而安飲食起居如常忽足湧泉出粘液如痰狀甚多因無所苦勿藥越二十多日自愈至其病名迄今無從考問錄此以俟同志研求

答涎痰　楊鳳岐

(說文云)涎是口中水(正字通云)痰是胸中水大凡人有恐懼心卽流汗有悲哀心卽流淚有貪欲心卽流涎從可知涎者水也是涎由口中出也(難經云)肺脈有病則咳嗽因寒邪伏于肺腧痰窩結于肺膜有時受寒氣則稀而爲飲有時受熱氣則稠而爲痰是痰由胸中出也又小兒脾胃有寒而口中流涎肺俞有寒而胸中生

痰（厥陰篇乾嘔吐涎沫（修園云）是陰極生寒故只吐涎沫而無痰飲

利痢

（內經云）有腸澼之病有飧瀉之病並未言及　字實則一字也（正字通）方書分痢有十四種諸痢皆屬積滯故後世有痢疾之名此痢字是病此利字是藥大抵積滯故後世有痢疾之名此痢字是病此利字是藥大抵積滯之病而用通利之藥

腫脹蠱脹

腫脹者屬于水蠱脹者屬于氣仲景治腫直言有五水之別謹遵內難二經以開鬼門潔淨府二法治之並未言及蠱脹之病傷寒論有腹滿心下痞是發汗後氣虛而滿難經有五積六聚大抵蠱脹即此病也後世方書有蠱病之說（經世統篇）亦言世有蠱病此證由粵東土人以蛇虫毒虫製藥名曰養蠱凡染此患者多半難治有善讀書經者學禹治水善讀易經者學卦治蠱

地黃

傷寒用麻桂發散恐汗多傷其津液用薑棗調血佐以芍藥景岳發散風寒仍恐汗

多傷其津液用地黃養血佐以柴胡（一百一十三方）命名桂枝湯麻黃湯誠以二藥之性專主發散景岳用發散之藥命名一柴胡飲五柴胡飲而柴胡是苦平之性何以發散可知景岳治病處方是不錯而命名實誤矣故修園痛斥之修園爲人以志效古景岳爲人以才抗古修園註傷寒而後世宗之者多景岳爾標本後世宗之者亦不少也

燥屎

燥屎一證非獨陽明篇言之而厥陰篇亦言之內有燥屎而外必發讝語故論云胃家實則讝語肝氣盛則譫語至云在腸在胃大有分辯在胃者有七八天至十多天病人不欲更衣謂之胃家實在腸者一有燥屎卽欲更衣誠以燥屎在腸而傳導之官不敢停留也

臍水

臍中流水古今罕見此證與胎產無干與瘡癰更無干但不知天天如是或偶爾之間也

醫書

開設上海英大馬路中市

●大活絡丹

風寒濕三氣雜至合而爲痺風氣勝者爲行痺寒氣勝者爲痛痺濕氣勝者爲着痺惟風爲百病之首善行而數變諸痺類中皆由體氣虛弱營衛失調風邪乃乘虛而入爲卒中痰迷口眼歪斜舌强言蹇手足拘攣麻木不仁半身不遂左癱右瘓等症若不急治病根變深久則成爲廢殘又外症癰疽流注跌打損傷及小兒驚風婦人停經惡阻瘀積痞塊等因凡經絡爲患者非此丹不能透奪此乃攻補兼備之方千金不易之秘遇有以上諸病新起者服一二丸久病者須多服功効如神每服一丸用陳酒送下

童葆元堂監製

坐北朝南石庫門內便是

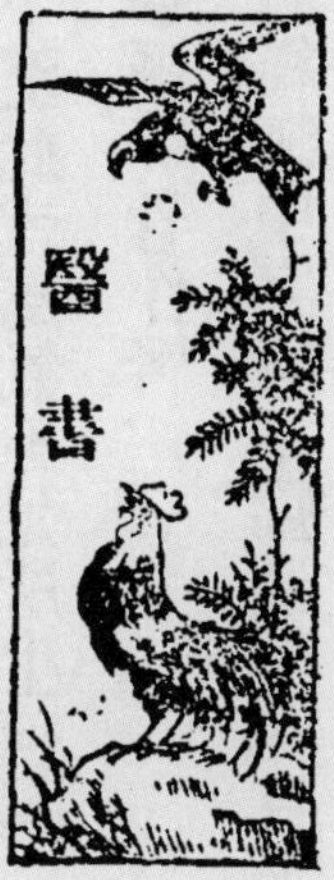

●研經言（續一期）

歸安莫枚士先生原本　丹徒楊賓善籛青鈔存

得後與氣則快然如衰●脈經作得酸與熱則快然而食泉案後與酸偏旁相似氣或作炁與熱相似衰與食下截相似故致牴牾

心下急痛●脈經此下有寒痦二字疑衍

不能臥●脈經作好眠不能食肉唇青八字案胃病則不能臥脾病則好臥以此論之脈經是也餘義未詳

股膝內腫●脈經腫作痛義長案腫衛病痛榮病所生病下不應錯出衛病之症當從脈經改正

出肘內側兩筋之間●脈經筋作骨

入缺盆●脈經此下有向腋二字義匝

頰腫頸頷肩臑肘臂外後廉痛●脈經頰腫頸頷四字作顛頷腫頸案脈經之文合於脈道行次當補顛字乙頷字

下挾脊貫臀●脈經作下會於後陰下貫臀案本經所生病中有痔瘧爲後陰病經有生於後陰之症必有會於後陰之脈本篇云足太陽之正其一道下尻五寸別入於肛與脈經文合此經不應脫去此脈當從脈經改正

頭顖項痛●脈經顖作腦項作頂案以本經從巔入絡腦論之脈經義長如馬本則項痛一症與下複非也

氣不足則善恐●素脈解作少氣善怒是氣不足與善恐當平列則字衍也自饑不欲食以下至此皆爲氣不足所生何獨一善恐也當從脈解俐正

是爲骨厥●脈經骨作腎

循胸中●脈經無中字案本篇通列凡言循者皆係浮行之脈若胸中則爲脈道伏

行之次當云注若入不當云循也經無中字顯然馬注亦無中字

布膻中●脈經布作交案馬注亦作交則經木不誤否則上言布下言散豈不義複以屈下頰至䪼●脈經頰作頷案本經從耳上角而下自頷至䪼其勢順自頰至䪼其勢逆且經果有此囘繞之脈亦當云以屈下頰復上䪼不得如是立文也急當從脈經改正

下大迎合手少陽抵於䪼●脈經引此有二文一作上迎手少陽於巔一本與此同但無抵字案馬注亦無抵字則經本不衍當刪正至上迎手少陽於巔揆之穴道甚合蓋在陽白眼隼目窗正營承靈腦空之次於馬本較備必當從脈經改正

入小指次指之間●脈經間作端義長蓋小指次指即無名指非是兩指不當云間

還貫爪甲出三毛●脈經貫下有入字案三毛無義依足厥陰經經文當爲叢毛

頷痛●脈經作角頷痛袁校本作頭角痛頷痛案本經自頰車下頸不及頷不當有頷痛一症其支脈自目兌眥上迎手少陽於巔必過頷無疑應有頷痛一症脈經義長至頭角痛三字即上頭痛二字之異文但三陽惟太陽居頭之正得專稱頭

痛少陽止經頭角自當云頭角痛不當混言頭痛也

循股陰入毛中●脈經陰字在入字下案本篇之例或曰前廉後廉或曰內側外側內廉外廉從無以陰陽立名者依例當云循股內廉以上文已云上膕內廉故省其文曰循股當從脈經乙正

則津液去皮節津液去皮節者則爪枯毛折毛折者則毛先死●難經則津液去句皮節津液去皮節者八字作津液去則皮節傷皮節傷者十一字脈經同爪字難經作皮●脈經與經同毛先死難經與經同脈經作氣先死案津液去皮節無義難經爲長若爪則足厥陰之候非手太陰之候不當列此卽難經皮字亦與上皮傷義複以經文單承毛折二字推之爪枯二字當爲衍文毛先死與毛折義複以下四段經文例之則作氣先死爲的且與上氣不榮則皮毛焦允協　又案上文已云皮毛焦此文復云皮節傷何於皮獨詳也古人恐無此重複文法皮節當爲肢節之誤肢古或作支與皮形似故誤

則脈不通脈不通則血不流則髦色不澤故其面黑如漆柴者●脈經則脈不通四

字下有少陰者心脈也心者脈之合也十二字難經與經同難經髦色不澤作色澤去無髦字案以上下四節經文例之則十二字當有此十二字是釋經文以脈不通候少陰氣絕之故無者傳寫脫之耳髦字衍素六節藏象論云心其華在面其充在血脈是候心者當在面與脈色不澤謂面色黑與故字緊接下若有髦字則謂髦髮之枯非謂面色之黑矣故其以下八字接得上否且髦爲手太陰之候何得列此

則脈不榮肌肉唇舌者●難經脈經並作則脈不榮其口脣口脣者義長如馬本則上下皆不圓且舌爲足厥陰之候非足太陰之候自是口字之誤

則舌萎●難經脈經並無舌萎二字案當從彼削正義見前

故骨不濡則肉不能着也●脈經着下有骨字案難經云肉不著骨是經文固有骨字

則筋絕●脈經絕作縮義長

聚於陰氣而脈絡於舌本也●難經脈經氣並作器王注素診要經終論引亦同難

經無脈字義長

則筋急筋急則引舌與卵故脣青◎脈經急上並有縮字難經同義長難經無脣青二字案脣爲足太陰之候非足厥陰之候雖青色屬厥陰而此篇通例皆紀經不紀色其爲衍文無疑

起於腕上分間並太陰之經◎脈經腕上作腋下間字下有別走陽明其支者七字案列缺穴在腕間寸半不在腋下疑脈經誤意者其正絡出腋下其支絡之直入掌中散入於魚際者乃爲列缺歟然魚際與列缺位不相當闕疑可也

（案以他絡例之別走太陰當從脈經次於此）

取之去腕半寸別走陽明也◎脈經半寸作一寸半無別走陽明也五字案考古針灸家說列缺穴在腕間寸半於此知經文誤倒也當從脈經乙正脈經別走陽明在腕上分間下故於此無之

虛則爲頭强◎脈經頭强作煩心案手心主脈並無至頭者不得有頭强一症且頭强足項筋所生當屬足太陽列此非也若煩心則於經絡心系三字允協當從脈

經改正

去内踝五寸㊂脉經踝下有上字案據馬注則經文本有上字今本傳寫脫之耳

實則挺長㊂脈經長下有熱字義長

原胎

胞宮血氣之生源有靈機故有化機不可有一物入留其中有之則血氣隨物而裹卽令經閉腹大謂之胎也第其入留之物有内外之別由内入留者本氣所結故無所成由外入留者他氣所感故有所成二者皆於經行初淨得之有所成者必如其所感當經行後感男子之精卽成爲人感蟲蛇異物之精卽成爲蟲蛇異物至其生時皆有可驗此自外入留者二也其自内入留者四一爲氣多怒之婦當其經行胞淨氣乘虛入則血與氣結令人經閉腹大方書謂之氣胎治之下其氣而消一爲液多痰之婦當其經行胞淨痰乘虛入則血與痰結令人經閉腹大方書謂之痰胎治之下其痰而消一爲水靈樞謂之石瘕與氣液二胎同法治之下其水而消一爲血當經行時或因舉重或因犯房致經事不卒血瘀胞宮亦令人經閉腹大絕似眞胎

治之下其血而消以上四者係婦人本氣所結法與感異而與積聚同細考病源八瘕及魏之琇續案自知其故病源又有鬼胎云是精魅入藏所致然鬼交多在夢寐非眞有施泄焉得似胎若精物意在吸取人精令人瘵死亦非有所施泄焉得似胎以今俗稱痰胎爲鬼胎推之疑病源所云鬼者亦對人言之耳但須分別此五者方能各盡其法如概予以統同之號即概施以安鎭之藥多不效也嗟乎醫學不明難免閨門不白之寃仁者可不究諸

原瘴

古者於隔蔽之義字止作障說文云障、隔也是也其作墇作鄣者係通借字由是山之隔蔽者即易阝以山而作嶂其因山之隔蔽致少風多溼蒸而爲氣足致民病者又易山以疒而作瘴觀於字孳之義而瘴之屬溼可知已瘴取隔義則與地氣發天不應之霧相似而與天氣發地不應之雺爲對但患霧氣者千金自有症治與治瘴之度障散不同足徵近世混瘴於霧之非病源通瘴於疫余見東洋足本於青草黃芒瘴候較中國本多四百餘字所列瘴病證治獨詳第其稱嶺南之瘴猶如嶺北傷寒。似戾乎他論。當是指其盛行之勢相例耳。故其病不隸於傷寒諸候。而隸於癘疫。要之溼疫乃疫中之一端。未可以概疫也。外台又呼瘴爲瘧。要之溼瘧亦瘧中之一端。未可以概瘧也。聖濟總錄論瘴與巢王異。而診治加詳。亦足補前人所未備。大抵瘴之發也。自有挾寒挾熱二者。寒者。白芷桂枝防風檳榔等。已在度障散方中。熱者犀羚。見本經及綱目集簡方。江南山多之地。其瘴雖不比嶺南之甚。然塗泥卑溼。水氣。適爲瘴助。往往於溫及暑病發時錯出其間。故尤於犀羚宜也。三吳老醫善使犀羚。蓋自此始。相沿既久。遂有混施之而失當者。

原痧

詩疏謂江南有射工。一名短弧。含沙射人。病源卷二十四。分其種類爲射工沙虱溪毒三者。其中人狀。皆如傷寒。有惡寒體熱。四支拘急。頭痛骨悁。屈申張口欠欬等侯。本草綱目四十二溪毒射工毒沙虱毒三者。相近。俱似傷寒。故有挑沙刮沙之法。其腹痛悶亂。須臾殺人者。謂之攪腸沙。據此諸說。則痧本作沙。卽指射工所含者言也。其沙著人肉。則或挑或刮以出之。證治相符。的有明徵。後人踵用其法。不能灼知是否爲射工病。但見惡寒發熱。狀如傷寒者。卽用之。於是治痧之法。遂混入治暑中。所以誤者。以射工毒亦盛行於夏。故爾然夏月人氣自虛。倘非沙毒。而用刮挑。則邪氣被却。不得出。有因而增病者矣。診者審之。至沙加疒旁作痧。而近醫遂云感觸痧穢乃天地間另一種氣。此所謂不得其說。從而爲之辭也。

原榮衛

人有三氣。衛氣出於上焦。榮氣出於中焦。二者皆氣也。二氣合行於心肺之間。則積而爲宗氣。本無形質。必有所麗附以行。故榮行脈中。附麗於血。衛行脈外。附麗於津。惟血隨榮氣而行。故榮氣傷。則血瘀。津隨衛氣而行。故衛氣衰。則津停。治血以運化榮氣爲主。治唾以溫通衛氣爲主。知乎此。而營血衛氣之說。可以息矣。且也血所以濡脈。津所以濡筋。（傷寒汗後四肢拘急。此津不濡筋之故）而榮之行自手太陰始。故靈經脈篇序十二經。以手太陰爲端。衛之行自足太陽始。故靈經筋篇序十二經。以足太陽爲端。知乎此。而心榮肺衛之說。可以息矣。（衛出上焦。據王素問注。今靈樞上作下誤）

藥書

藥學指南

江蘇大醫葉香巖先生原著
浙紹後學何印巖廉臣校增

緒論

藥學與醫學道實相爲表裏醫學者治病之專科大學也藥學者醫學中一種重要之科學也故醫書所論在審病藥書所論在主治何則一病有一病之方一方有一方之藥一藥有一藥之效不能審藥何以定方不能定方何以治病此理固夫人知之凡古今名醫用藥之意與藥之所以愈病雖皆由歷經實驗而來而其中實有精確之理由試爲之提要鈎玄吾國藥學之見於載籍者神農本經爲最古梁陶宏景名醫別錄爲最善元王好古湯液本草爲最簡而明明李士珍本草綱目爲最詳而博厥後踵之者清有劉若金之本草述倪純守之本草彙言纂述名論抉擇精微亦稱善本而趙恕軒綱目拾遺搜羅繁富辨正多條尤足補士珍之缺誤然皆不過融貫於金元明清諸名家而已他如張隱菴之崇源顧松園之必用張路玉之逢原葉

香巖之解要皆各鳴一得多所發明若盧之頤本草乘雅鄒潤安本經疏證反覆較勘推闡盡致一掃其厖雜蕪穢而歸於至當學者幸生其後得讀其書爲之探本溯源盡性窮理性理既明則藥之作用無不明此吾國藥學之要略也而獨於葉氏藥學指南湮沒至今卒無人焉爲之發明者豈其書未曾刊行耶抑刊行焉而燬於兵燹耶昔者吾友趙晴初先生博學精醫晚年與予稱莫逆交析疑辨難獲益良多其性情好參禪理喜譚藥學嘗對予言曰方學與藥學同而不同方則全憑配合互相補助之效力藥則純在性用對證抉擇之功能但藥學一道義最精微非深於格致工夫斷難推測其殊能異性若寒熱溫凉平乃藥之性非藥之用藥用者藥之所以治病之功用也凡藥之用或取其氣或取其味或取其色或取其形或取其質或取其性情或取其所生之時或取其所成之地各以其所偏勝而即資之療疾故能補偏救弊調和臟腑此理惟葉氏精透之鄒氏深求之鄒氏費六年心力著成本經疏證十二卷本經續疏六卷本經序疏要八卷發揮擘實援引浩繁疏經旨以證病機據病機以證藥用俾古聖心源昭然若揭爲本草第一善本第文筆沉晦每多深入

中國近代中醫藥期刊彙編 第一輯

而不能顯出。淺學後生。每苦難讀。不若葉氏藥學指南。分部列藥。體例雖新。而記誦甚便。適合於日用之書。學者潛心研究。反覺事半而功倍。趙老之言如此。予遂心領之不敢忘。從此銳意搜羅。逢人說葉。始得許叔微本事方釋義。景岳發揮。次刪補愼齋遺書。葉案存眞。葉案眞本。及四種鈔本醫案。又次外臺方選。本草經解要。惟藥學指南三卷。從葉先生徒孫張筱林老醫處。出重貲購求而得。細閱其書。乃先生晚年所作原爲課徒而設所分卷目與本草經解要迥殊上卷頭部病藥。約分六門。一曰腦病要藥。二曰目病要藥。三曰鼻病要藥。四曰耳病要藥。五曰唇口齒舌病要藥。六曰咽喉病要藥。中卷身部病藥。約分二十門。一曰肺病要藥。二曰心病要藥。三曰心包絡病要藥。四曰胃病要藥。五曰小腸病要藥。六曰大腸病要藥。七曰肝病要藥。八曰膽病要藥。九曰脾病要藥。十曰內腎病要藥。十一曰膀胱病要藥。十二曰外腎病要藥。十三曰子宮病要藥。十四曰命門病要藥。十五曰衝脈病要藥。十六曰任脈病要藥。十七曰督脈病要藥。十八曰帶脈病要藥。十九曰乳病要藥。二十曰三焦病要藥。下卷肢部病。及軀殼病藥。約分六門。一曰手足病要藥。二曰皮膚病要藥。三曰腠

神州醫藥學報 第三年第二期

理、病、要、藥。四曰肌、肉、病、要、藥。五曰筋、節、病、要、藥。六曰骨、骼、病、要、藥。其中或判溫清。或判補瀉。或判溫清補瀉。各從藥物之性質功用。縷晰條分。更詳配合之法。與夫當用不當用之故。必使藥物之作用畢彰。斯藥理之精蘊益著。語多心得。別署體裁。且都從臨症實驗而來。迥非嚮壁虛造紙上空談者可比。更不同西藥諸書。但以單味劑的眼孔論藥。未明各藥相互之關係。然後知先生方法之清靈活變。實由於藥學之博大精深也。縱所選藥品。不及綱目之半。然取之精者。用之宏。由是而辯證用藥。選藥制方。何致有桂枝下咽。陽盛則斃。承氣入胃。陰盛以亡之弊哉。雖然先生去今已百數十年矣。繼先生而作者。不乏名醫。發明新藥。層出不窮。好學之士亦宜博取。爰將先生原書一再校勘。末附新理則加一參字。新藥則加新增二字以免紫之奪朱。億、闡發表彰。當然天職。補苴掇拾。獨具苦心。在前哲何遽遐棄我乎。

民國四年元月十五日越醫何印巖廉臣識於紹城臥龍山麓之宣化坊

新增例言

一藥學指南。皆日用必需之要藥。約計三百六十五品。簡而明。約而賅。切於時用而必効爲藥學入門必讀之書。不比臨證指南。案多假託。方雜庸濫。又乏初中末之原因結果所可同日而語。

一藥學之書。簡者難明。繁者易雜。是書葉氏學說。深明其所當然。參以鄒氏學說。各辨其所以然。而其旨燦然益明。間有原書所未備者。則採後賢新發明諸藥。以補原書之缺。加新增二字以區別之。庶幾繁簡得宜。瞭如指掌。

一吾國研究藥學。不外審形求氣兩端。視色別味。察聲辨臭。權輕重。度長短。審形之事也。測時令。分盛衰。詳嗜好。別土宜。求氣之術也。大旨謂形氣得而性以得。性得而効用乃明。至於辨質之法。不過察其燥潤粘滑而已。若藥之成分。則不知也。故復採近今新學說以補之。藉以因此悟彼。惜多缺略。還乞精通斯學者。匡其不逮。

一是書分門別類。獨樹一幟。而條例分明。簡而得要。惟間有重出。則註詳某類中。若其藥有特別作用。而仍詳解其兼長者。則仍收載。覽者勿以重複爲厭。

一葉氏原著。雖瓣香本經別錄。而識見實博古通今。自漢唐以迄明清。凡經驗上確有成績者。靡不兼收並蓄。觀其立言斟情抉理。簡捷了當。故不敢改竄一語。惟鄒

氏諸疏間有文繁意晦者倣楊穆如本草述鈎元例略爲節删以便醒目或有前人識所未及而鄙見偶及者則用廉按二字附其說於後閱者諒之

一藥性有畏惡反忌研究藥學者雖不可不知然古方多有兼用者若泥於其性而不知變通轉多窒滯是當廣閱古方以求其義不必存膠柱之見葉氏經驗甚多原書少載畏惡反忌之文諒於實驗上無關緊要故多從略惟極端反對歷試輒驗者則仍採入以便後人遵守又如有毒者亦載明

一醫師先當識藥產處不同則精粗頓異故種類隨土異形稱名亦多未覈況多飾僞亂眞苟非確認形質精嘗氣味鮮不被誤代人受過惜葉氏無暇深求槪從缺略茲特收採各書詢明藥肆藉以詳辨種類對觀參考求其眞以正其僞

一諸藥所載効能證候用○有妙義者用密、議論精詳發明精蘊者用密○至於反忌及簡誤處另用單△若廉自爲按斷之語槪用、圍句讀就正有道

藥學指南

江蘇大醫葉香巖先生原著　浙紹後學何印巖廉臣校增

總綱

上卷頭部病藥

(一)腦病要藥　(二)目病要藥　(三)鼻病要藥

(四)耳病要藥　(五)唇口齒舌病要藥　(六)咽喉病要藥

中卷身部病藥

(一)肺病要藥　(二)心病要藥　(三)心包絡病要藥

(四)胃病要藥　(五)小腸病要藥　(六)大腸病要藥

(七)肝病要藥　(八)膽病要藥　(九)脾病要藥

(十)內腎病要藥　(十一)膀胱病要藥　(十二)外腎病要藥

(十三)子宮病要藥　(十四)命門病要藥　(十五)衝脈病要藥

(十六)任脈病要藥　(十七)督脈病要藥　(十八)帶脈病要藥

(十九)乳病要藥　(二十)三焦病要藥

下卷肢部病及軀殼病藥

(一)手足病要藥　(二)皮膚病要藥　(三)腠理病要藥

(四)肌肉病要藥　(五)筋節病要藥　(六)骨骼病要藥

廉按先生爲　前清雍乾時大醫。其時泰西人身說概。早經輸入中華。先生瀏覽與否。雖未可知。而按部列藥。體裁位置。俱自成一家。並不依傍前哲。卽每部所論病理。及某病應用某藥之處。每篇總論。亦已粗具大致。每部病藥。所分溫清補瀉。又列子目細筋入骨。井井有條。令閱者一目了然。可謂要言不煩。發前人所未發者矣。

後學何廉臣謹識

通信

◉緊要通告

醫藥同志速猛醒

敬啓者本會前接杭州分會報告警廳取締醫生規則不啻將吾中醫中藥淘汰于無形後請分會具稟巡按使説明利害請免實行業蒙批准取消刻又接江西分會報告警廳取締醫生之章程更加嚴厲同人等若不急謀善後中醫中藥沒亡在即務請

各同志開會徵集意見籌議維持之策是所切禱來函及警廳章程列後

神州醫藥會江西分會公函

敬啓者此間警察廳近忽頒取締醫生章程三十二條不顧醫生之人格不問社會之習慣萬難奉行醫界前途不堪設想社會亦大受損害殊非

大總統保存國粹天產民命之意而本會必歸無形之消滅且本會受其摧折
貴總會亦蒙其影響現由本會徵集會員意見彙爲請求書呈懇本省
巡按　豫章道尹
將軍　警察廳長要求修正未知能否達到目的特抄錄原章及請求書函達
台端務祈
鼎力速賜設法維持事機迫切幸勿延緩盼切禱切此致
上海神州醫藥總會　正會長黃信臣
副會長羅嘉珪
汪迪葑假
中華民國四年五月二十一日

江西警察廳取締醫生章程

第一章總則

第一條　凡省城內外各項醫生於本章程各條均須切實遵守有不遵行者輕則拘留罰金重則勒令歇業受前條之處分後而仍不知改或揆其情節較重時本

廳得依照訴訟法則拘送法庭按律懲辦本廳對於醫生行爲如確認爲妨碍公共衛生時得行驅逐出境之飭令

第二條欲營醫業須携帶文憑證書或造具節略請願於該管警察署由該署查其素行加具考語備文詳廳聽候示期考試

前條之考試依本章程第四第五兩條辦理之

第三條　醫生因事休業或遷居時應述明原委稟由該管察署詳廳備案

第二章考試許可

第四條　應考醫生之資格如左

一從醫師習業至五年以上者

二博學鴻儒講求醫理至五年以上者

第五條　具前條資格尙須在內地行醫生至二年者方准本廳考試

第六條　凡現充各機關醫官及在本國及他國肄業醫學三年以上領有畢業文憑證書呈驗審查合格者均免考試

第七條　考試之程序如左
一審查資格
二口頭問詢
三中醫學理
四西醫學理
五假設病症問諸治法
第八條　考試終結定爲上中下三等揭示通知每屆三年復考一次以杜冒名頂替之弊
第九條　應前條之考試合格由本廳發給暫許業醫憑單經實驗後再換給正式許可證書
前條實驗期間以六個月爲限惟會業醫多年社會著有信用者得酌減日期或免予實驗
第十條本廳發給各項證書後如查有劣跡或實無業醫之能力者應將原發之證

書撤銷之

第三章　檢　實驗

第十一條　檢查醫生責成本廳衛生科之科長科員醫員及各區署之署長署員巡官等執行之

第十二條　前項人員應不拘定時至各該診病處所檢察其診治上一切情形報廳查核

第十三條　各區署每日調查人民患病死亡應開明任醫何人治療有無效驗於調查報告表中詳細聲叙如係死亡者並將服用之藥方送廳查核

第十四條　醫生每屆月終應具診斷書於該管警署一次述明診治病人之姓名住址病類治法及有無效驗以憑查考

各該區署收到此項診斷書應查明虛實加具考語備文送廳核存

第十五條　醫生治療病症應具診斷語於藥方之上（即脈案）並須加蓋名章住址以便查考其章式如左

通　信　　五

第十六條　醫生不遵本章程十三十四兩條規定至三次以上者立卽勒令歇業追銷證書

第十七條　醫生每日診病如遇有症候異常有傳染之虞時立應卽報告該警察署

各區署得有此項報告立卽據情詳廳以便施行防豫消毒

第四章　罰例

第十八條　本廳對於各項醫生之罰例如左

一拘留罰金

二勒令歇業

三拘送法庭

四驅逐出境

第十九條　未經本廳許可以醫爲常業者立卽拘送法庭按照新刑律第三百〇八條處罰

第三十條業經本廳准許懸牌行術之醫生無故不應招請者按照現行違禁律第三十九條處罰

第三十一條醫生誤認病種錯投藥劑或為不當之手術因而致人死傷者分別重輕照律罰辦

第三十二條醫生為一種公益營業對於病人除應得脈金外不准額外索斂如查有之分別重輕拘送法庭照律懲辦

第三十三條　除各專條明定罰例外如查有不遵本章程各條者均按照現行違禁律第三十八條違背官廳一切衛生章程律處罰

第五章　獎例

第三十四條　本廳對於各項醫生之獎例如左

一由本廳衛生科傳諭嘉獎用函達之

二發給獎証以文書行之

三贈給銀質獎牌

四題贈木質牌額或薦充高等醫官

第二十五條 前之奬品用本廳名義行之

第二十六條 醫生許可後送其診斷書本廳實驗至六個月以上從無錯誤其間能醫愈病人至二百人以上者即行奬例第一款之奬與

第二十七條 醫生許可後遵章送具診斷書經本廳實驗至一年以上從無錯誤其間能治愈病人至四百人以上確係學問優長品行端正者即行奬例第二欵之奬與

第二十八條 醫士學識高尙專心濟世一年能治愈疑難大症至五十人以上確係有功於社會者即行奬例第三欵之奬與

第二十九條 醫生受本章程二四二五二六各條之奬與後業醫已滿三年確係醫學巨擘醫界中不可多得之人即行奬例第四欵之奬與

第三十條 有能參酌中西獨出心裁著作醫書有益於世者除由本廳奬與外並詳請巡按使奬勵之

第三十一條　本章程各醫院適用之
第三十二條　本章程公布日施行

神州醫藥會江西分會會員意見請求書

第一項關於考試辦法資格修正之請求

謹按中醫數千年來家自爲教人自爲學初無法定之科程又無的傳之系統書籍則浩如淵海議論則衆說紛紜然神而明之存乎其人滙諸家之長卽以成一人之學閉門造車者出自合轍蓋學問與經驗理想與事實雙方並重始以學問理想爲基礎者終以經驗事實爲歸宿迨實施之於經驗事實則學問理想卽隨時隨地觸發運用於其間誠以所重在實施而所輕在空論嘗見有胸羅萬卷下筆千言而臨證多僨事者又有著手成春而文字不必俊美者斷難憑一日之短長文字之優劣口辯之合否以評定其程度考醫之舉昔時曾行之於蘇揚前年亦行之於本省而社會之信仰未嘗視官廳之去取爲轉移此無他官廳注重者空論而社會注重者實施也今醫廳

通信　　一〇

貴廳爲保衛民間疾苦起見竊以爲宜從實地試驗以爲考試昔年警局曾於夏秋時四城設立臨時醫院一所僅備棹椅筆墨紙張茶水需費無多先將各區界內居住之醫生查有若干分爲若干班每班若干人內外正骨各科分配之每班以兩星期爲限每日自九時起至十二時止赴各區醫院盡施診之義務期滿則易一班試驗竣事然後審查其處方之存根必脈病治法藥味四者相符而文理優長者爲上文理稍次者次之四者偶悖而文理尙通者又次之若四者多悖而文理又不通者品斯下矣如此考試則庸醫不能濫竽無從僥倖於一試而夏秋間之時症亦多所全活即警廳

貴廳爲人民謀幸福之深意亦格外周全一舉而三善備焉至於資格則學生可免教習自先在應免之列現任醫官與曾任醫官似應一律方無輕重倒置軒輊不均之事若元年吳總監任內所考一概取銷似於警廳

貴廳之信用不無損失三年一考似可無庸民間求醫非皆貿然相就必身受其益者傳說介紹始漸有人信從雖父子兄弟師生難相假借冒名頂替之弊政不

必慮如蒙俯采芻蕘以實地試驗爲考試敎習學生曾任現任視同一律免去三年一試以省繁苛是不特醫界之幸亦地方之幸也再擬請經此次試驗以後再有來省行醫者須先赴警廳

貴廳報名聽候派入施醫院帮同施診兩星期審查合格方准給許可證懸牌

第二項關於總則第一條罰例各條修正之請求

謹案周禮醫師十全爲上東西各國亦無醫生負生死責任者若不加區別徒執死亡以爲醫罪則病者必經一醫人民日有死亡醫生即日罹法網夫亦誰肯代人治病原章各條警廳

貴廳爲防庸醫殺人及違章起見立法求其重則犯者自少用意至爲深遠惟醫界雖賢愚不等而有身家惜名譽者實居多數今觀原章不肖者雖有所儆而賢者實望而生畏不知自身現居於何等且遇稍重要之病有程度而懷刑自愛者必不願醫無程度而行險僥倖者反輕一試恐社會蒙此影響而人民之死亡反多轉失警廳　貴廳以仁存心之本意竊以爲

貴廳與其純督以小人之過曷若引進於君子之途擬請去其驚心駭目之詞出以温厚和平之語庶賢者有所措手足而不肖者有法以繩其後或可化莠而爲良未始綢非貴廳獎勸之功也至於所引新刑律外間不能周知若必需援引應請明示條文俾衆共曉

三項關於檢查實驗修正之請求

謹按第十一條隨時檢查本無可議但衛生科長員之外未必人盡精醫以不精醫者常赴診病處檢查似屬無益且行之稍久或偶滋流弊則受累非輕第十三四條爲愼重民命起見惟社會習慣富家一病輒更十數醫甚至日延數醫中人之家病至死亡亦無僅經一醫者或知醫親友從傍增減或沿傳單方夾雜予服至人已死欲究其何方之謬不特病家不知醫家不知恐死者亦不自知此而問最後之醫則寃誣已極檢衆醫之方尤不能臆指更有貧寒之家非臨死不服藥久病之人本無挽救况人死則神氣消滅任執何說皆無可証若欲於此中求之恐無敢爲人治病者總之西醫未入中國以前人口亦號稱四百兆數千年中醫

保障尚未陷入滅種之悲觀使果有爲庸醫所殺者病家決不甘服傍觀必有煩言若發現此項事件警廳 貴廳查有明確証據復經病家証人公認轉報法庭爲懲一儆百之計足矣似不可執途人而皆慮其爲盜遇婦人而盡防其誨淫轉令良善不得自由貞媛無從自別也

第四項關於考試八九十條修正之請求

謹接原章定爲上中下三等擬請仿新政各項考試分最優等優等中等澴單許可證分期遞給手續太繁似亦無裨實際擬請卽給許可證至十條既已給予證書是明認其能業醫矣復言實無業醫之能力語氣牴觸諒係抄印訛誤應請更正

浙江省城警察廳飭

爲飭知事照得醫務爲營業最重要之一部故歐洲各國凡營醫業者均須在醫學專科畢業吾國醫業未甚講求所設醫局多有庸醫濫廁其間凡診一病往往虛實莫辨涼熱雜投殘害身軀草菅人命莫此爲甚良可浩嘆本廳爲愼重生命不得不

嚴以取締時加考核之法最宜以平日經驗治法之精良爲第一要義茲擬就表式一種並規則發由各區署查明營業之醫生各須給一紙着其自備塡注至第十日呈各該管警署再派警察調查病人是否治愈及有無受害情形分別塡注每月底彙送本廳一次以憑考核分別去留以重生命爲此飭仰該署員即便督同長警認眞查照辦理毋稍玩延切切此飭

規則八條 姓名男女年齡籍貫現住地址門牌號數病狀起病日期治法警察調查

一此表並規則凡在城鄉懸牌營業之醫生均須一律遵守

一此表格內均須遵照詳細塡註不得錯漏

一此表按日塡注至第十日呈送該管警察署調查後彙呈本廳察核

一此表刊有成本由醫生自行購備以期一律而免參差

一病狀格內須將內外科分別名稱治法格內須將所用之藥性或用針灸手法均應分別塡注

一此表凡在中西醫學堂專科畢業領有文憑者免其呈送惟文憑先呈繳該管警

罷先行檢驗註册

一此表原考核各醫成績重生命起見倘不遵照辦理而有違抗者按律處罰

一此表並規則由警察廳擬定頒佈詳報巡按使即生效力如有增删之處仍由本廳定之

與黃君眉孫研究交合出氣病治法

劉丙生

念年以前鎭江保安新街有會芳茶社是日遇一友在社樓上剝胡桃見其堆積甚多愚謂友曰君方必不靈驗若求機器可用必問方於愚而後可以有效越一禮拜友復與愚遇於僻處友曰君何以知胡桃之方無效愚曰君用以助火扶陽以求復舉然君之不舉非陽虛也舉猶燈亮也燈之不亮有因無油者非時時挑之可以如意君以陰虛油盡之燈而扶陽頻挑燈草可乎宜用滋陰法培補腎水作添油之計庶可復明有效不可驟用須保守百日而後用之方不致強陽不痿打空鎗之弊友從愚言效今貴友出氣無精是陽有餘陰不足之明証也痿後有黃水滴出者明明示人以腎臟有熱也若無熱邪煎灼腎水其所出之水必不致黃濁有色矣君言貴友身體無病脈息如常請君再診貴友之脈以愚見臆測之其脈寸關尺三部可不

見病狀尺後二三指之處細診之可見丹溪云尺長入尺者伏熱也男尺恆虛女尺恆盛男子尺脈不當盛今過於尺部尚見有脈是尺長也此正是男得女脈爲不足之象男子尺脈不當長長爲有餘男子之腎不當有餘今見有餘者熱邪煎灼腎水沸騰似有餘而非眞有餘也卽脈不如此以補陰之品治無精之病似屬正當辦法內經曰精不足者補之以味凡有氣補氣扶陽益火之品皆應屏絕如杜仲枸杞子之類皆不可用惟取先天一六之精血肉有情之流質以使與腎臟爲直接之化合則易於奏功矣如尺脈長過本部一二指者更加用丹溪知柏地黃丸以淸腎經之熱而補前人扶陽之過愚以閱報仰慕之極知君學問淵博而又極虛心求益是海水不擇細流而愈見其大又以擴張醫報財政維艱敢貢一得之愚以供采納如能治好貴友之病誕育佳兒不得謂非醫報之力也彼時貴友飲水思源概助報費則醫界之幸也　常宜服食品如豬腰子洗淨燭煨湯食時可隨意加麻醬油鹽食湯爲要煨時不可加海參作菜食鷄子淸黃生食流質妙若成定質不可食龜肉湯蛇肉湯皆以白煨爲佳亦如豬腰子湯法如不用蛇肉以燕窩代之豬腦豬脊髓亦白煨食湯腦須將纏腦血絲去淨腦髓皆可食是否有當悉聽尊裁

新聞

黃金膏

膏以黃金名其價値之寶貴可知此膏爲治外科之金丹故凡外科潰爛之後或瘀血釀濃紅腫作痛之際無論癰疽發背搭手附骨疔毒臁瘡疥癩小癤及一切無名腫毒年久潰瘡臭腐見骨以此膏敷之立能消腫止痛去腐生肌茲將主治功效臚列於後

主治 癰疽 疔毒 發背 對口 搭手 穿腮 金瘡 附骨 臁瘡 橫痃 疥癩 下疳 肚癰 無名腫毒

功效 退紅 消腫 止痛 化膿 生肌 合口

用法 以此敷於患處輕症一日一換重症一日換三次

價目 每小盒 兩角 每大盒 兩圓

上海童葆元堂監製

上海醫藥參界儲金熱彙記

本埠自馬君投函西字報倡議救國儲金後時報首先譯登各界群起贊成慷慨愛國之心不讓卜式子文專美於前矣

參業自徐君炳輝金君紫仙李君韻標發起後曾在該公所開大會一次各號友極其踴躍當場認儲洋陸仟數百元彙送中國銀行儲存矣

藥材行號代表葛吉卿君邀集同行在藥業公會開會集議請弋朋雲君蒞會演說聽者皆爲動容甚至某行庖丁董阿喬亦願存儲卽此一端可見當場之激昂矣葛君除同業中逕儲銀行不計外將第一批儲金洋三千四百〇五元躬親送至中國銀行代儲聞第二批尙在彙集云

最奇者各行之棧司（俗名出機司務）聞知吾國被侮皆熱血膨脹在滬南春在茶樓會議決定將各人所得之汗血錢湊成貳百元以誠義堂衆棧司名義赴中國銀行存儲噫彼富餘之家一文不儲者見此能無愧死耶

醫界自神州醫藥會會長余伯陶君發起儲金後贊成者聞風響應已集多金外埠各分會業由總會書記部致函各埠極力鼓吹以救燃眉且醫士與達官紳富鉅賈皆有聯帶關你仗舌上之蓮花爲救國之偉舉

中華醫藥聯合會乃本埠一部醫生之機關也爲救國儲金亦曾開會籌集一二千金彙齊送儲

和義堂引片業之老司年也蔡同德童涵春葉天德等經理鑑于國家之危非儲金不足以救亡會集於藥皇廟互議辦法各經理慷慨認儲數達四千餘金

信義堂者新司年也個中以葉韓諸君平日對于公益事宜極其熱心此次不甘落人之後已盡力勸導定有鉅數可觀

綜計以上統數約二萬餘金此言上海一埠以此類推我醫藥叅三界之儲金豈鮮矣乎誰謂吾同道同業中乏愛國心耶

中華民國四年二月十六日出版

第三年第二期

版權所有

（定價表）

另售	每冊	弍角
半年	六冊	捌角
全年	十二冊	一元五角
本國	郵費	每冊一分
日本		每冊二分
外國		每冊四分

費須先惠概收大洋郵匯未通之處可代以三分以內之郵票

編輯者　神州藥醫書報社

編輯所　神州醫藥書報社

印刷者　神州醫藥書報社

總發行　神州醫藥書報社

上洋五洲大藥房

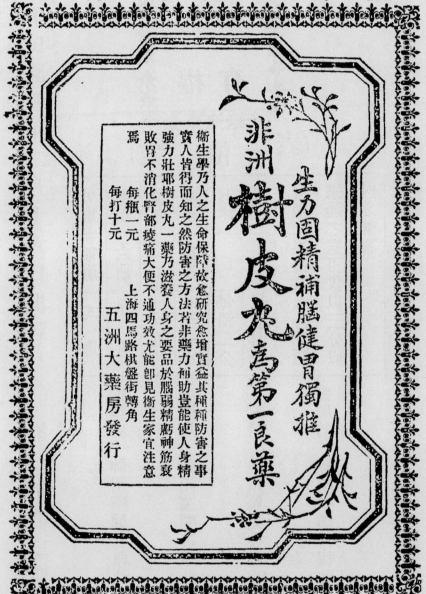

生力固精補腦健胃獨推
非洲樹皮丸為第一良藥

衛生學乃人之生命保障故愈研究愈增實益其種種防害之事實人皆得而知之然防害之方法若非藥力補助豈能使人身精強力壯耶樹皮丸一藥乃滋養人身之要品於腦弱精虧神筋衰敗胃不消化腎部痠痛大便不通功效尤能即見衛生家宜注意焉

每瓶一元
每打十元

上海四馬路棋盤街轉角
五洲大藥房發行

中華民國郵務局特准掛號認爲新聞紙類

第三年第三期

神州醫藥學報

月出一册准陽歷十六日發行

◎識生啓事

識生以閩西愚魯涸跡醫林嘆時事之日非憾黃農之將墮特遊申浦聯合同志籌設機關以冀大聲疾呼喚醒吾國醫藥界共謀維持之策以保我數千年農黃之精粹幸附諸同志之驥尾發起本會組織報社或輸財或輸力請願已達目的學報出版至廿二期週行遍海內外足見人心不死醫藥前途大有可爲者也但事屬創辦籌款維艱一切進行咸抱無米之嘆辦事人困苦之狀諒在諸公洞鑒之中然大廈非一木所能支良裘集腋而始就本社書報以致累失信用者實緣經濟不足報費難收具有萬不得已之苦衷也刻已續招股本再事刷新識生從四期起亦拚棄維務專誠編輯每二月准出三期以補前愆傷寒諸書刻已印就二種第三種亦正在排印中凡購預約者七月杪准可付郵識生才庸力薄担任社事夙夜兢兢時懼勿勝惟値此時艱又未敢放棄天職致違初志伏望海內外有道隨時賜教以匡不逮不勝榮幸之至

◎神州醫藥學報第三年

第三期目錄

第三年第三期

目錄

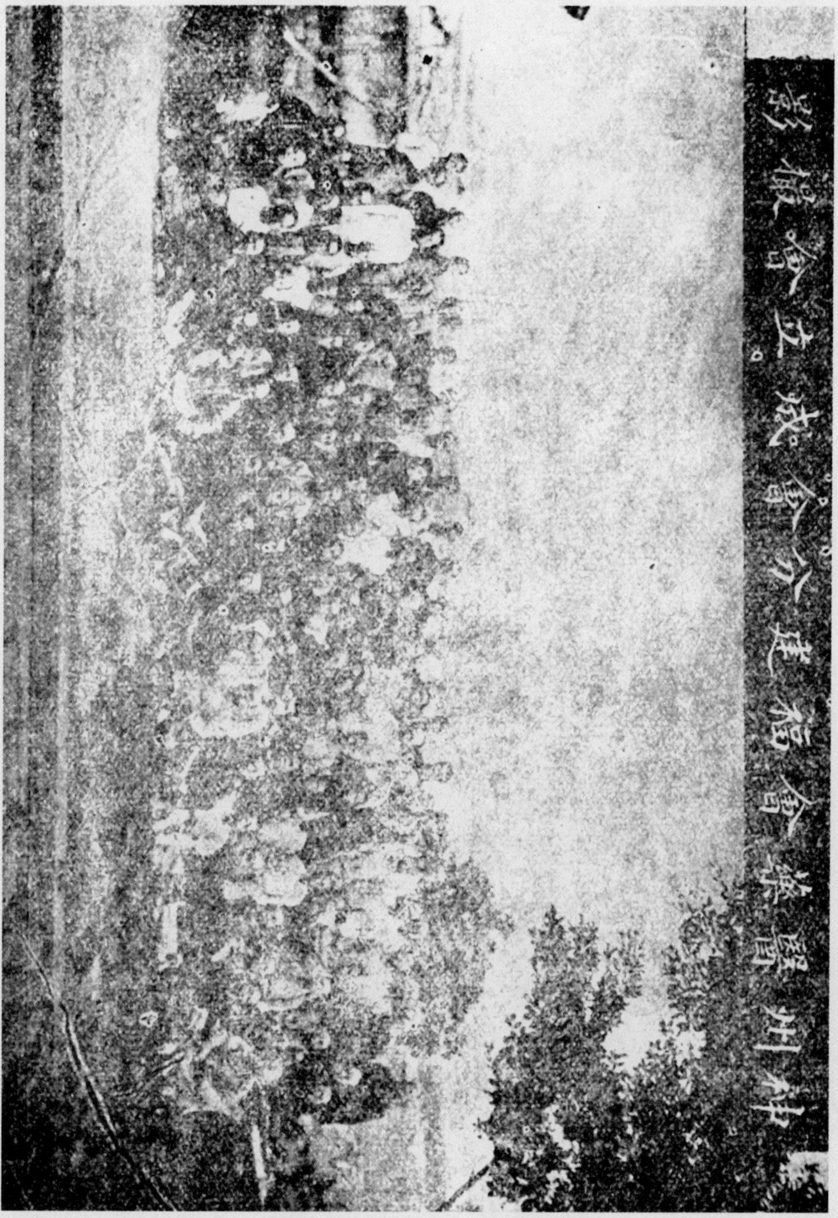

福建分會成立會攝影

本社啓事

本社本年之報累次誤期出版同人殊深抱歉二期宣言云每二十日出版一次又因中日交涉險惡萬端待解決後卒至屈服於強權同人等不得已放棄醫藥救亡之決心而轉爲救國編一種國恥以資警醒同胞刻已出版印刷手續業已完畢此後對於本報當日夜趕印以補前愆而慰閱報諸君之渴望且更續招股本擴充內容以資整頓凡我熱心同志代派及投稿者務希隨時賜教同人不勝感激之至

催收報費

閱報諸君鑒本會與本社原爲保存數千年中醫中藥爲宗旨固不揣綿力賡續出版而至廿二期復蒙各同志購閱代派銷數日增可爲醫藥前途賀但去年之報費完全繳清者固多而一文未繳及繳而未清者實居多數本社資本薄弱何堪此虧累幾乎一蹶不振刻已續招股本一再維持務達最初之目的凡我同志務各發熱忱具同舟共濟之心同負責任將去年之報費速爲擲下以固本社之根基冀達到

啓事　二

振興醫藥之目的不但本社受益良多卽全國醫藥界亦蒙惠無涯矣

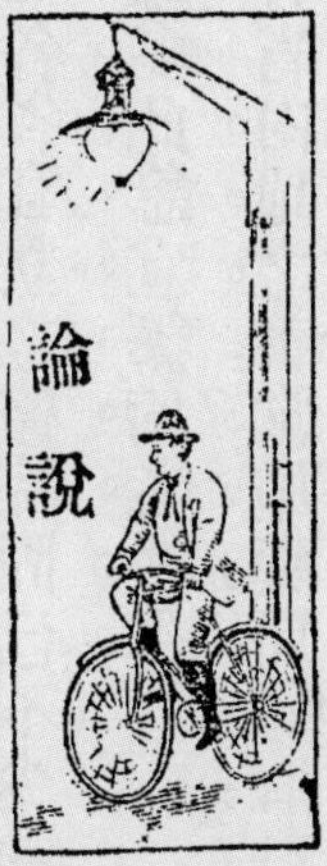

◉日本要求在中國內地設立醫院之研究及其對付之法

袁桂生

日本對於中國懷呑併之野心久矣此次提出要求其第五號中於揚子江鐵路漢冶萍製造局警察顧問學堂佛教之外復有醫院用地一條就表面觀之其事似小無政治之關係而不知此實險惡之陰謀足以制吾人之死命者何以言之彼既得有醫院用地之權則一可以暗算吾國之重要人物二可以奪吾醫藥業之權利三可以聯絡吾國之民心減少吾民之反抗力有此三端則不費一兵而可以制吾之死命吸吾之膏血奪吾之利權其計亦誠狡矣不觀吾國飛行家鄭鴻在日本醫院誤服毒藥而斃之事乎(見時報)又不觀辛亥冬月南京政府成立時因借債而日

論說　要二

本要求全國實藥權之事乎（見辛亥年大共和報）則司馬昭之心昭昭在人耳目矣今雖吾國政府審時量力忍辱負重承認其滿蒙山東之條件而將其第五號要求暫時擱置然日本包藏禍心已非一日其貴族某子爵且有中日不兩立之宣言（見時報）則吾國上下仍在臥薪嘗膽枕戈待旦之時未可以高枕而臥也夫欲對付此種無理之要求固全恃國家之兵力與經濟界之謀略顧就醫藥一方面言則吾醫界所負之責任爲獨重而商界學界教育界亦與有責焉不揣固陋謹將此後應籌備應設置之事略術如左以供當世之採擇焉

一各省宜推廣公立醫院以自保其主權也從來外患之來大抵乘虛抵隙此次日本要求在內地設立醫院未始不因我醫界之勢力薄弱衛生事業尚在萌芽故有此覬覦之心苟我醫院林立衛生事業設置完備則彼族雖有狡謀將焉用之今吾南北各省官立之醫院固已不少顧幅員如是遼闊人口如是繁盛雖再增兩倍亦不嫌多此急宜籌備者一也

一各省內地之善堂施藥局急宜袪除積弊以實事求是也吾國公共之事業莫不

有弊。而慈善事之弊端。尤不可勝言。今試舉一事。可以略悉其梗概矣。前清光緒癸卯甲辰間淮北水災。饑民之來吾揚就食者數千人。冬春之交。天花痘症流行於飢民各戶。慈善家憫之。於施散稻草米糧蘆席之外。復捐巨欵設立施藥局。以拯救之。詎意承辦之人。從中舞弊。每劑藥方。祇定二十文之價格。踰此格者。概不給藥。不知痘症爲危險之疫症。所用解毒托漿之藥。大半貴重。即較賤之品。亦需錢一二百文。今祇發價值二十文之藥。遂致在事諸醫。多所掣肘。死亡接踵。余家居近東門。飢民中之稍有積蓄者。輒入城延家君診治。解毒之品。率用犀角地黃。托漿之藥。則用靈茸枸杞。全活者約百數十人。雖不敢訕他埠之辦慈善事業者。絕無公正廉明之士。然耳聞目擊。大率敷衍中飽而已。查各省大都小邑。莫不有善堂施藥局。果能實事求是。積極進行。亦實足代若干之醫院。而有餘。乃竟有名無實。假公濟私。致來外人之覬覦。是誠可爲長太息矣。今日國事阽危。外侮日亟。倘長此不改。吾恐他日必有代我而謀之者矣。悔何及哉。此急宜籌備者二也。

一各省公立醫院。急宜採用國貨以塞漏卮也。自日本要求條件發生以來。舉國上下皆知提倡國貨而醫界獨寂然無聞豈非怪事查近年各埠所立之醫院大率純用西藥而又多購自日本遂致利權外失不才忝列醫界於醫學薄有經驗竊謂特效之藥中國不乏良材內外各科固已燦然大備除血清痲醉藥等酌採數種外可不必借材異國蓋吾南北各省所產之藥品不下千種普通病已足敷用而其效力較之西藥有過之無不及吾聞大黃麝香斑蝥等藥之出口而運銷於外洋者爲數頗鉅而各省公立之醫院及一般業醫之士反置而不顧豈以非來自外洋而遂賤視之乎抑非所素習不免有隔膜之感乎要知此種大利不但爲吾國農業商業之命脈且占國家稅源之一大部分愛國君子急宜提倡而矯正之未始非救國之一途也此急宜籌備者三也

一南北各省官立私立之各醫學校急宜採用名賢著作以增進學子之智識也近十年來改良醫學之聲洋溢宇內然大率矯枉過正當三數年前醫界言論尚較穩健蓋其時發言之輩猶多學有根底之士今則每況愈下有詆毀而無研究有攻擊而無發明不特醫界如是卽平日未嘗研究醫學之人亦復道聽途說顛倒是非直

以中國醫學無一長可取中國藥品無一種可用而醫科教育之大政遂承其弊南北官立私立之各醫學校竟至不採用中國一書不教授中國一藥坐視利權外失國粹淪亡而不稍顧惜豈不恫哉詎知中西醫學互有短長中醫能治之病西醫未必盡能治也去年神州醫藥學報載有顏伯卿氏治西醫博士董譽祥之醫案去年夏間余治金平卿之母發背疽去年冬間治向拱北先生哲嗣之腿疽症皆先經西醫專家醫治多日而弗效者蓋吾國醫學開創最先聚四千餘年千百人之心思材力作書立說豈盡無稽且地大物博天生藥品多有足補西藥之缺乏者乎（按今日西醫之學術方藥多有缺乏余別有撰述）雖剖割之技早經失傳而內外諸科之學術暨特效之方藥亦實有至足珍貴者竊謂南北各省官立私立之醫學校急宜採用名賢醫書增入課程以嘉惠後學則獲益當匪淺鮮惟採用時須擇實行家之書而尤以近代編撰者爲適宜如林珮琴類證治裁王孟英潛齋叢書戴北山廣溫疫論（亦名瘟疫明辨）皆爲初學必讀之書若欲深造則張石頑醫通繆仲醇本草經疏先醒齋筆記李瀕湖本草綱目張介賓景岳全書王肯堂證治準繩喻嘉言

醫門法律。吳鞠通溫病條辨。章虛谷醫門棒喝。馮氏錦囊。名醫類案。古今醫案按。臨證指南等類。皆卓然名家。學者所當深考者也。夫王陽明李剛主之學說。今日朝野上下。猶竭力提倡。以爲救國之謀。而謂中國醫書必不可讀。中國藥物必不可用。詎非惑之甚者耶。此急宜籌備者四也。

一吾國商學各界之遊歷外洋者。急宜設法移種西藥。以供國內之需求也。西藥中亦有特效之品。可補中藥之不逮者。急宜設法移種。考西藥之最普通而卻有功效者莫如金雞納霜。金雞納原名祕魯皮。產祕魯國。及南亞美利加之山中。其樹高約三四丈。而赤道之南二十度。至北十一度。皆產此樹。昔者荷蘭人見此藥有效。特創法採歸。移種於其屬地內。其後英國亦不惜工費。在印度種金雞納樹。雖初時未得其法。而今則已大獲厚利矣。吾國今日朝野上下。莫不重視醫學矣。而於此等根本之圖。卒未有人提倡。竊謂吾華人之遊歷外洋。或經商或留學者。急宜特別注意。採歸種植。彼荷蘭印度既能移種。則吾南方各省。亦必相宜。此時雖稍費經營。將來必獲無窮之利。而於醫學上。又得莫大之助力。一舉而數善備焉。此外則名種血清及

革蔴油等亦可設法仿造此又急宜實行者也

一吾國工業界急宜製造醫療器械以供國內之需求也西洋醫學之發達非僅醫界之力工業界亦與有功焉試問顯微鏡寒暑針聞診筒以及剖割時種種之器械果係醫家自造之乎抑工界之製造也彼有種種方面作醫事之助力以視吾醫界之全憑腦力經驗以經營之者其利鈍爲何如竊謂吾國工商界急宜籌集巨資自行製造吾留學界之歸國者其中不乏大製造家曷不行其所學以利國家一則可以供國內之需求一則可以挽回權利當世君子盍亦鼓吹而提倡之此急宜實行者又一也

一吾國各大書坊急宜翻印醫書以供醫界之需求也欲覘一國之文化但視其出版業何如此世界之通論也今日新書新報日出不窮不可謂不發達矣然而醫書之出版者獨少不但新作之書絕無僅有而前賢著作亦大半凋零余嘗欲購周愼齋三書鄭在辛素圃醫案顧松園醫鏡瘍科選粹等書而卒不可得其間有一二難覓之書則又索價過昂居爲奇貨余嘗過某書肆見有大字抄本先醒齋筆記一部

愛而悅之問其價則索銀幣八圓蓋近日書賈視舊書如古董其所以索此重價者非賣書也賣古董也不知今日印刷靈便與其於一部書中求重利則何如印成千部百部其利不較此一部為尤重耶吾國書業中人大部知識淺陋無遠大之圖竊謂滬上各大書坊急宜注意及此翻印醫書廉價出售須知此事關係國家之文明病人之生命醫界之榮辱而未可以忽視之也書業中不乏深識之士倘不以鄙言為河漢乎則醫界之受賜為不少矣此又今日之急務也

一全國醫界急宜結合團體廣設學會以研究醫學也近數年來南北各省多已設立醫學研究會以研究醫學矣然多有始無終成績罕覯其團體較大魄力較厚如吾神州醫藥總會者則又困於經濟未能施展然當此外侮日亟禍至無日之時即吾醫界亦不能長治久安吾全國之醫學家其亦一心一德協力進行勿再放棄其天職乎西人嘗箴吾國民曰團結力吾醫界可不熟思而審所以結合之道歟此又愚小子之屬望者也

以上所陳皆於醫事上擴充實力之計畫顧非一手一足之烈一年半月之間所能

成者吾全國上下凡與醫事上有關係者皆當竭其心志切實進行雖不足以禦外侮而醫學昌明民生樂利可斷言也不佞一介迂儒日與病夫相周旋何敢妄言時事顧念既爲醫界之一份子則固有進言之責邦人君子進而敎之幸甚

◉防疫論

黃眉孫

噫嘻嘻彼蒼者天降此大戾連年累歲鼠疫爲災家室流離親族星散妻悲其夫父哭其子弔祭不至遷徙靡常蕩心動魄怵目驚魂天地爲愁草木悽悲嗚呼疫也何可不防嗚呼疫也防不勝防寒暑失序瘴癘侵人暴雨狂風階之爲厲發於天時者不能防地氣炎酷烈日薰蒸溝渠濕垢觸鼻刺腸發於地氣者不能防居處弗潔衣食污穢淫蕩無度起居失時發於人事者不能防而且情關骨肉奔走求醫知有傳染而不能防殯殮埋葬誼篤尊親甘於觸冒而不能防甚且切近比隣父死子繼欲去則囊無分文欲留則時受驚險限于經濟而不能以徙避爲防一屋之中伯叔淪喪遠適樂土固不能坐而待斃又可憫逼于時勢而不能以逃走爲防嗚呼疫也何

神州醫藥學報 第三年第三期

可不防嗚呼疫也防不勝防而限置交通無益也隔離病所無益也査檢疫地無益也拘報病人無益也幽囚死者家屬無益也燎衣物焚屋宇無益也捕鼠類薰琉黃無益也設大醮求神仙無益也書符呪延巫覡無益也然則將何以防之亦防之于善衞生而已矣清心寡欲防于平昔預儆藥餌防於臨時洒掃門戶防於寢處戒食膠滯防於口腹多開窗牖防於興居潔身除垢防於衣服放通空氣淨水溝以疎散爲防少斲喪養精神以保守爲防多浣濯去穢惡以清潔爲防一人防之不若人人防之一家一村防之不若一邑一省盡防之疫之未生逆其機以防之疫之已生握其要以防之且或放大黃于井中以防之或置綠豆于溝內以防之或洒臭水佩臭丸以防之或用雄黃冰麝塗入鼻孔以防之或取甘草及解毒藥品時含口中以防之或焚文烟章腦以防之或熏沉檀蘭麝以防之防之之法有窮不若防之之心無盡也防之於所人共知者尙淺防之於已所獨知者爲尤深也防之於舉國若狂死亡枕藉不若防之於人無夭札備豫不虞也夫然後可以言防夫然後可以言防疫

◉史學家之醫學

續第十二期

錢籀甫

明史方伎傳　王安道曰。傷寒論爲諸家祖。後人不能出其範圍。然陽明篇無目痛。少陰篇言胸背滿不言痛。太陰篇無嗌乾。厥陰篇無囊縮。必有脫簡。

縉甫按。王氏著有泝洄集行於世。以上所疑。可謂讀書得間。似不必曲護古人。爲之强解。詩曰。論著傷寒以術鳴。醫門稱聖久成名。全書脫簡應難免。悟待通人正眼評。

又　倪維德業醫。以內經爲宗。又得劉張李三家書讀之。治疾無不立效。周萬戶子八歲。昏眊。不識饑飽寒暑。以土炭自塞其口。診之曰。此慢脾風也。脾藏智。脾慢則智短。以疏風助脾劑投之。卽愈。

縉甫按。今世所謂慢脾風。其病證與此不盡同。然要之爲脾虛症。曰脾藏智。脾慢則智短。理不可易也。詩曰。寒暖無知神識昏。時時土炭口中吞。脾傷智短相因至。扶助中州得病原。

又　劉子正妻病氣厥。或哭或笑。人以爲祟。倪診之曰。兩手脈俱沈。胃脘必有所積。熱水導之。吐痰涎數升。愈。

緝甫按。此案。待手在認脈眞。藥用吐法亦妙。詩曰哭笑無端祟自虛痰涎內壅積中淤脈形兩手俱沈候一吐頓致病悉除

又 林仲寶以勞得熱疾。熱隨日出入爲進退。喧盛則增劇。夜凉及雨則否。如是者二年。倪診之。曰七情內傷。陽氣不升。陰火漸熾。投以東垣內傷之劑。立愈

緝甫按。內傷之劑。殆是升陽益氣湯之類。詩曰因勞熱疾發依時日暖病加夜反之陽氣不升陰火熾東垣方法用無疑

⊙讀錢君緝甫駁漢藥實驗緒言論後

衞鶴儔

素問天元紀大論云。天以六爲節。風寒暑濕燥火。地以五爲制。木火土金水。誠千古不易之論。異乎漢藥實驗緒言。有詆中醫陰陽五行生尅等說。始於唐宋。爲科學未明時一種迷信學說。錢君緝甫引周書洪範。漢書五行志。力辨五行之說。非始於唐宋。既詳且備。而於五行所以相生相尅之故。尚未深遠抉出。不揣固陋。重言以申明之。飲食入胃。脾爲運行。其精英之氣。雖曰周布諸臟。實先上輸於肺。肺先受其益。是

中國近代中醫藥期刊彙編 第一輯

爲脾土生肺金。肺受脾之益。則氣愈旺。化水下降。澤及百體。是爲肺金生腎水。腎受肺之生。則水愈足。爲命門之火所蒸。化氣上升。肝先受其益。是爲腎水生肝木。肝受腎之益。則氣愈旺。上資心陽。發爲光明。是爲肝木生心火。脾之所以能運化飲食者。氣寒則凝滯而不行。得心火以溫之。乃健運而不息。是爲心火生脾土。此五行之所以相生者也。而相尅則更有說。肺在心上。心火上炎。肺受其傷。此爲心火尅肺金也。腎陰太盛。寒氣上沖。心爲之悸。或腎寒甚。則逼其龍火上乘。心爲之煩。皆腎水尅心火也。脾氣過燥。則腎水爲其所涸而失潤。或過濕。則腎水受其所壅而不流。皆脾土尅腎水也。肝木疏泄太過。則脾胃因之而氣虛。或肝氣屈結太甚。則脾胃因之而氣滯。皆肝木尅脾土也。氣有降則有升。無降則無升。濁陰從肺右降。則胸中曠若太虛。無有窒塞。清陽得以從肝左升。是謂有降有升。若濁陰壅滿。胸中不肯下降。則肝氣被遏。欲升不能。是謂無降無升。皆肺金尅肝木也。此五行之所以相尅者也。相尅則害。相制則生。假若木亢大過。土受害矣。土之子金承而制焉。制則生化矣。舉一隅而爲例。其餘可類推矣。若夫陰陽二字。尤爲中醫之權輿。人生之道。曰陰曰陽。陰陽和

神州醫藥學報 第三年第三期

平。百病不生。若陽病不能與陰和。則陰以其寒獨行。爲裏急。爲腹中痛。而實非陰之盛也。陰病不能與陽和。則陽以其熱獨行。爲手足煩熱。爲咽乾口燥。而實非陽之熾也。經曰陰平陽秘精神乃治。其此之謂。明乎陰陽五行生尅之理。以往其無所失。彼妄詆中醫者。亦可廢然思返矣。

◉朱君阜山信石辯

錢存濟

展讀本年第一期報載朱君阜山答鄙人信石質疑一節以熔度與本品之關係證明七級之石所云能熔者屬熱不能熔者屬寒鄙人每見市中以信石熏烟避蚊是信石亦能爲火所熔此足證爲熱性也）原註四陽起石能爲吹火所熔信石屬於是級下斷語有信石雖薄片亦不易熔是乃凉性無疑云云殆刋印之誤歟幸先生有以教我）以產地之地質與本品之關係其云火成巖所產者屬熱水成巖所產者屬寒以河南信陽州及江蘇銅山縣並無火山山脈經過其間攷信石產於古信州卽今之江西廣信府非產於河南信陽也况信陽爲古申國向不產生信石誤矣

誤矣至於腹熱如焚之關係雖有兩種而其中又有纖微之別服涼性藥能致腹熱如焚者係寒涼過多克伐正氣正氣克伐本身自有之眞陽發越於外故令腹熱如焚但不渴即渴亦不多飲服熱性藥腹熱如焚者係大熱之性燒腐腸胃令人發炎大渴酷飲其人如狂此腹熱如焚之區別也（若云服熱性藥不必腹熱如焚者斷未之見也）攷中信石毒者其人大渴酷飲發熱如狂謂余不信試以之毒鼠食之須臾必渴若得水則或能解否則輒斃更有一解每見嚴冬時漁人赤身捕魚於水必食煆燒信石些許則不畏冷此足見信石之爲熱性也　朱君雖證明以上各節究未能從實地觀察不無牽强致令人難以緘默特就管見所及敬以質之　高明

時評

考醫非悲觀事也

守素

考試醫學爲吾國之舊制周禮課醫十全爲上十失二三次之十失四爲下宋元豐崇寧間亦有考醫之事前清光緒末年端午橋督兩江時亦嘗委任提學使考醫守素卽當時與考之一份子昨閱江西警察廳取締醫生章程其所定醫生之資格與考試之程序均尙公允惟旣已考試給憑而又須每月呈送診斷書則不免煩苛故考試醫學雖爲地方之善政而煩苛條例則必需删除此外則擔任考試醫學之人於中醫學術西醫學術是否皆能精曉不特此也爲中醫者則中醫之學問爲長而未必能兼通西醫爲西醫者則西醫之學問爲優而未必能精中醫此勢有必至者竊謂考試醫學宜重視專門故吾敢爲兩方面進忠告焉

◎病理學

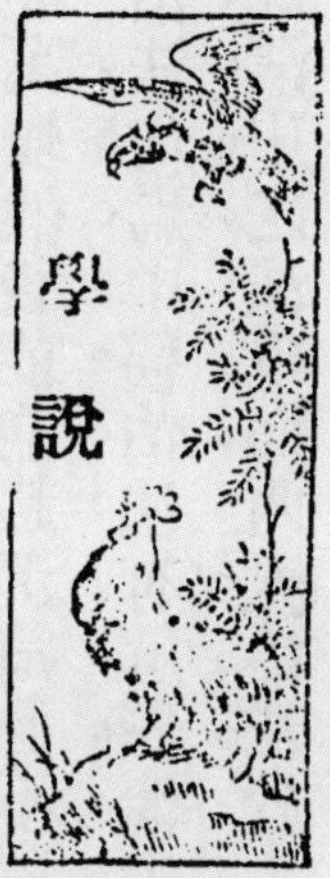

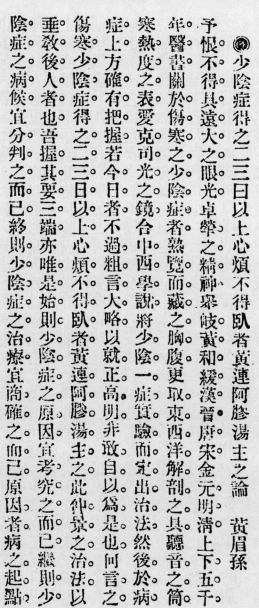

◎少陰症得之二三日以上心煩不得臥者黃連阿膠湯主之論　黃眉孫

予恨不得具遠大之眼光卓犖之精神舉岐黃和緩漢晉唐宋金元明淸上下五千年醫書關於傷寒之少陰症者熟覽而藏之胸腹更取東西洋解剖之具聽音之筒寒熱度之表愛克司光之鏡合中西學說將少陰一症實驗而定出治法然後於病症上方確有把握若今日者不過粗言大略以就正高明非敢自以爲是也何言之傷寒少陰症得之二三日以上心煩不得臥者黃連阿膠湯主之此仲景之治法以垂教後人者也吾握其要三端亦唯是始則少陰症之原因宜考究之而已繼則少陰症之病候宜分判之而已終則少陰症之治療宜商確之而已原因者病之起點

也五運六氣風雨晦明因於天時濕暑薰蒸穢污觸鼻因於地氣飲食失節淫蕩無常因於人事傷寒一症卽乘隙而入發爲病原由太陽傳經遞至少陰在二三日以上爲心煩爲不得臥其時胸腹尚未懣悶也則瀉心湯非所宜矣下部尚未堅硬也則承氣湯又非所宜矣唯黃連阿膠湯爲的當藥品淸心膈之邪攻根據之地從本原上解決之自足收治無不效藥無不靈之益此原因之當考究者一症候者病之分類也有寒熱虛實有表裏陰陽分初中末三層初層病候心煩不得臥仲景以黃連阿膠湯主之因病初得止二三日以上邪未下達只淸胸膈可收全功此少陰病之第一時期也中層病候口燥咽乾少腹堅硬又當別治矣此少陰病之第二時期也末層病候邪侵下部或腹痛下痢或咽痛昏憫則宜遵仲景分門治法察其陰陽以治之此少陰症之第三時期也審詳其合病併病細認其寒熱虛實表裏陰陽病萬變藥亦萬變然後能立起沉痾而不留缺憾此症候之當分別者二原因與症候已明則治法尚焉中醫治法有解表淸中攻下三法其心煩不得臥者用仲景黃連阿膠湯此淸中之法也而西人治法於十六劑中或選淸涼劑消毒劑芳香鹽類下

劑斟酌取用或治腸窒扶斯之菌或治麻拉利亞之虫見病治病見熱退熱未常不別開生面而究不若仲景之黃連阿膠湯為至當不易之法此治法之當商確者三知斯三者然後可以言傷寒然後可以知仲景用藥之妙蓋少陰之病在二三日以上邪在中部治其中部黃連入心清解毒邪阿膠滋潤養陰合之以黃芩白芍甘草雞子黃以為佐使於心煩不得臥者此湯主之其於病理學診斷學藥物學可謂明見隔垣也矣

吳翹雲先生原評

少陰一經水火陰陽之故至不易知觀其症候亦甚煩雜作者將此節書發揮盡透復別開生面自抒偉論於題情題理治法開方瞭如指掌次藝說脈之道理極精細能見其淺處又能道其深處反覆辨論真得脈訣三昧者允宜獨出冠群

◎北京胎產官方子之謬　楊鑄園

吾鄉風氣胎前之保產無憂散產後之生化湯通呼為官方子積非成是貽害良多查保產無憂散一方雜亂無章直是無理取鬧而陳修園念祖信晉明子之言以為

撐法謂方中某藥某藥撐開血脈某藥某藥將背後一撐某藥某藥將面前一撐某藥撐動子宮某藥某藥將胎氣全體一撐云云語近夢囈予嘗戲謂門人云如所言撐來撐去不知究竟撐到何處去是一大笑話乎至生化湯一方本爲消瘀而設非產後通套之方也與失笑散琥珀散獨聖散略同惟血寒而滯惡露不行者可暫服一二劑取熱則流通之效此方性溫熱惡露一行卽易以養營滋液之方不可因其有效服之不已以致火旺水虧釀成勞損也觀仲聖金匱要略產後三大證痙一曰痙二曰鬱冒三曰大便難無一非血虛液少營陰虧損之病與生化湯正相反吳鞠通亦云予見古本達生篇生化湯方下注云專治產後瘀血腹痛兒枕痛以能化瘀生新也方與病對確有所據近日刻本直云治產後諸病甚至有注產下卽服者不通已極可惡可恨

予按浦江倪枝維取生化湯原方附以減法統治產後百病變名產寶尤不值一笑

附失笑散方　蒲黃　五靈脂

琥珀散方　製沒藥　延胡索

獨聖散方　山查一味

㉔溫疹忌用芫荽山川柳說　楊鑄園

世俗遇溫疹卽以芫荽俗名香菜蘸老酒搽心口、遏毒內攻爲害甚烈醫家病家不但不以爲非且以爲當然且以爲非用不可習俗移人可勝浩歎又山川柳一物世俗亦習用以治溫疹其實溫散之品在嚴寒之時或尙可用若用之以治溫疹多致僨事吳鞠通溫病條辨云山川柳一歲三花故得三春之名俗轉音爲山川其實卽古之檉木詩所謂其檉其椐是也性大辛溫生發最速橫枝極細善能入絡專發虛寒白疹若溫熱氣血沸騰之赤疹豈非見之如讎仇乎汪瑟菴云三春柳一名西河柳又名觀音柳一名赤檉柳圖經別錄未載自繆希雍廣筆記盛推其治疹之功而用者遂多不知寒疹須發溫疹不須發可用辛涼不可用辛溫也

㉕肝氣病忌用香燥藥論　楊鑄園

肝氣二字病名不古華岫雲編輯葉氏醫案卽臨症指南另立木尅土及肝風二門爲徐洄溪所譏然時下風氣婦女之有肝氣者十九醫家動用香燥伐肝之品（香

附烏藥靑皮柴胡沈香木香元胡鬱金）以致血愈燥而肝愈急魏玉橫之琇續名醫類案中載一方治肝病甚佳名一貫煎陸以湉定圃（著冷廬醫話）王士雄孟英（著溫熱經緯王氏醫案）皆盛稱之惟中多潤藥與挾痰飲者不宜僕不揣愚味爲補一方專治患肝疾而挾有痰飲者名曰獨當飲以其能獨當一面也方附後

附一貫煎方　治脇痛吞酸疝瘕及一切肝病惟有痰飲者不宜用　沙參　連心麥冬　大生地　當歸身　枸杞子　川楝子各三錢　水煎服口苦燥者加川連一錢酒微炒

獨當飲　橘絡二錢　石菖蒲七分　萸連一錢半　括蔞仁三錢研　竹茹二錢

◎藥物學

◎錄急救應驗良藥　（姓名脫落容後申明）

仙桃草　連根陰乾研末每服一二錢開水送下雖傷重垂危服之立見功效江南一

盜身受多傷躺臥道傍一人路遇見而憐之村中乞水與飲盜出此藥調水服下服後半刻徧身作響立卽起而行矣詢之此草生麥地中葉小梗紅有子如胡椒大內有一蟲在小滿後數日採之早則蟲尚未生遲則蟲已飛去無蟲則無效聞廣西陽朔一帶亦有此草名麥稈草八九月內方有蟲生可採（按此草鄙人在大麥田中尋得狠多果見子內有蟲皆活今春上一株乃係纔採曬乾以供研究尚未親試）

紹興醫藥學報繼續出版廣告

吾越自有醫藥團體以來即有學報刊行以資研究消數亦不尠出版至四十四期其價値可知也嗣因報價欠收致中止際此競尙學術之時不謀繼起何以圖存同人故另集資本續行發刊自下月起仍月出一册改訂洋裝零售壹角預定半年五角五分一年壹元代派或一人獨定十份者八折五十份者七折百份者六折廣告每行三十字弍角每面貳元預訂連登三期者八折六期者七折一年者六折郵費每册一分投稿酬答從豐此期廣告免費報亦送閱如荷定報或投文及承認代派或惠登廣告請分別下列地址函示可也

紹興城中諸善衙口 紹興醫藥學報發行所
紹興城中油車衙中 紹興醫藥學報編輯所

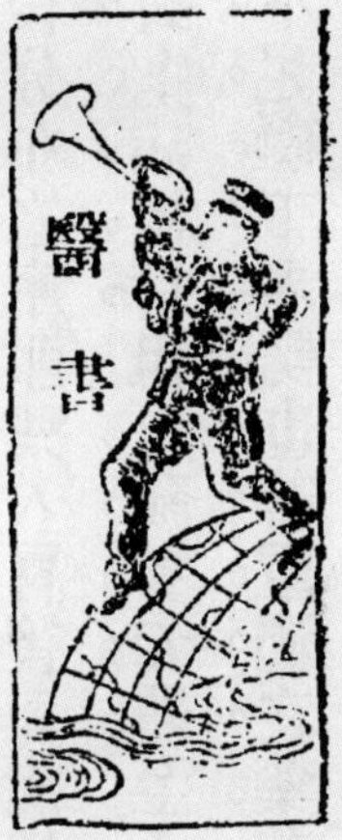

◉研經言

歸安莫枚士先生原本　丹徒楊寶善繹青鈔存

用藥論一

藥性有剛柔剛爲陽柔爲陰故剛藥動柔藥靜剛而動者其行急急則迅發而無餘其起疾也速其殺人也亦暴柔而靜者其行緩緩則潛滋而相續其起疾也遲其殺人也亦舒無識者好爲一偏其害不可勝言而中立者因有牽掣之說焉豈知柔者自遲不能强之使速剛者自速不能强之使遲遲速幷使遲者必讓速者以先行下咽之後但覺陽藥之行陽不見陰藥之行陰若病宜於陽則陰藥初不見功而反釀禍於陽藥已過之後若病宜於陰則陰藥未及奏效而已顯受夫陽藥反掌之災是以中立者亦謬也總之對病發藥斯爲行所無事

用藥論二

凡藥能逐邪者。皆能傷正。能補虛者。皆能留邪。能提邪出於某經者。皆能引邪入於某經。故麻桂發表。亦能亡陽。苓瀉利水。亦能爍津。於此知無藥之不偏矣。惟性各有偏。故能去一偏之病。若造物生藥。概予以和平之性。何以去病乎。夫亦在馭之而已。馭之能否。全在醫者識症有定見。俾逐邪者辨其正之虛不虛。而邪去正自復。補虛者知其邪之盡不盡。而正勝邪難干。斟酌輕重之間。分別後先之次。神明於隨症用藥四字。方法之能事畢矣。何必朋蓡芪而仇硝黃哉。

湯液論

湯液亦飲也。素經脈別。飲入於胃。游溢精氣。上輸於脾。脾氣散精。上歸於肺。肺朝百脈。行精於皮毛。毛脈合精。通調水道。下輸膀胱。水精四布。五精並行。其言飲入胃後。上下先後分布之序。即藥入胃後。與病相當之理。以其先布於上。故遇輕淸之藥。則先發而與上病相當。但先發者先罷。至水精四布。而後輕淸者已無力矣。其不能治下。而亦不足礙下者。勢也。若重濁之藥。其發既遲。當其輸脾。歸肺之時。尚未盡發。必至水精四布而後藥力始畢達而與下病相當此輕清治上重濁治下所由分也經曰近而奇偶制小其服遠而奇偶制大其服皆取藥發遲速部位高下爲義其入臟者亦止云五味入胃各歸其所喜故如酸先入肝云云不必不入他臟也後人不知古人製方之意遂謂某藥入某經某藥兼入某經則試問胃氣被藥氣使乎抑藥氣被胃氣使乎夫固不辨而明也乃或誤宗其說如桂枝湯方見其主治太陽病多因以桂枝爲足太陽經藥殊不思太陰病亦用桂枝而眞武理中四逆皆有加桂之例吁可怪也總之湯液治病分氣味不分經絡與針法大異。

釋證名

有所苦之謂病病無定所曰流亦曰游其有定所而移者曰轉由此轉彼而此已罷者曰併病其依次者曰傳經其彼病而此不罷者曰合病其相爲表裏之經俱病亦以次傳者曰兩感至邪已入裏而有所着曰結結而有定形餘症悉罷者始曰積積而可移曰聚偏僻在側曰癖亦曰㾫假物而成曰癥瘕癥言其可徵驗瘕言其爲虛假(本病源)結而無定形久不愈愈而復發曰注亦作疰亦曰繫氣其新病甫愈有

因復發者直曰復亦作瘦誤於醫曰壞病染於人曰易病病而至於氣竭曰極極有六言究竟也氣去曰死言澌散也大抵散者泄之結者排之誤者救之染者絕之症宜用此數法而正氣有不支者卽於其中加補味以扶之歷代醫法約略如此

釋露

本草靈素屢言淋露寒熱靈樞又以歲露名篇露字人皆不曉泉按淋露卽羸露古者以爲疲困之稱左昭元年傳勿使有所壅閉湫底以露其體注露羸也韓非子亡徵好罷露百姓風俗通義怪神大用羸露皆此義也字亦省作路詩皇矣串夷載路箋路瘠也侵伐混夷以瘠之管子四時不知四時之故天下乃路是也歲路者謂歲氣不及虛風困之民受虛風之邪卽被困成病與管子之言正合楊上善注太素槪以霧露當之陋矣傷寒例凡有觸冒露體中寒正本左傳淺人增霜字於冒下豈寒之爲氣止霜露乎經文必不若是掛漏也病源有小兒傷食而瘦之哺露婦人產後瘀血之惡露皆其引伸義也（淋古多作癃楊注太素癃淋也而漢書有癃疲之病是淋亦通疲）

中國近代中醫藥期刊彙編 第一輯

釋痓痙

玉篇。痓充至切，惡也。痙渠井切，風彊病。二字義別。素問氣厥。五常政等篇。及傷寒舊本。痙皆作痓。許叔微百證歌以爲名異實同。而字仍作痓不改。成無已註傷寒，則直云痓字誤。亦不改。今本作痙。傳寫者之故。近代但知痙。無有能知痓者。泉按作痓爲是。古人列病恆重乎證。痓乃痙之總號。痙乃痓之一端。觀仲景云。病身熱足寒。頭項強急。惡寒。時頭熱面赤，目脈赤。獨頭搖。卒口噤，背反張者。痓病也。明此數者。皆爲惡候。故知當作痓。若痙字則因勁而起，專指口噤背反張。言不足以賅餘惡。是痙者證名。痓者病名。人體強直。有似勁象。故謂之勁。去力加疒。卽爲痙。可逆溯而得也。巢源亦作痓。故得與癎冐混稱。癎冐小兒之惡候。冐亦產家之惡候。病不同而惡則同。此其所以混稱之歟，說文疒部無痓字。厂部有厔字。云礙止也。然則邪氣礙止不去。乃見惡候。痓卽厔之譌。

釋喘

古之所謂喘。卽今之所謂氣促。說文。喘。疾息也。疾息謂息之疾者。兩經多以喘息對說、正以喘爲疾息、息爲平息。故也。勿作串說。疾息正今之氣促。而又非氣短之謂、短氣者。息不必促。而其氣不足以息。故不曰短息。而曰短氣。息促者。氣不必短。而其息不利於氣。故脈經或謂之息促。而後世渾言之。則遂曰氣促。今之所謂喘。即古之所謂上氣。鄭注周禮。上氣。逆氣也。逆氣。謂其逆在氣。則不僅責在息。人之將死。有張口擡肩而逆氣者。此也。淺者不識上氣。謬自爲喘。由是今之喘。重於古之喘數倍矣。豈知此喘乃是氣逆。苟非不治。多有下之而愈者。如欬逆葶藶瀉肺湯症。及外臺備急丸症是也。若疾息之喘。是肺實所致。宜用宣利。如太陽麻黃湯症是也。古人分別之嚴。原爲治法。設非可苟焉而已。自二症混而治法乖矣。

> 分釋氣促氣短上氣甚精。然亦不可盡泥。而葶藶瀉肺湯備急丸麻黃湯皆治實症之法。虛症誤用。鮮不僨事。學者仍宜廣求治法（讀者附識）

釋癲

癲之言巔。巔。仆也。凡物上重下輕。則仆。故人病氣聚於頭頂。則患癲。素脈解。太陽所謂癲疾者。陽盡在上。而陰氣從下。下虛上實。故癲疾也。與厥論巨陽之厥。發爲眴仆同義。是明以癲爲仆也。癲經文作巔。故注云。頂上曰巔。古字無巔止作顚。後人加疒旁。遂作癲。亦或省作瘨。玉篇癎小兒瘨病也。是也。且據玉篇知癲癎實一病。病源亦云。十歲以上爲癲。十歲以下爲癎。然則二字之分。分於年之長少也。金匱風引湯方下云。治大人癲。小兒癎。卽此意。近世不曉此義。專指古之風邪爲癲。而以別於癎。執今之名。檢古之書。無怪乎其謂古方不可治今病矣。

釋淋

靈素本草。有五癃。癃閉之名。而仲景以下諸書。並無之。考楊上善太素注。癃、淋也。因知淋癃。乃一聲之轉。毛詩皇矣。與爾臨衝。韓詩作與爾隆衝。是其的證。所以通淋於癃者。以癃訓罷。漢書云。臣有疲癃之病。注。癃罷病也。而素問說癃者一日數十溲者。則膀胱之脈罷疲矣。故得假借取義。近世不知此義。歧而二之。徐靈胎軌範以癃閉利淋。四字爲目。又自注云。絕不便爲癃。於此嘆識字之難。依字當作痳。說文痳疝類。則是痳之名。取義於腹痛。故仲景亦以少腹弦急。痛引臍中爲正。後世以其病狀淋瀝不宣。遂借淋字爲之。詳泉所撰證原中。

醫書　八

釋疝

說文。疝、腹中痛也。釋名。疝猶詵也。氣詵詵上也。然則腹氣逆上作痛者。疝也。許略而劉詳耳。金匱寒疝。正指此。故次於腹滿下。不與狐疝同篇。其各條經文不涉及前陰一字。隋巢元方知此義。故病源載諸疝候。亦無涉及前陰。惟疝。非前陰。莖卵之病。故女子亦得有之。如素問厥疝。外臺血疝。石疝之屬。是也。疝以寒疝爲正。若狐疝㿗疝諸關前陰者。特以其兼腹痛。故以疝之名名之。其不兼腹痛。則直云陰縮陰㿗而已。諸經中自有條理。可尋也。近世以狐疝爲正疝。遂不識金匱寒疝爲何病。而烏頭等方乃廢。至張石頑醫通。徐靈胎軌範。皆合狐疝寒疝爲一門矣。而淺者又自爲肝氣矣。

◎奇疾方註釋

天長崇錫綬肖葵氏稿

夏子益曰有人毛竅節次血出不出則皮脹如鼓。(此句上一本有不止二字無則字洪玉友醫方一盤珠有若血不出四字)須臾目鼻口被氣脹合。此名脈溢用生薑自然汁和水各半盞服之卽安。(鮑雲韶驗方新編係飲生薑汁一二盞卽愈九字洪書同)

綬按脈乃氣血流行之隧道也。氣爲衞行於脈外。血爲營行於脈中，流通無滯，是爲循經。溢則不能循經常之隧道矣。凡毛竅節次血出。不獨瀦滲皮膚之血不能循其常道。而衞外之氣，亦不能約束歸經。自廣義上觀之。有因陽旺陰虛內熱盛而外越者。如他書所載之血汗箭血是也。有因邪舍經絡而脈管沸溢者。卽此脈溢症之血出是也。經脈伏行分肉之間。其浮而可見者。皆屬絡脈。此症毛竅節次血出。不出則皮脹如鼓者。蓋穢惡之邪。舍於大絡。致令毛竅節次血出。血出則邪勢稍泄。不出則邪勢益張。且血既外溢。其經絡中已動之血。必不能復還故道。外無泄路。內復淖沸。氣機壅滯。濁邪瀰漫。故血不出則皮脹如鼓也。甚則穢惡之邪。上干清空之竅。閉遏其清明。壅痞其腦筋。而清陽之氣。雜爲穢濁之氣。精華之血。變爲瘀惡之血。須臾時間。眼目口鼻皆脹合矣。內經繆刺論曰。邪舍於皮毛。入舍於孫絡。留而不去。閉塞不通。不得入於經。流溢於大絡。而生奇病。其脈溢症之謂歟。治用生薑汁者。薑有通神明去穢惡之功。而橫走經絡脈之隧道。汁爲薑之津液。性味辛溫而潤。辛以散衛氣之壅滯。潤則不嫌其燥。能使流溢大絡之邪。與壅滯之穢氣。已動之惡血。化爲漐漐微汗。一齊由毛竅外出。故以生薑自然汁和水各半盞服之而安。

此症類於血汗箭血。當屬血分有熱。本條用辛溫之薑。世必有疑之者。不知血汗箭血之病理。誠係血分有熱。忌用辛溫之燥藥。畏其散氣動血。使血不寧。此脈溢之病理。重在衛氣不能司開闔。以致氣機壅滯。營血淖沸。邪流溢於大絡。故用辛溫而潤之薑汁。藉以行氣和血。使血不凝。

此脈溢與難經之脈溢不同。彼脈溢是脈象。指寸口之脈而言。此脈溢是病名。指循行之經絡脈而言。

夏子益曰人遍身忽然肉出如錐。既癢且痛。不能飲食。名曰血壅。（洪鮑書均作血攤症）不速治必潰膿血以赤皮葱燒灰淋洗飲豉湯數盞自安。

綬按此營血不從。逆於肉理。乃生癰腫之症。由於心經熱毒淫及血管。血管壅滯。而肉腫突。是血管之病。非肌肉之病也。故曰血壅。盖心有運血管導血出廻血管導血入。血從心之脈管。散於衆管。達於周身。又由廻血管復返於心。其隧道總在皮膜肌肉之裏。如心之經脈有熱。則迴血過肺時。其呼氣未克吹去炭氣。而營血不和。遂沸壅於皮膜肌肉之裏。致血壅之症生焉。所以肉出如錐者。肉本人身之陰質。血亦人身之陰質。肉乃脾胃飲食精華所生之形。血亦脾胃飲食精華變化而赤之汁。肉包血管。血溫分肉。同受中焦之氣而生。有同氣相求之感應。故營血壅沸。其熱毒波及分肉。而見肉出如錐之形狀也。既癢且痛者。血壅作熱。熱極生風。風熱相煽。故癢。血分凝結。阻滯其氣。氣與血爭。故痛也。不能飲食者。胃中熱毒瀰漫。濁邪蘊聚。甜肉汁不能消化飲食。而脾胃失其倉廩官之職。也不速治則潰膿血者。榮氣熱腐。熱性急而速也。生氣通天論曰。營氣不從。逆於肉理。乃生癰腫。玉版篇曰。陰陽不通。兩熱相搏。乃化爲膿。可爲此症之証。左焉治法當一面通其血管之壅滯。以治其標。一面泄其心腹之濁邪。以清其源。故取赤皮葱燒灰淋洗以外治之。飲豉湯以內治之。用此二物者。因葱中空外直。狀如血管。其氣味辛溫。功能通氣解毒。赤爲血色。赤皮葱能入血管而通營血壅滯。燒灰則無辛溫助火之弊。通血太過之害。火能格物之性。凡灰皆止血也。淋汁則氣輕清。洗則近而易達。若煎而洗之。氣味濃厚。其效反減也。豆屬腎穀。製而爲豉。苦可瀉熱。腐可勝焦。既能令腎家之精氣交於心。復能使胃中之濁氣出於口。誠清熱解毒之佳品矣。仲聖傷寒論。嘗以此藥爲陽明主劑。其功用鉅大可想而知。此條血壅症內飲豉湯。則心胃之濁邪除。表裏之熱毒解。外得葱灰淋洗。則血管之壅滯通。肌肉之癰痛止。內外兩治。相輔而行。飲食進。肉雖消。血壅之症。應手而安。不亦宜乎。

肘后方治傷寒葱豉同煎。本條治血壅葱豉分用。各有妙義。

夏子益曰。有人臥則身外有身。一樣無別。但不語。蓋人臥則魂歸於肝。此由肝虛邪

中國近代中醫藥期刊彙編　第一輯

襲魂不歸舍。病名曰離魂。用人參龍齒赤茯苓各一錢。水一盞。煎半盞。調飛過朱砂末一盞。睡時服。一夜一服。三夜後眞者氣。爽假者卽化矣。

又曰。凡人自覺本形作兩人。並行並臥。不辨眞假者。離魂病也。用辰砂人參茯苓濃煎日飲。眞者氣爽。假者化也。

綏按凡人之知覺。魂之靈也。魂爲陽之靈。隨神而往來。臥則歸於肝。肝臟者藏魂之精舍也。肝臟虛而魂失所養。邪襲肝而魂不安甯。均能格魂於外。使不歸舍。此云人臥時自覺身外有身。不言語。非身外另有一身也。亦非鬼怪憑之也。乃魂不歸舍。而知覺紛歧耳。故其病名曰離魂。魂乃人身至靈之精氣。非得秉天地精氣之靈明藥物。不能攝之。肝爲體陰用陽之臟。惟兼秉陰陽性質之靈明藥物方能和之。彼無情之藥物。豈能治肝虛邪襲魂不歸舍之離魂病哉。朱砂是石藥中得天地精英之物。秉離火之氣而生於南方者。外具火色。內含水汞。體陽性陰。氣寒質重。乃陽中之陰藥也。能補血鎭逆。以納浮游之火。而安散越之神。魂因火而不靜。火納則魂存於肝。魂隨神而往來。神安則魂卽歸舍。用此以治離魂。子能令母實也。人參是草藥中得天地精英之物。秉坎水之氣而生於北方者。苗出於陰溼之地。發爲三椏五葉。陽數也。其產處背陽向陰。似屬陰質。實則陰中之陽藥也。與人身體相同。對於人身無所不補。而尤能補氣生津。化腎中眞元之氣。以培肝臟之魂。引脾胃化生之津。以滋腎水。而緩肝魂之急。用此以治離魂。虛則補其母也。茯苓一名伏靈。是松柏之靈明脂膏。久伏土中所結成者。松爲陽木。脂爲陰汁。內含電氣最多。淪入土中。變爲茯苓。其電氣久伏於下。亦精英所聚之靈明藥物也。赤爲正陽之色。陽以從陽。故能伏陽靈之魂。龍是鱗蟲之長。得天地純陽之氣。而潛於水中。伏時多。見時少。其性至動而能靜。變化莫測。乃水物之靈明者。齒尤精氣所聚之處。最能安魂。此離魂症。乃一種精神之病。毋論純屬肝虛而魂失所養。或兼爲邪襲而魂不安甯。均非無情之草木藥物所可療者。四物皆天地精英所鍾之靈明藥物。薈萃成方。宜乎三服後卽能眞者氣爽。假者化矣。

此二條文字微有不同。似屬重出。洪鮑等所引者。均是後條。故並存之。

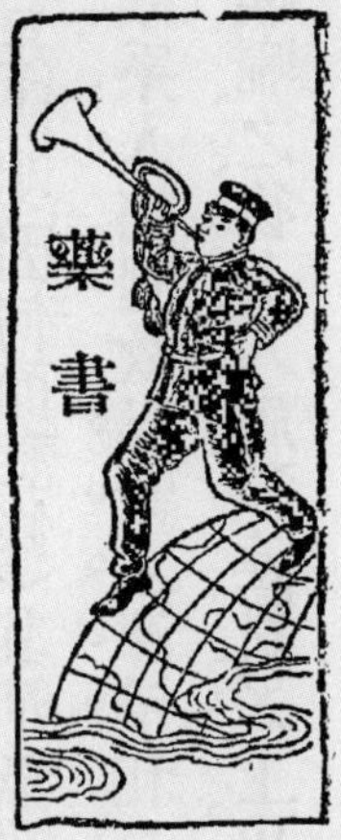

◉藥學指南　原名葉天士家抄本草

◉上卷頭部病藥　凡六門

子目

一◉腦病要藥類

原論

江蘇大醫葉香巖先生著

欲知腦病與治腦要藥必先明腦之部位體用及其與各經之關係內經謂頭爲精明之腑者精明在腦也又謂頭爲天谷以藏神者神藏在腦也明在精而靈則在神精者陰氣之英華神者陽氣之靈光故經謂陰平陽秘精神乃治又云頭傾視深精神將奪是經旨明明以腦主精神矣

其部位至高其腧上在其蓋）廉註浮出腦殼骨縫之外少許卽是）下在風府（廉

註卽腦脊根頭直通脊髓之路）正骨心法云巔頂骨一名天靈蓋內函腦髓以統全體可見腦爲全體之主故腦曰主腦

其體質滑潤粘膩最爲柔嫩少壯者宛如羊腦年老者稍堅歛恍如牛腦小兒尤柔脆如豆腐

其功用主記性金正希云人之記性皆在腦中小兒善忘者腦未滿也老人健忘者腦漸空也汪昂云凡人目見一物必有一形留影於腦中今人每記憶往事必閉目上瞪靜而思索之此卽心凝神於腦腦主記性之明證也故俗稱事過輒忘者曰沒腦油且腦紋亦有淺深紋深者善記紋淺者善忘

其與各經之關係大約有八一足太陽膀胱經脈起於目內眥（睛明穴）上額交巔（項首會穴）其支者從巔至耳上角其直者從巔入絡腦還出別下項二足陽明動脈（廉註足陽明因何而動條）其清氣雖專注於胃其悍氣則上衝於頭循喉上走空竅循眼系入絡腦故五穀之津液和合爲膏內滲入於骨空補益腦髓三足厥陰肝脈循喉嚨之後上入頏顙連目系上出額與督脈會於巔（廉註卽項上百會穴）

故肝氣厥逆則膽移熱於腦腦滲爲涕則辛頞鼻淵四手太陰肺經脈雖不上入絡腦而肺開竅於鼻鼻爲天牝（內經註云鼻也）故內經謂天牝從來復得其性氣出於腦卽不邪干五手少陰心經別篇雖但云走喉嚨出於面合目內眥而其支者從心系上挾咽繫目系目系與腦相表理故經謂邪中於頭目其入深則隨眼系以入於腦六督脈中絡入足少陰上股內後廉貫脊屬腎與太陽起於目內眥上額交巓上入絡腦七任脈循面入目（入目下而絡於承泣）至睛明穴與督脈會故督脈既上入絡腦則任脈亦交巓貫腦八命門卽精室之門前在膀胱之底後自尾閭骨倒數上第七髓兩旁各有一小穴者是有紅筋若細絲通於兩腎其骨最虛怯（廉註洗寃錄云以手擊之拍斷卽死外無痕迹惟命門骨卽紫赤）故李士珍云命門爲藏精係胞之物其體非脂非肉白膜裹之在脊骨第七節兩腎中此火（廉註一名元陽）下通二腎（廉註卽內腎外腎）上通心肺貫腦爲生命之原精氣之府其間最與腦有切近關係者則爲腦系（廉註西醫名腦筋東醫名神經）內經所謂血氣之精而與脈並爲系上入於腦是也與脈並者謂腦系與經脈並行也上入於

腦者謂在上則入於腦中也中惟心臟最多考說文思本作恖從囟從心囟頂門骨空至心如絲相貫不絕此卽內經所云與脈並行之腦系也腦系既與心相貫則腦雖主精神而用其精神者必在心故腦爲主腦心曰用心次在兩目之中內經一則云從足太陽入於腦者正屬目本名曰眼系頭目苦痛一則云邪隨眼系以入腦則腦轉腦轉則引目系急目系急則目眩以轉。

至其受病之原雖有寒有熱有虛有實然必要辨明外感內傷外感惟風寒暑火四者爲最多內傷雖多由七情而成而以色慾傷精思慮傷神爲尤甚。

治法雖不外寒者温之熱者清之虛者補之實者瀉之然必辨明病證博採衆法庶免道少之患爰列十法試爲臚舉最要之藥。

(甲)温疏腦風藥如川芎辛夷之類。

(乙)温散腦寒藥如藁本細辛之類。

(丙)温平腦系藥如草烏莨菪之類。

(丁)清宣腦風藥如蘇薄荷甘菊花之類。

（戊）清透腦熱藥、如犀角羚角之類。

（已）清歛腦系藥、如土木鼈番木鼈之類。

（庚）補益腦髓藥、如胡麻人乳之類。

（辛）補塡精髓藥、如牛羊脊髓之類。

（壬）補攝精神藥、如人參茯神之類。

（癸）瀉降腦熱藥、如酒炒生川軍槐角子之類。

明此十種要藥。庶後學隨證酌用。不致誤人。

續論

越醫後學何印巖廉臣新增

腦髓、腦系、督脈。三者總稱神經系、統腦髓、中外同名。惟腦系名神經、督脈名脊髓、茲先論腦髓及腦神經。其脊髓與脊髓神經。另詳督脈要藥論。姑不贅述。

腦髓、在頭蓋骨內之球狀中樞部。分大腦、小腦、中腦、延髓。四部。四部中又分派腦神經。而大腦包三層薄膜。外層直觸頭蓋骨。是曰硬腦膜。中層強韌結組織。是曰蜘蛛膜。內層輭於硬腦膜。是曰輭腦膜。輭腦膜與蜘蛛膜之間。充有淋巴液。試臚舉其體用之綱要。

(一)大腦爲腦髓中之最大部。前後具縱裂溝。分左右兩半球。表面屈曲起伏。是曰腦摺襞。幼時發育微弱。至成年則甚發達。切視大腦內部白質。外部灰白質。斷面散無數小赤點。是卽切動脈而出血之證。其白質部曰腦之髓質部。灰白質部曰腦之皮質部。結合兩半球之橫行纖維曰胼胝體。而大腦下面則分前後中三葉。其灰白質亦有三種。一曰竇周灰白質。出動眼神經根。擁護中竇。一曰腦底灰白質。大腦脚纖維殆皆入此。一曰皮質灰白質。包覆表面。爲橫行纖維之出入所。而結合兩半球。此大腦之部位體質也。至其作用。爲意想之起點。精神之寄府。若或有異。往往昏迷沈亂。不能言語。試取鴿而驗之。半除大腦。雖尚能支配筋肉運動自如。而精神則全失矣。故使之立則立。與以食不食。擬以銃不遁。而惟飫以物則咽下。曳其尾則前行。倒置地上則正起。投棄空中則衝飛。是該鳥之精神作用全失。而惟存小腦之反射作用而已。

(二)小腦在大腦後葉下。亦分白質灰白質二部。然其形略小。橫斷視之。白質部排列樹枝狀。而兩半球之皺襞。則橫線狀小隆起。此小腦之部位體質也。至其作用。爲調整運動之中樞。固已無足疑矣。然究其所以運動之理。則試證諸動物可也。例如魚蛇游行。動搖脊骨。龜介馳走。資助四足。至禽獸以至於人類。則等級愈高。協力愈多。觀人之起居端正。無所偏倚。或步或趨。毛動指揑。是皆協力愈多。等級愈高之證。

(三)中腦在大腦之後。小腦前下。有寸厚之腦核。曰中腦。左右分合。橫架如橋。亦曰腦橋。有紋縱橫作蹤係狀。縱者前會大腦。後接延髓。橫者通小腦左右葉。惟腦橋內有一團灰白質。即起中腦作用之所。人能立志。即基於是。蓋辨明思想。判決其所爲焉。若然則大腦爲思想萬事之本。而中腦實爲人生立志之源。

(四)延髓舊名曰腦蒂。形若蒜。外有瓣分左右四對。在大腦最下部。連接脊髓。長達寸半。外部白質。內部灰白質。其內部結第九第十對神經。通至肺心胃三臟。爲神經中樞最要之部。分人之呼吸。屬此管理。故亦曰生命所。此延髓之部位體質也。其爲自動作用之中心。而與反射作用相異者。在不傳刺戟於知覺神經。而傳刺戟於運動神經而已試詳其例如延髓主宰呼吸關係生命雖睡時意念全消亦自能動至血液鬱積炭養刺戟肺臟則神經傳達延髓延髓授命胸部遽起呼吸旺盛作用其他寒冷甚時自然收縮血管運動神經遲緩血行者有之止心臟之張翕者有之起食道與胃之運動者有之由肝脾臟迫促血行者有之故知任自動之作用實延髓之所主宰人若誤傷延髓卽斷呼吸休止自動作用而失其生命故大小腦之受傷猶能不死若延髓受傷則立斃矣蓋呼吸之能實由延髓而起關係人之生命卽延髓之妙用也

(五)腦神經發乎腦髓貫乎頭骨諸孔而外出分布面部頸部頭部胸部總計十有二對

第一對嗅神經由頭蓋骨腔通小孔於篩骨散布鼻腔之粘膜以司嗅覺故切斷穉獸之嗅球則知覺全廢絕矣

第二對視神經由頭蓋骨之視神經孔散入眼窩分布眼膜以司視覺若視神經別有反動性能感觸光線收縮瞳孔

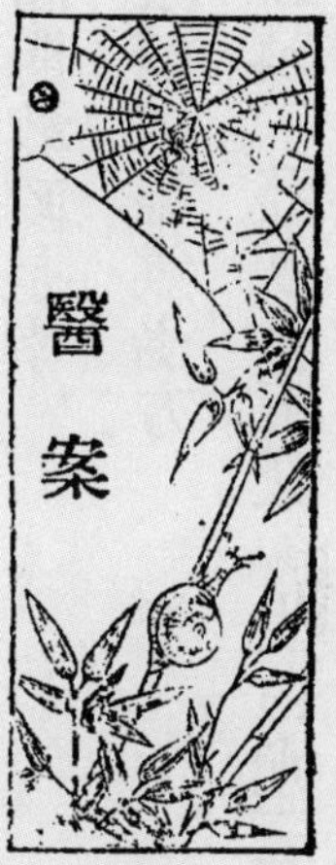

◉耳鳴症治驗

任養和

耳鳴之症。雖無大碍。治之者。恆難速效。時發時止。經年累月而不愈者有之。延久失其功用。不能聽聞。終身成爲廢疾者亦有之。敝處有鄧某。年近五旬。體質外實內虛。素患耳鳴。後因操勞過度。則耳鳴尤甚。其人最信西醫。特往鎭江就診。該西醫用白色明亮之藥與服。(大約是鎂礦養)稍停連得大解。其耳鳴頓時而愈。病者見西藥靈效甚捷。尤加欽佩。不料五七日。依然兩耳復鳴。倍甚於前。又往復診。仍用原藥與服二次。方得大便。而耳鳴亦屬隨愈。自覺身倦頭昏。食不甘味。回家調理。尚未復原。其病又作。較前相隔懸殊。不獨兩耳閉塞。且滿頭轟若雷鳴。頭皮木木。痛癢不知。上重下輕。有不可支持之狀。延予診治。並詢所服西藥。若與症相宜。何其變病尤壞若不相宜。何其服藥隨愈。其理何在。祈明以告我。以釋疑團。予曰。人身之氣。因部署而得其名。在下爲腎氣。在腹爲中氣。在胸爲肺氣。在表爲營衛之氣。人能氣足則無病。內經云正氣內守。病從何來。君由腎氣虧虛。其氣能升於中。不能達於上。而上部空虛。以致虛火濁陰。上干淸竅。故兩耳時鳴。宜用補氣升陽之劑服之。將虛火濁陰升散則愈。西醫不明病之原理。反以瀉藥下之。下後下元尤虛。上部虛火濁陰。隨陷於下。耳鳴雖暫愈。一時稍停數日。自應病勢復甚於前。予用補中益氣。加防風蘇梗。補而升之。恐下元陰氣不固。合磁石地黃丸。連服三劑。滿頭轟鳴已愈。再服三劑。其轟鳴已出耳外。再服三劑。其轟鳴已出耳數丈之遠。再服三劑。其轟鳴則遠遠無聞。而耳鳴愈矣。甫經年餘。病不再發。病者曰。今日方知中醫治病。其理淵深。非西醫用削腿就靴之法。而全一時之效云云。將所用之方。錄呈諸社長。賜鑒。未敢以已爲是。並乞　高明教政是幸。

加味補中益氣湯方

生嫩耆五錢　潞黨參五錢　生白朮三錢　上廣皮二錢　升麻二錢　春柴胡

二錢　炙甘草錢半　當歸身三錢　北防風二錢　老蘇梗二錢　炒六麯三錢

引磁石地黃丸四錢　分二次隨藥服

◉疳後結毒治驗

張汝偉

同里王某者一無賴子也年卅餘歲前年曾染花柳毒玉莖腫爛經他醫用毒藥歛入而愈未一載而毒又發滿身廣痘焮赤流脂氣穢不堪盜汗淋漓面黃如緗形瘦骨立前醫之藥不外生地大黃之瀉蘊毒龍胆川連之泄肝胆搜風如秦艽攻毒如土貝愈服愈劇將成不治近復兩足魚肚堅硬如石不紅不腫足難履地痛不能忍乃邀余診視余曰此疳後餘毒未清結毒之漸也蓋感毒外潰原屬順候誤歛刼劑轉使其毒留戀經絡而不泄徒攻其腸胃泄其肝胆正執板方以治活病必須使經絡之毒引而外透方克奏効再投苦寒胃氣憊矣余方用（酒炒獨活一錢粉萆薢淮膝稍各三錢川黃柏錢半肥知母錢半四味鹽水炒生苡米忍冬花元參猪赤苓各三錢絲瓜絡錢半天乳沒各錢半同打去油炒赤芍土炒防風根各錢半生甘草

醫案 四

錢）服一劑兩足之痛頓減廣痘大歛而乾盜汗亦止肌肉和皮中出水浸浸夜得佳眠步履亦可次日登門請診余乃以原方去萆薢乳沒金銀花加（酒炒當歸忍冬藤各三錢）又服兩帖右足疼痛若失左足雖和而仍痛憶疳毒入裏先踞肝腎右足屬氣氣旺則愈左足屬營其毒未易卽出更方用（以川膝三錢片子姜黃一錢鹽水炒水粉丹皮秋石水炒三錢山梔仁辰砂拌海風藤各三錢炒枳殼錢半首烏藤三錢餘仍當歸元參冬藤防風己萆薢）而已又服兩帖胃氣健旺兩足如常矣後爲疏善後方而全愈余年幼初出問世卽遘諸疑難之症雖所治輒效未敢深自信也爰敢書陳以供才高博學之士以研究云

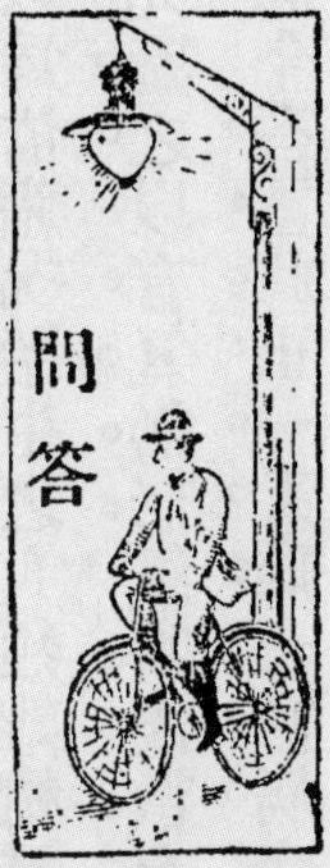

沈君守元人生于氣不生于精病在于氣不在于形再質疑

黃眉孫

僕前此何以質疑所以增長學業也交換智識也異哉沈君反對前言問非所答是欲釋吾疑反以增吾疑更加一層疑竇矣故復有今日之質疑願沈君垂鑒焉沈君非謂人由氣化並非精化乎非謂氣則爲人精則爲無用之胎衣乎僕引陳君堂喜事證其不然異哉沈君謂僕見其交合出氣如此諸謔僕不覺仰天大笑冠纓盡絕蓋無論他人交合僕不得見卽出氣與否亦見猶不見何也氣爲無形之物斷非目所能見譬之放屁有氣無形自己方能知之他人安能見之氣出自後與氣出自前一也況金匱婦人雜病篇陰吹而正喧膏髮煎主之註謂氣從陰門泄出故曰陰吹僕治陳君時以爲氣出陽物與氣出陰門大抵相類仿此立方亦不見效設無其事何以病者言之百般求治之足見有氣無精不能生育有斷然者沈君前論登于癸

問答 二

丑年七期醫報僕之質疑登于甲寅年六期醫報言猶在耳覆按可知異哉沈君所答之言引內經化生精氣生形六字是精氣結合循環爲用此足證黃帝言氣化並未謂精爲無用也尤不解者沈君所釋謂精爲氣所化形爲精中之氣所生信如斯言是精有用矣非無用之糟粕矣且與僕質疑中語精氣不能劃分爲二者代立一鐵案矣前將精推而遠之今忽引而近之後盾前矛自相攻擊將毋夢耶何爲至是夫謂人生于氣理所當然本無足怪謂不生于精僕故疑之以氣若離精無所附麗精倘無氣何能生長西人生理學說確有可指沈君言僕囿于西說茲故舍西說而喻以草本昆虫凡諸植物或採其枝或播其子所謂種子者在是風以動之日以蒸之雨露以潤之所謂氣化者在是二者相輔而行然後生氣勃焉根深蒂固今試不用其種吸取其氣設法種之可能生發否至于昆虫化生之外凡卵生動物皆有形質以爲倚藉況胎生之人類離精言氣自有期期不可者且謂病在于氣不在于形僕尤疑之以有氣無形氣將渙散有形無氣形將死亡異哉沈君前斷爲有氣病無形病今答言此正一氣病一形病令人駭愕終日豈昔無而今有耶抑沈君所言轉

瞬自忘之耶何竟如是之反對前言耶又謂形病非湯藥所能療氣病非剖割所能愈一似湯藥不能治形病必用剖割矣烏有是理哉試問頭痛結胸豈氣病而形不病瘍科用針開口放膿諸法又豈氣病而形不病僕前言氣有病而形應之形有病而氣隨之本無氣病形病之可分與精氣不能劃開者相等敬質于閱報諸君原非盡謬異哉沈君胡不就此以釋吾疑乃泛言氣化引動肝氣一則曰黃君何短思賤見若此之甚耶一則曰黃君夢中未能覺悟也一則曰泥于形迹不諳氣化也一則曰足見其氣化工夫全未夢及也嘻嘻異哉學問之道不辨不明豈漫罵所能了事沈君以此等語贈余余不任受還以贈沈君恐沈君亦不樂受也僕與沈君無怨無德因閱醫報是故質疑其言氣化而因以動氣僕雖夢中亦未料及也若爲意料所及即言天在下地在上亦當以夢話置之不必辨其爲上爲下矣沈君自謂氣化大有工夫僕所欲解剖明白者精有用乎無用乎一疑也已云無用又何能爲胎衣二疑也當精氣入子宮之後子宮並吸收之果有何法分晰其氣則爲人精則爲胎衣乎疑中之疑也且病附于形明矣乃言不在于形一疑也形與氣連合爲病明矣乃

神州醫藥學報　第三年第三期

問答四

硬斷爲無形病二疑也前言無形病今言有形病疑中之疑也其中理由望爲指示勿再動氣是所切禱前因沈君動氣僕心甚不安耿耿中宵目不交睫寐且尙難夢于何有茲實爲求學起見故再質疑以醒愚夢祈沈君恕之幸甚幸甚

問涎痰二字有無區別　徐石生

答涎屬寒清而不粘化汗化溺而未成者也痰屬熱稠而極粘化液化血而未成者也涎痰二字具有寒熱之分古書區別詳明豈可混同誤人哉

問下利之利與痢疾之痢二字有無區別

答下利屬虛寒仲景太陰篇有下利之條今謂之泄瀉是也痢症屬滯下裏急後重赤白相雜寒熱均有二者治法有間尤宜區別以免牽混也

問腫脹與蠱脹二者有無區別

答腫脹者四肢浮腫腹中膨脹屬脾虛挾濕按法治之不難收效蠱脹屬虛者多四肢不腫惟腹脹如堅革中空無物施治殊難內經謂之單腹脹千金外台區別綦嚴故未可同日語焉

問地黃一藥景岳重用之陳修園視爲砒鴆力闢景岳之非致後世宗修園者俱不敢用或偶一用之似覺不當豈地黃有利於景岳不利於修園乎抑古今人秉賦不同歟

答地黃一經蒸熟變甘寒爲陰膩有滋腎補陰之功景岳乃富族中人交游貴介者多所治皆陰虧之症適合溫補滋陰故重用之無害修園研究傷寒金匱以六經標本爲宗旨乃與地黃相反故視爲砒鴆若治腎虛之症亦不舍地黃嘗觀時方妙用及從衆錄中亦有六八味之方後人識淺知其一不知其二審症不確不當用而用非地黃有利景岳不利修園夫藥貴對症雖砒石亦爲良藥用之不當用雖參茸亦是砒鴆故云用藥如用兵要在識病眞的未可執一亦未可厚誣古人管見如斯質之　明哲然乎否乎尙乞
指政幸甚

問症一　錢蔭伯

鄙人於戊申之秋夜間誦讀忽覺喉中如有棗皮粘着對鏡視之知舌根左邊突起

紅肉圓如蓮子遂即漏夜赴本地醫士診治用羊毛鍼刺出鮮紅血一二滴隔夜復視圓形依然且原有蓮子等大然飲食言語均屬不關惟酒後或怒後稍覺疼痛家人咸欲赴申至醫院請洋醫診治但鄙素性畏痛至洋醫處診治無非用刀削割以不痛不癢無服前憂之小疾被此等霸醫加以利器恐欲其愈反速其死也於是至中醫曹倉洲先生蘇州人處候診用桑葉薄荷等輕清鬆秀之品服數十劑而竟如投于石上膜不相關轉瞬至今已閱八載鄙今年年已二十有一矣此八年中經過醫生不下數十輩咸以症非迫于服前治之當緩進吹藥用冰片硼砂不外此等之物成效鮮見圓形漸大目下有桂圓大矣然言語飲食依舊不妨寒熱等情均無關係看遍古今治法法無藥治延盡本地醫家咸稱棘手今逢貴社發刊學報備有問答謹將斯症始末詳以見告是否有藥塗治可免用刀削割伏維諸大名家下賜良方不勝幸禱之至

續黃君眉孫問症之不了語幷請教學會諸君　（企仁）

去年學報載黃君問症兩則其一爲金店主陳君某服蔡醫之藥附子至數十斤之

多後考陳病猶未愈改延曾醫服藥數月至去年秋陳去香港又電聘曾往陳曾均駐港數月厥後各自回家聞陳在家病仍未愈近頃余到某藥店即曾醫昔年懸壺處坐談中偶詢及曾醫何時復來則店主人笑語余曰請看這一件旋出寸函授余則陳寄曾之露封信也詞氣憤懣大歸咎於曾醫之藥每劑用半夏四兩丁香砂仁亦各四兩或六兩連服三月餘用至百餘劑現值春令肝病大發頭痛目眩全身不快病至此陰陽兩不可治云云店主人語余曰鄉間小藥店每來余店補貨丁香砂仁之類每單亦祇辦三五兩即能發售數月何一人所需一方所用竟堪用此重量且能服百劑以上況陳君體格瘦弱而亦堪此是丁香春砂半夏諸藥每以四兩計每藥已達四百兩以上即爲二十五斤有餘三藥合計將八十斤矣是誠亘古所未聞常人所駭聽君可下一斷語乎余沉吟久之亦莫名其妙惟管見有限而道理無窮此種問題殊有研究之價値店主人囑余寄詢醫學會諸君以爲何如幸垂敎焉

神州醫藥學報　第三年第二期

問答 八

通信

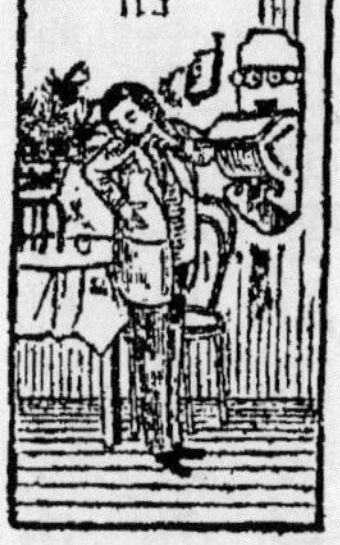

通信一　何廉臣

久疎音向時切神馳茲寄奉藥學指南五頁請登入本報後當按期寄奉繼續登完俾前哲吉先片羽永垂不朽弟藏此稿二十八年矣平時奉爲圭臬從不輕以示人現看中醫前途正在恐慌時代若不同心同力共謀存立必受天演之淘汰幸仁兄有鑒於斯立會請願一番振興震動全國醫林可謂志高心苦矣所出學報發明舊學表彰前哲尤見團體之忠魂惜體裁尚欠斟酌因閱報者見有學說精純每欲另釘成冊今因蟬聯而下無可拆釘閱者深爲惋惜還請與諸同志磋商改良體例以曲從閱報諸君之願庶銷場尤可推廣至於辦報宗旨以近時而論必須温故知新能以新進智識證明舊學精蘊庶幾維新者不致揚西抑中守舊者亦不致食古不化抑有進者最妙徵求各地醫材組立一醫書編輯社先從討論入手一灘

訂古今醫籍二審定現今科日務必力謀完善宜古宜今斯爲前哲之功臣弟請以一得之見謹具大致就正有道甲國粹醫學自上古以迄李唐彙編成集中分生理衛生病理診斷治則制方辨藥七門擇其精華棄其陳腐取材雖須豐富用筆却要簡明將來可作學校之基礎醫學爲入門必讀之書乙內科學粹外科學粹婦科學粹產科學粹兒科學粹眼科學粹喉科學粹針炙科學粹中藥學粹自宋元以逮明清摘其精粹分編成籍如再缺略例則採近今新學以增補之學說宗舊體例從新似此編法則心血精神不致浪費個人臆見能否恰合　尊意還乞於本報中答覆餘容續布

通信二　　顏伯卿

昨接紹興分會何廉臣君來書以編緝古今醫書擇精去疵以惠後學深服高見鄙見先就研究學識爲入手辦法或由總會出講義論說科目每月數則登於報上俾同志各抒偉論本埠以十日爲限外埠以半月爲期郵寄本會編緝處當爲照登報端擇其最佳者可爲傳習所作講義之資料又得編輯教科醫學之人才諒有志醫

林博學之士所樂爲耳

傷寒與温病古今治法異同論

温病瘟疫見證異同論

傷風與中風之不同論

眞中風與類中風虛實標本論

通信三　　金人玉

醫藥總會鑒敬啓者敝省自前清光緒年間鼠疫流行下游各府縣迄今二十餘年年復一年此瘟不息同胞遭殃死亡不下萬計蠢者初聞斯病醫家束手無策縱有一二研究治法不過各執己見並無成法可遵致中病者十難救一按此症初起惡寒壯熱眼赤口渴胎黃脈見動數或項間或腋或臁結有一核重者脈象糢糊或脈伏或口無渴舌厚胎白或身無大熱或無結核或咯鮮血或咯粉紅痰血多屬莫救後得廣東羅芝園先生著有鼠疫類編行世醫家照法調治均獲效驗方用（連召三錢　柴胡二錢　葛根二錢　紅花五錢　桃仁八錢　生地五

錢　川樸一錢）赤芍三錢　當歸一錢五分　甘草二錢）輕者日一服重者日夜二服極重症合劑日夜兩三服或三四服其餘照症加藥連服急迫柰病者疑慮藥味過重未敢遽服醫者識見不及妄爲增減或有一二狃於偏見杜撰治法致難獲效最慘者莫如僻壤偏隅隔遠市鎮乏醫缺藥偶沾斯病無論輕重坐其待斃縱使有力之家請醫調治難免延誤日期補救無及所可憫者連年瘟疫同胞不幸罹此横禍觸目傷心慘不忍聞 鄙人 素味岐黃挽救無能徒增抱憾幸逢

貴會成立醫學昌明中西互換不難研究際此各處鼠疫盛行仰祈

諸大君子留心濟世闡揚妙法錄登報章俾衆頓開智識調治有方病者不致寃死

幸甚甚幸

通信四　　朱楷君

神州醫藥總會諸位執事先生大鑒前接

貴社本年第一期學報頌誦之餘見有問難數則曷勝額慶啓者緣有契友徐君華

甫年二十七歲籍隸江西現肄業贛省法律專校向有筋疝一症前五年間囑楷診治切其脈則兩尺沉小無力問其病則睪丸時大時小筋又時張時弛甚則微微脹痛望其色則面部淡白體積瘦弱先天不足無待言矣至再思之想此候或係厥陰一部分之病乎夫厥陰肝也肝屬木腎屬水水生木腎爲肝母腎陰充則木得水涵腎陽旺則木自條達筋脈濡潤何筋病之有故拙見謂非用疏肝活絡培補先天之品不能奏績而猶疑其未必然也果服數劑後依然如故楷卽謂曰君將帶病延年毋望草木之功唯有節其飲食愼其起居而後可渠甚焦灼楷又不忍棄若罔聞囑其往諸名醫求診而諸醫非用溫通兼補卽用滲淡利濕諸法盡施亦依然如故旋往省肄業遍訪名醫以及豫章醫院求診數次至今毫無影響殊屬莫解且經云任脈爲病外結七疝女子帶下瘕聚丹溪專治厥陰亦無非言其肝主筋筋疏而絡自活矣何徐君年未逾三旬竟有如此之錮疾豈眞有此莫療之疾乎皆由讀書未明審證不確之所致也茲幸

諸同志濟世爲懷昌明醫學準其質疑問難交換知識來者不拒是以敢將某病揭

其狀況直瀆

尊聽務懇詳細

指示無異感戴二天是所企禱(下略)

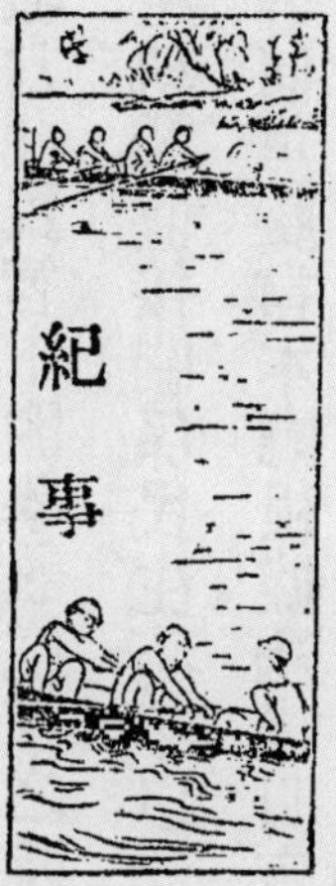

⊙神州醫藥總會紀事

江西警廳頒布取締醫生章程後總會曾迭次開會討論並將章程及分會意見書刊載上期報中俾海內外同志共同研究茲又續接分會公函并附到　軍巡兩署及警廳批文特照刊於后

將軍批文

據稟及意見書抄件均悉警廳取締醫生原爲警惕庸醫愼重生命起見他省亦曾舉辦該會集合意見請求各項不無可取惟事屬民政範圍已咨請

巡按使轉飭該廳酌核辦理仍候　巡按使核示此批抄件存

巡按使批文

查醫藥雖技術一流然生命所關古今中外莫不重視無如晚近以來庸醫充斥不學無術之徒亦託名假借懸壺於市上以爲糊口之計警廳嚴訂取締章程本爲愼重民命起見原萬不得已之苦心事屬正辦業經批准在案茲查詳送意見書於請求各項亦有可採應否酌予修正以杜口實而勸賢者之處仰省會警察廳悉心核議酌量辦理具報

警察廳批文

詳及意見書均悉查此次本廳詳奉　巡按使核准之取締醫生單行警察章程條文立意悉本法律之範圍限制取締皆按醫界之現狀而考試檢查各種辦法又多取法京師兼準地方情形既不背

大總統批令該會之意旨更與現行法令無相牴觸之處夫警察以排除公共危害爲天職當此民智未開學說龐雜之時不爲必要干涉焉能達防害謀益之目的而醫生執業直接關係民生苟不以法取締任而爲之必致庸醫橫行誤殺蒼生其隱害何可勝言本廳根據法律明定規章純係職務行爲絕非限止醫業況此

項章程懲奬兼施榛蘭既判美惡立彰寔於醫業民生兩有裨益茲查意見書所陳各節雖有誤會之處然其間亦有可採自應酌情度勢分別准駁並將原章條文之大義擇要解釋以資遵循而免誤會該會爲醫學團體對於官廳有協助之義務對於醫生有勸導之權衡務期該會長等勉爲勸導協助進行本廳於該會有厚望焉除將詳送之意見書擇要批答幷詳報　巡按使外仰即知照此批

茲將該會意見書批答如左

一意見書第一項內稱中醫初無法定之科學又無的傳之統系書籍則浩如淵海議論則衆說紛紜等語查世界無論何種學說其初均無法定科學由萌芽以致確定莫不以競爭爲進步之梯階議論紛紜萬國同一蓋世態之變遷靡窮立說當然因時而異此爲歷來學說之通例非僅中醫一門歐美各邦往往因一種學說爭執至數十年數百年不能解决然終有確定之學理爲大多數人所公認而中醫書籍雖師說各異然亦有爲大多數所公認者此公認之學說即是中醫之科學將來本廳檢查考驗亦必以大多數公認之學理爲進駁取締之權衡幷擬

將考試之文卷檢舉之事宜登諸報端以昭大信

一意見書又謂嘗有胸羅萬卷下筆千言而臨症憒事者又有著手成春文字不必優美者斷難憑一日之短長以定其程度等語所見極是深爲佩許但本廳於此亦曾料及故取締章程中既有寔驗取銷之條文復有調查素行考核時譽之規定在本廳計慮不爲不週取材不爲不愼況考試程序內有假設病症問諸治法一項是經驗學識兼取幷重如果富於經驗或在社會上著有信用雖其文字稍低亦當錄取不專以文字優劣以定等級之高下也

一意見書又稱學生可免教習自應先在應免之列擬請曾任現任醫官一律免試一節應予照准但其委任之機關須以主管官廳法定設有此額者爲限其爲附屬機關法定無醫官之額者仍不准免以資限制幷須由廳考核其曾任醫官之年數參以取締章程第二條之考核審查認爲確有經驗學識者卽行免考以示優異

一意見書又稱昔年警局曾於夏秋設臨時醫院以拯貧民仍請就省城五區各設

醫院一所等語查分設醫院既可以拯救貧民又可以實驗醫生事屬可行惟公家現在既無經費可籌又無相當地址一時舉辦甚難一俟考試後再酌量事實分別辦理所請分設醫院之處應從緩議

意見書又稱請此次試驗後再有來省行醫者須先赴廳報名聽候派人施醫院幫同施診稽查合格方准給證懸牌等語查實地試驗爲考核醫生之要端該會所陳不爲無見應卽照准但須於原章第七及十四各條并行之始足以昭愼重

一意見書又稱民國元年吳總監任內所考者一律取銷似於信用不無損失等語查官廳執行政令當然因時致宜自元年警視廳考試後迄今已逾三年其間死亡遷移及藉照招搖冒名頂替者實所難免當時因未訂有專章現在稽核不易非從新考試換發新照不足以昭核實而杜冒濫之弊此係援引行政法例上所謂官廳對於地方認爲必要時得變更舊章爲適宜處置之原則何有損失信用之可言如本廳前次頒發之分銷牛肉許可證令以奉

巡按使飭令分別核銷此得謂失官廳信用乎又如政府隨時修正之條例亦得

謂政府失信用乎該會於此不免誤會且查本廳考試細則第十一條內載凡領有前聲視廳考取證者應造具節略先期送由該管署詳廳查核是本廳於前次考取之醫生雖不免試而實際上之待遇亦於初考者不同只要無他情弊本廳豈復多求況各該醫生既經前次考取又復經驗數年學識必多進益既有經驗學識又何憚一試至原章規定三年一考係採周禮歲終稽其醫事以給其食之意酌古準今意在提倡醫業且藉以觀諸醫學之進步而便舉行奬勵之褒揚該會以爲繁苛尤屬誤解所請應從緩議

一意見書第二項內稱今觀原章不肖者雖有所儆而賢者實望而生畏不知身居於何等且遇稍重之病有程度而懷刑自愛者必不爲醫無程度而行險僥倖者反輕一試恐社會蒙此影響人民之死亡者更多等語查醫生爲人治病必先診明病類鑑定確實始能著手醫治至其能否鑑定惟視乎學識之高低有學識則能鑑定能鑑定則有把握有把握則手到病除其何憚而不爲醫彼所謂不願治者是無過人程度也無眞實學問也無確定把握也非其不願治實爲藏拙實爲

保全名譽計也如此等輩卽使其醫亦豈有濟卽其不醫於病者又何損焉夫以省城之大醫生之多豈無一二名醫張醫不治則李醫治之李醫不治尚有趙醫王醫等治之此正可以愼重醫事保全民生耳彼行險者本廳有法以繩之亦絕不敢輕試且考試後若彼市儈雜流假行醫以騙人金錢者自應盡歸淘汰之列有何影響社會之處至謂原章驚心駭目尤屬誤解條文查原章新定罰例除第十九條引新刑律及廿一條分別重輕由法庭罰辦外他則均按違警處分科以十日以下五日以上之拘留或十元以下五元以上之罰金本廳依法執行何爲嚴苛況國家法律係裁制犯法之人而定法雖嚴其如人民之不犯法何如官吏犯贓條例枉法贓至五百元以上槍斃豈非驚心駭目之條文乎但條例雖嚴其又如官吏之不犯贓何由是言之則此項取締章程施行後醫生之優劣學術之高低正可由茲分判凡屬良醫方慶幸之不暇何畏之有該會更無庸過慮也

一意見書第三項內稱除衞生人員外未必盡人知醫以不精醫之人赴診察所檢查似屬無益且行之稍久或偶滋流弊等語查此條規定係責成隨時視察其

視察如何必有報告而報告須由廳核實始能分別辦理否則其報告無効自不待言且將來實行非具有醫學知識者本廳亦絕不輕於指派至所稱病者延醫之習慣尙屬實情但本廳於此執行必須調查証據詳審病情查核脈案藥味治法等是否相合及病者所經過諸般現象檢查確實始能照章核辦該會意見書亦謂若發現庸醫殺人事件必查有明確証據復經病家証人公認始可拘送法庭爲懲一儆百之計將來本廳實行亦必以爲標準非僅以病者死亡卽執醫生而罪之也所請修改之處應勿庸議

一意見書又稱西醫未入中國以前人口亦號稱數百兆數千年來中醫保障尙未陷入滅種之悲觀等語査學問一途愈求愈精進步無止境當今爲學術競爭之世優勝劣敗天演難逃倘自矜滿何進步之可言此節語涉意氣殊爲本廳所不取

一意見書第四項內稱請將考試之等級改爲最優優等中等一節似尙可行姑准將原定下等字樣酌作更改以資勸勉可也至憑單証書分期核發本廳注重實

驗起見與該會第一項意見書所謂重實施之意相同如以此項規定手續太繁則京師定章每季換照一次繳費一元豈不更繁耶再原章所謂實無業醫能力者卽該會所稱下筆千言臨症憒事之輩倘其一再憒事誤症殺生查明而撤銷其証書法固宜然有何疑義總之本廳此次取締既重學理復重經驗二者兼長則照章獎勵之二者俱缺則照章取銷之分章明義條理秩然語氣有何牴觸所請更正之處應勿庸議

紹興組織分會由該地熱心同志發起後已於三月九號開成立大會公舉胡君瀛嶠爲正會長裘君吉生宋君爾康爲副會長並推定何君廉臣錢君少堂等十五人爲評議員報告總會前來業由總會頒發圖記正式認可矣現分會諸君正在積極進行已出有醫藥學月報一種

溫州向設有醫學公會由徐君班侯等主持其間現因鑒於時機日迫非全國一致進行不足以資整頓爰將公會改組爲神州醫藥分會業由總會頒發圖記正式認可頃據報告已於六月二十日開成立大會公舉徐君班侯爲正會長劉君

玉如爲副會長並推定評議文牘經濟幹事等各職員二十二人

貴州組織分會由藍君銑發起亦將次成立矣

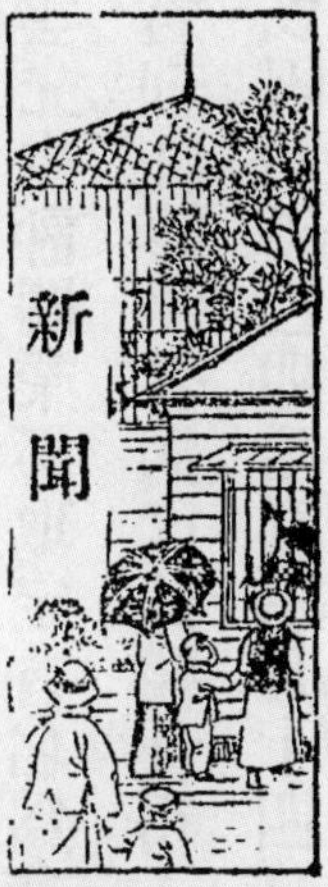

◉新加坡茶陽回春醫社招考醫生廣告（錄國民日報）

一本社例請醫生一名茲爲愼重起見特行招考以期增進公益

一本社乃茶陽一邑所組織凡與考醫生自當以操客語者爲合格

一招考日期定於陰歷三月十二日有欲與考者應於未考前三日到新巴殺裕安當報名以便預備文卷

一考醫地點定於衣箱街茶陽會館報名各醫生應於十二日上午九點鐘駕臨本館依次坐定俟九點半出題以二藝爲完卷限下午四點散塲

一招考時本社總理財政均到塲察視一切

一考畢將各卷封固公請著名醫生評閱就各卷中選取三名第一名卽請其担任本社醫事如第一名不願就則以第二名充之至開診日期俟揭曉後再行宣佈

新聞 二

一醫生每日只到社一次限清晨七點到社必社內各病診畢方准回寓

一本社經費短絀醫生每月薪金現暫送二十五元車費膳費在內俟經費充足再酌量增加

一本社醫生任期現暫定一年

中華民國四年四月十九日

請

乙卯三月初六日

茶陽同春醫社總理告白

⊕茶陽同春醫社招考醫生揭曉

日昨本社招考醫生首題少陰病得之二三日以上心煩不得臥黃連阿膠湯主之論次題脈決云營行脈中衛行脈外請問衛氣之行果從何道說考畢卽將各卷請吳翹雲先生評閱業經取定首名爲黃君眉孫貳名爲李君步垣茲定於本月十五日黃君到社診治各病從此醫社得人定卜春回頃刻矣

中華民國四年乙卯陰歷三月十四日

星洲茶陽回春醫社總理佈

◎藥材業之開會　本埠藥材行號爲集議救國儲金於初五日上午在外鹹瓜街藥業公會開會同業到者二百餘人由董事葛吉卿君宣佈宗旨大致謂救國儲金關係吾國之存亡吾儕宜踴躍解囊盡國民之天職吾業中包羅舒葉石君等均以個人名義早已投儲足見人心不死國事可爲繼戈朋雲演說謂遍察到會諸君容態深知人人固有之愛國熱度極高維持國貨提倡工業乃救國拒侮之唯一靈丹人人試服不難立起沉痾也後由葛君提議討論辦法楊丹霞君起立謂學徒棧司亦應勸導劉佑年君起立謂由公所各派摺一扣頒發各行執事繕就後送公所彙繳蔣漢雲君莊智英君吳煥庭君皆起立贊成搖鈴而散聞是日有愼大行庖丁叢來橋持洋到會求儲葛君面加獎慰勸且携歸彙繳聞恆大經理戴君提倡該行諸夥概捐俸金一月由行暫墊俟年終花紅內扣除該業中如此踴躍定有巨款可儲云

◎期挽利權

自東西藥物流入我國以來歲溢漏卮爲數至鉅今江蘇公立醫學專門學校校長蔡君文森及藥劑師葉君秉衡有鑒於此擬就本國藥材可以改製西藥者擇要改製以供吾國西醫之用是亦提倡國貨挽回利權之要策也茲將蔡君致南商會公函附錄於后

敬啓者案查本校及附屬醫院開辦以來所用藥品物大都購自外洋輸運既多周折價値又極昂貴統計歷年輸出之資洵亦絕大漏卮之一且以本國藥材或品性不純或鍊製未精必不得已而出此焉今之本校附屬醫院藥劑師葉君秉衡由日本藥科專門畢業又曾赴德研究學術精湛經驗甚深茲擬就本國藥材之可以改製西藥者擇要次第改製以供吾國西醫之用期挽利權而用國貨惟茲事體大着手之初必先從精密調査本國藥材始欲精密調査本國藥必借重於本國藥商之贊助滬上通商鉅埠百業稱盛素稔貴會長對於公益事務熱心提倡良深欽佩今特請貴會代爲介紹葉君與滬上藥商領袖相見接洽籌商進行之方並請轉懇藥商領袖贊助一切爲感將來試驗需各種藥材標本及來路價格表俟蔡君與藥商

領袖接洽後再開單奉佈轉請惠交可也事關醫藥前途之發達想滬上藥業諸君子當亦樂於贊助種費清神至級公誼此致

上海南商會會長

●藥業大改良之先聲

本埠童葆元堂爲甯波童槐青君所創辦童君本甬郡望族家資雄厚以奪業之鴻才作握籌之企業對於監製丸蘇飲片無不選取道地上品以期實收藥到病除之效近年來慨歎政府崇西抑中醫藥前途日趨于消極地位若不聯合醫藥兩界大加改良而振興之恐將居于天演淘汰之例聞已延聘醫林碩學多人重編醫藥專書闡古今之眞理以實驗爲指歸花樣翻新獨開生面一掃數百年錯誤陳腐之讕言並擬改良藥劑以應社會人心之趨向以求商業之競爭本年冬更欲將店基翻造五層洋房以壯觀瞻其內部之構造凡機器製藥室中藥化驗室治疾室陳列室無不設備完善若童君者有此偉大眼光創此藥業之模範實有益醫藥前途不尠諒明年開幕後其營業之發達可爲預祝也

◉庸醫隨胎之近聞（廣德）

廣德地連三省人民雜沓江湖乞丐借醫謀食者不少日前北鄉有李姓婦經閉五月少腹常疼午後潮熱口食無味適有江湖醫某效毛遂自薦云其能治李不察遂邀伊診斷係癥瘕攻之即愈乃投以莪朮三稜紅花丹參及一切破氣之藥甫入口即疼不可忍未幾下血如注既而又下一血團視之胎也始知醫誤悔已無及而醫某聞風遠遁不知所之李有戚熊君素明醫理聞耗前來見此垂危急用養血扶氣爲挽救之方調理月餘始得就痊噫險矣似此庸醫殺人比比皆是不知振興醫藥者可有法禁止乎

◉醫零藥碎

不可錄　　蓮子

處此風雨飄搖之秋不可因噎廢食醫藥改良須極力勇進醫藥界中人皆是國民份子不可放棄吾儕之國民責任

橫逆之來含淚忍之然而薪不可不臥膽不可不嘗

須知國民的外交從未失敗吾人不可輕視自巳

天付我國民以敏捷之腦强健之軀不可虛負造物一片美意

有一分力做一分事卽是盡愛國之心永遠不可銷滅同是圓顱方趾彼何以强我何以弱同胞不可不思

世乏三頭六臂之人彼人也吾亦人也我何畏彼哉國民不可退縮

當知維持國貨乃國民唯一之天職吾儕堅持此志不可放鬆

救國儲金乃挽救危局之無上靈丹藥醫兩界不可漠視

醫界藥碎 二

我國雖弱不失爲文明禮義之邦同胞不可輕舉妄動至失大國民資格國不能保安能保家國亡家破之日吾人安能生存於世一般視國事若無關痛癢者不可不醒

寄語 蓮子

寄語慘綠少年花叢豪客揮金如土之輩勸君快快積儲預備將後救國救身保汝妻子保汝父母保汝祖宗坟墓之用

寄語富商鉅賈速宜踴躍輸儲巨欵猶如將本求利倘若國基永固則吾國富强立致日後君等所得之利定能什百倍於現今輸出之數矣寄語一般守財之虜汝素持能進而不出之主義但一旦國亡汝之黃白物嬌妻美妾畫棟雕樑之大厦古玩珠寶之寶藏阡陌交通之良田種種色色之所有權皆入外人之掌中非君所有若至斯時噬臍莫及悔之晚矣清夜思之盍不猛醒尙不失爲愛國志士速自圖之

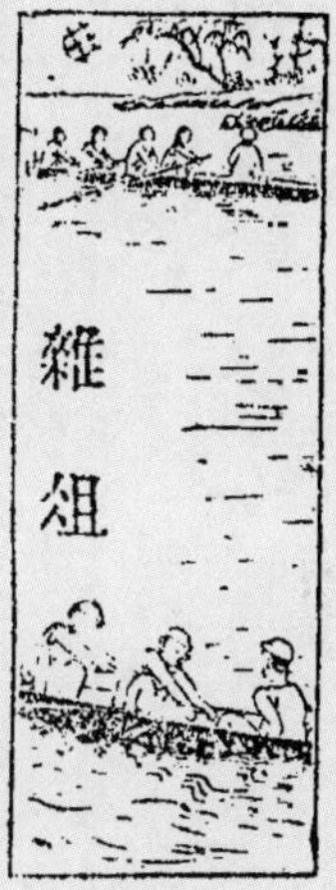

◎醫家詩話

錢縉甫

或患暑瘧。一醫爲之治。反嘔逆頭眩不止。覺血氣自胸僨起。性命在呼吸間。易一醫。曰此陽明瘧也。前醫誤用升麻羌活升提之。宜血逆流而上。惟白虎湯可治。因以石膏和他藥投之。甫飲一勺。如以千鈞之石。將腸胃壓下。未盡劑。即沈沈睡去。既醒。思食西瓜。並購而食之。病遂愈。病者能詩。因贈後醫以詩曰。活我自知緣有舊。離君卻恐病難消。蓋惜別也。亦留別也。

有人年八十外。偶染疾。醫曰。胃家實。須用大黃。時議者。皆謂年高不可試重藥。病者放膽服之。服之竟愈。因自吟云。醫學全憑放膽爲。將軍專斷敵方摧。蓋大黃有將軍之號。故云然也。於此可見有病病當之。倘畏虛而不攻。則患如養癰。必至妨人生命矣。

雜俎 二

一儒者不信醫。長守不藥中醫之說。一日腹痛甚。不得已延醫。服藥兩劑。霍然愈。因口占一絕云。半生自守不延醫。日日吟哦少病詩。誰料腹中忽凝滯。方知世上重黃岐。據此。亦足見醫道之可貴也。

近來時局甚危。內憂與外患交迫。有人吟云。外感毒邪宜解散。內傷元氣急滋培。莫教豎入膏肓域。始覔良工望挽囘。借醫道說時事。甚切合。

有士人棄儒行醫。或以詩投之曰。九折肱須親歷過。千金方要苦求來。陰陽表裏精分辨。補瀉溫涼愼取裁。務使十全無一失。存仁重義戒貪財。愚謂此詩雖平淺。凡爲醫者。莫之能違也。

藥能活人。亦能殺人。故醫也者。可爲而不可爲者也。昔人有詩云。嘗徧苦甘千百味。活人常少殺人多。蓋學術不精。其弊必至於此。今之醫者。亂寫醫方。輕用厲劑。可不戒哉。

◉空青辯

查貢甫

閱第二期旬報，載有徐氏所得之空青，竊有疑其非焉，爰舉生平目所見耳所聞，姑爲縷述陳之。一敝處近鄰吳姓家。有一寶物。奇貨可居。其祖上官至都察院左都御史。大約是物。由祖上傳流。有一鼻煙壺。若綠陰之類。寶光外溢。清徹見底。壺之側。有水一滴。顛倒能流。相傳爲空青。今則家道不常。不識此物珍藏否。二有友人見一販古董者。有石卵二枚。內外瑩徹，中有汁露。若近眼目。清爽可愛。據是人云。一家精產。爲古董而損失。此物眞所謂空青者。以前所失家產。可於此物歸源矣。三有吾松古董家何某。數年前持一石卵，纍精澤。常中有漿汁。搖之有聲。將以爲空青者是也。嗣至海上。待價無人。適遇一識者曰。此非空青也，是蛟蛋也。據其人自謂前得此蛋而食之。恐防毒質。燒至月餘。食後頭髮白而反黑。精力衰而復強。謂予不信。其殼尚存。夫蛟蛋何來。因山間曠野。上有飛龍在天。下有雌卵在地。蛋受龍涎。埋在土中。年久漸大。以致起蛟發漲。往往深山大澤間。遇大雪時。有地不積雪之處。中有此物。必鑿掘而除之。其言如是。按空青雖在山中。要在近水之處。得山川精英之氣。天地造化之奇。內美渾臻。定當外觀有耀。且時珍云空言質青言色。豈有粗纍若此。又屬石質不應體輕。徐氏所得者。亦蛟蛋之類也。斷斷不是空青。天下之物。當顧名思義。有相類而不相若者多矣。貢獻管見。爲留心實物者一採納焉。

◎指麞爲鹿

醒

昔秦之趙高。持鹿獻君。曾有指鹿爲馬者矣。今松郡西外里仁弄口豫泰豐藥鋪。去年鄉人得一麞。誤認爲小鹿。售之該藥鋪中。得價洋五元。其實非鹿也。是麞也。然何以知其爲麞也。鹿有角而麞無角。其形似鹿而小。其毛灰而無斑。雖麀鹿無角。小而無斑。毛雜黃而白色。不若牡鹿有角。夏至則解。大如小馬。黃質而白斑。然是麞。皆非其所謂也。按麞之名曰麕。牡曰麌。牝曰麜。其子曰麆。大者曰麃。今陂澤淺草中多有之。原麞之在該藥鋪中。亦指麞爲鹿者。不過爲裝飾品耳。然余謂大有用者。麞之性怯。飲水見影輒奔。若以其心肝煑而啖之。便卽胆小。如余之胆大妄爲者。卽可爲萬金良藥矣。倘世之業醫如余者。盍來染指於鼎乎。

◎奇症一則

査貢甫

松郡西外有陳菁田者。做附三圖副保。二三年前。生一奇症。至臥未寐時。見自鼻孔中沖出火光兩條。長至尺許。出而卽滅。今則火不發現。變而爲將寐時。如漏滴水。自頭部至心。發則卽起。非常驚悸。一若心中有創禍之事。其人年紀在五十以外。體質羸弱。然得是症。亦無大害。幸不常發。余向所聞。特未面晤其人。恐傳言失實。故不敢造次。其人住余家攷屋十餘年。今春掃墓。伊適在家。詢其原因如是。大約是腦病耳。究不知是何緣故。昨閱中西醫士總覽表內有西醫侯光迪君。論患病之原因。謂腦爲統系之首府。卽收發電信之總局也。由是言之。想是電報局中之電箱。必有損壞走電之處。故其溢而外出。或流而下行也。敢質諸高明君子。

◎大黃傳

李嘯雲

大黃黃姓行一佚其名人遂以大黃稱之家世徵賤寒苦殊甚然性慓悍善攻堅衝鋒陷陣所至披靡能任大事臨大敵尋常草蔻勿屑剿也神州腹地有陽明國君手足二人以兵變被困穀道斷絕轉運維艱求援於大黃黃與其妻芒硝並枳朴二將

率所部生力軍救之先與枳朴率小隊試探敵情約以號礮爲信無何聞礮聲隆隆知敵勢可乘遂與其妻率大隊猛攻之如衝牆倒壁而下當者辟易數里盡從曠塲出下關而去其勇猛如此元伯顏平宋時重大黃之才以車載之時大局甫定伏莽未靖兩淮民兵揭竿起事其軍不立主將無所統率互相役使傳染各村聲勢洶洶朝不保暮伯顏使大黃平之黃奮臂直前投身虎口一一殲滅之明吳又可氏亦深重其能謂有起死回生之功每以應敵所向克捷遂以軍功屢封至將軍後承平日久武備不修遂藉口謹慎謂大黃誅伐太過相戒不用一般膽小如鼷者聞大黃之名咸驚心咋舌不敢領教黃以不世之將屢遭廢棄懷才莫用抑鬱無聊居恆嘗曰剪除强暴所以安良民也如農夫之治田然惡莠不去則良苗失稼奈何好爲姑息養癰遺患失時不治則僕雖自告奮勇恐已無用武之地矣奈畏葸者多終不能盡其才黃遂游歷外洋得燕醫生介紹入理化學校深得化分化合之法學成歸國遂換西裝一改其本來之面目見者不復知爲大黃之化裝遂深信不疑而歡迎之矣

黃弟二曰芩曰連時並稱爲三黃云

◉伯華醫譚 續

周小農

荀子云不能行而言之誣也榮瑞成在虹口盈記錢業慕西醫露臥法炎暑以露臺爲臥處快甚秋患伏暑壯熱無汗口渴煩懊多方宣透邪方底澈此誤學之害也不揆中西之氣體欲易其習尙者鑒諸所謂機發於至微而患成於至鉅也

蔣君仲懷無錫學界泰斗也前年秋仲子涵卿年十九已於某校畢業在開原鄉辦學校極有名譽患伏暑自以急欲求愈又素服膺西法即飭人至城北請某西醫下鄉就診服其所用藥水後病者猶於友儕中盛詡其診視之精乃午夜忽起腹痛劇甚而逝翌日其家仍飭人至城請某西醫意欲重辱之爲僕人洩漏未往亦云草菅矣趙君樂萱言此尙欷吁惋惜青年學子云

候星橋向在無錫怡昌錢業前清光緒乙巳因患癉瘧請聖公會西醫治之服其藥水及雞汁邪內陷神識沈迷復診令將病者眠桐油紙上以布浸冷水揩其徧體漸淹然而逝矣但問熱不熱不究因六淫西法之粗忽也高君研五六代儒醫係侯

中國近代中醫藥期刊彙編 第一輯

至戚故言旣尙有餘恨

前淸紹興通判高梅坡君無錫西區高濟春藥業主也民國三年因事悒鬱右眉稜忽起癧形如小核日就癰腫友人慫恿西醫割治勝於扁鵲於舊歷五月念二至吳門博習醫院割治之下精神委頓而暈西醫促之去不肯留院家人恐慌趕以重資僱輪拖囘日就困憊灌以參餌懨懨不起至念四日而長逝矣人謂高君如不剖割元氣不洩猶可帶病延年汪惕予君有云予如不言吾懼夫吾黃種之將殄將滅烹治臠割斷送生命於不解生理不辯病原之庸醫之手也此言雖酷可謂愜心貴當

唐某向業洋行少年喜狎邪遊得癃閉症旬餘不爽憊甚以友人介紹就西醫治用銀絲通入溺管尺許尿血俱出覺大鬆暢浹旬又癃西醫又用銀絲通之漸成小便不禁轉變下損形神俱瘁矣欲速則不達社會每有此患故不嫌猥瑣而纂述之

◎神州醫藥學報校勘記 第十二期

錢縉甫

目錄病理學。漏列一條。駁陳脩園傷寒論淺註。是也。

史學家之醫學　第七行語字係説字之訛

中西醫學優劣論　云中醫得理。西醫得法。是確論。又云。理則善變而能悟。法則固執而不化。愚意請易二句。曰得理者。當善變而善悟。得法者。勿固執而不化。不知田君然之否。　愚意在融化中西。免致互相攻訐也。

振興中國醫藥實爲當今急務論　曰當先設醫校。次設醫院。并設藥品陳列所。化驗場。均是要言。

衛生衫與娠之關係。　時式裏衣。必從頭上套下。兩手伸直高舉。此最易墮胎之處。前人未經道及。顏君此條議論。萬不可少。願此後懷孕者均信之。

醫藥危言　論改良方案。宜舉事直書。加以斷語。誠然。又言當改良藥劑。仿造藥料。均是而今切要之圖。

天眞解　中間說地交天而成泰。可也。又說天交地而成否。考易經象傳。明說天地不交否。如果天交地。何得謂之否乎。請沈君教我。　又言震一陽在下。故男之生有極把。請問兌一陰在上。女之陰何不生於首乎。愚意現在時局談醫。第一要說得着實似不必據六十四卦爻象。高言元妙。狂言乞勿罪爲辛。

神州醫藥總會大會紀事　松江王君頌詞。妙有屈騷氣息。黃先生演說。希望將來能達到振興目的。溧陽陳君深惡藥不道地之害。崑山王君謂醫生處方字跡宜端好。蘇州蔣君謂日本初崇漢法。漸被淘汰。殷鑒不遠。論均切要。

修齋筆記　馮了性藥酒。藥性猛烈。人多知之。余考此酒。亦可用作外治。嘗治一人足痛。審是濕火下注。囑將此酒擦痛處。竟因此全愈。

中華民國四年三月十六日出版

第三年第三期

版權所有

(定價表)

另售	每冊	弍角
半年	六冊	捌角
全年	十二冊	一元五角
本國	郵費	每冊一分
日本		每冊二分
外國		每冊四分

費須先惠概收大洋郵匯未通之處可代以三分以內之郵票

編輯者　神州醫藥書報社
編輯所　神州醫藥書報社
印刷者　神州醫藥書報社
總發行　神州醫藥書報社

上海

五洲大藥房

生力固精補腦健胃獨推

非洲樹皮丸為第一良藥

衛生學乃人之生命保障故愈研究愈增實益其種種防害之事實人皆得而知之然防害之方法若非藥力補助豈能使人身精強力壯耶樹皮丸一藥乃滋養人身之要品於腦弱精虧神筋衰敗胃不消化腎部痠痛大便不通功效尤能即見衛生家宜注意焉

每瓶一元
每打十元

上海四馬路棋盤街轉角
五洲大藥房發行

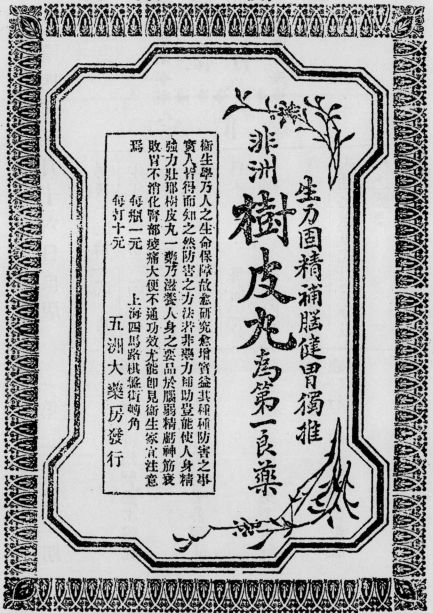

中華民國郵務局特准掛號認爲新聞紙類

神州醫藥學報

第三年第四期

月出一册准陽歷十六日發行

介紹醫書

本社代售各種書籍價目表（費須先惠 空函不覆）

疫症集說	四册	捌角	余伯陶先生著
鼠疫抉微	一册	四角	同上
傷寒表（附圖序）	一册	四角	包識生先生著
傷寒論章節	一册	四角	同上
傷寒方歌	一册	四角	同上
叢桂草堂醫草	兩册	五角	袁桂生先生著
醫醇賸義 醫方論（附詩文集）	共六册	壹元六角	費伯雄先生著
傷寒表講義	一册印刷中	六角	包識生先生著
傷寒論講義	一册印刷中	八角	同上
傷寒方講義	一册印刷中	六角	同上
感症寶筏	八册	一元弍角	吳坤安先生撰 何廉臣先生重訂
廣溫熱論	六册	八角	戴天章先生撰 何廉臣先生重訂

◉神州醫藥學報第三年第四期目錄

第三年第四期

本會成立三載會務正在積極進行而各省之分支會已經報告成立者亦三十餘處茲擬按期登入報端以資聯絡提倡其他在組織中者容有報告逐爲宣佈望海內外醫藥同志各奮熱忱速組分會結成極大之團體以達興學之目的是則爲本會同人之所厚望也

神州醫藥總會第二年職員一覽表

●正會長

余伯陶君

●醫界副會長

顏伯卿君　徐小圃君

●藥界副會長

葛吉卿君　楊丹霞君

●醫界評議員

包識生君　朱堯臣君　王問樵君　倪銘三君　應鶴峯君　徐相宸君　金萬伯君

職員一覽表

毛幼安君 徐錦棠君 曹仲銘君 馬逢伯君 毛玉書君 柯春喬君 濮鳳笙君

徐起之君 王槐庭君 沈琢如君 許培卿君 朱少坡君 杜靜仙君

◉藥界評議員

沈葆聯君 童槐青君 王祖德君 羅榆舟君 徐潤祥君 童芝蓀君 錢華嶺君

王益齋君 崔驤雲君 張炳輝君 湯以堯君 朱裕康君 楊景堂君 樂錦泉君

陸德峻君 席利賓君 鄭雪莊君 葛仁勇君 邵明輝君

◉文牘員

陳巽倩君 華永祺君 談愚叟君

◉經濟員

鮑承良君 沈洛君君 潘蓉齋君

◉幹事員

謝惠周君 樊發元君 林渭川君 錢治安君

◉交際員

蔣雲洲君 俞鷹夫君 徐少圃君 陸稼軒君 崔礪山君 楊鐵珊君 傅春波君

陳久香君

◉調查員

舒高舜君 朱贊之君 徐天池君 翟馨芝君 胡一菴君 魏熊飛君 陸瓚甫君

陸頌花君 馬鏡清君 黃少歧君 劉少山君 周壽士君 徐豫發君 徐瑞筠君

周湘閬君 岑吉人君 程梅卿君 莊澄廉君 董鯉庭君 陶葆珍君 黃筱堂君

林梓蓮君 王海嶠君

◉書記兼庶務

沈智民君

◉書記兼會計

蕭退菴君

◉外埠評議員

韓旭東君	北京	惲薇孫君	北京	陳春園君	北京	齊如環君	北京
王筱石君	南京	劉筱雲君	廣東	黎天佑君	廣東	陳伯壇君	廣東
任爔南君	廣東	鄭肖岩君	福建	王菊初君	福建	陳剛鈞君	福建
蔣麗水君	福建	姚靜仙君	雲南	李杏壇君	雲南	李夢園君	雲南
石炳南君	河南	洪筱泉君	湖北	陸慕斑君	湖北	羅志清君	江西

黄信臣君　江西　李雲年君　杭州　葉心如君　杭州　李紹白君　四川
張樹南君　四川　姜選臣君　四川　黎牖軍君　廣西　錢緇甫君　蘇州
何廉臣君　紹興　周佾彭君　寧波　袁桂生君　鎮江　錢杏蓀君　呂巷
張藝成君　烏鎮　蘇雨田君　蕪湖　葉倚春君　餘杭　查貢夫君　松江

●外埠交際員

郭演康君　南京　陳彩芳君　蘇州　胡錫齡君　湖州　徐寶卿君　江西
陳雨辰君　九江　姚鎔村君　山東　陳紫波君　汕頭　施亥吾君　楓涇
吳霽峯君　棠陰　鄔琴譜君　臨平　陳樾喬君　紹興　張始生君　海門
陳逸卿君　溧陽　崇宵葵君　天長　王葆年君　崑山　張淦泉君　溧水
潘中甫君　曲溪灣　黎北海君　星嘉坡　陳伍之君　越南　衛鶴儔君　日本
趙藻階君　香港　陳鶴巢君　暹羅

●外埠調查員

徐定超君　溫州　蔡星山君　江西　蔣雨塘君　靖江　趙　珍君　唐山
錢存濟君　廣德　黃頌淵君　南翔　溫伯慈君　龍山　詹紹東君　東臺

福建分會職員一覽表

●正會長

鄭肖巖君

●副會長

陳剛鈞君　蔣麗水君

●評議員

陳紀西君　盧竹孫君　翁良安君　孫組晉君　高子衡君　鄭品端君　林佑賢君

高潤生君　陳鐵生君　何幼皋君　李康甫君　林世燦君　陳元慶君　危慶烈君

吳懋功君　林良慶君　胡元煐君　陳穀貽君　陳瑞麟君　程利祥君　趙以義君

丁仲洸君　丁季煊君　陳利隆君

●文牘員

孫組晉君　楊蘊予君

●經濟員

鄭品端君　陳元慶君

●幹事員

何名藩君　曾蓮巖君　林良慶君　魏仲璇君

●交際員

鄭植因君　林觀焯君　王菊初君　林邦煐君

◉調查員

彭莪洲君　陳秋孫君　方雪村君　林心齋君　王翊皋君　陳瑞麟君　周子通君

黃誠彬君　鄭兆斌君　杜履端君　黃永向君　林俊銳君

◉書記員

王耀星君　郭湘蘭君

◉會計員

黃贊熛君　嚴厚生君

◉庶務員

汪鑑中君

雲南分會職員一覽表

◉正會長

姚靜仙君

◉副會長

李夢園君

◉評議員

李雨臣君　武煥廷君　李勉齋君　黃象坤君　姚勳臣君　李杏壇君　鐘子厚君

裴少眞君 孫仁齋君 張金波君 王華浦君 高名魁君 李少雲君 牛用賓君
聶翼廷君 葉時青君 羅三陽君

◉編輯員

李勉齋君 陳和甫君 葛季皋

◉文牘員

孔瑞生君

◉會計員

孫蜀卿君 洪子鑑君

◉交際員

楊紹廷君 姚蔭軒君 卜夢魚君 陳熾卿君 陳子和君

◉庶務員

洪蔭生君

◉調查員

職員一覽表

石獻卿君

論說

開設上海英大馬路中市

●大活絡丹

風寒濕三氣雜至合而爲痺風氣勝者爲行痺寒氣勝者爲痛痺濕氣勝者爲着痺惟風爲百病之首善行而數變諸痺類中皆由體氣虛弱營衛失調風邪乃乘虛而入爲卒中痰迷口眼歪斜舌强言蹇手足拘攣痲木不仁半身不遂左癱右瘓等症若不急治病根變深久則成爲廢殘又外症癰疽流注跌打損傷及小兒驚風婦人停經惡阻瘀積痞塊等因凡經絡爲患者非此丹不能透奪此乃攻補兼備之方千金不易之秘遇有以上諸病新起者服一二丸久病者須多服功効如神每服一丸用陳酒送下

童葆元堂 監製

坐北朝南石庫門內便是

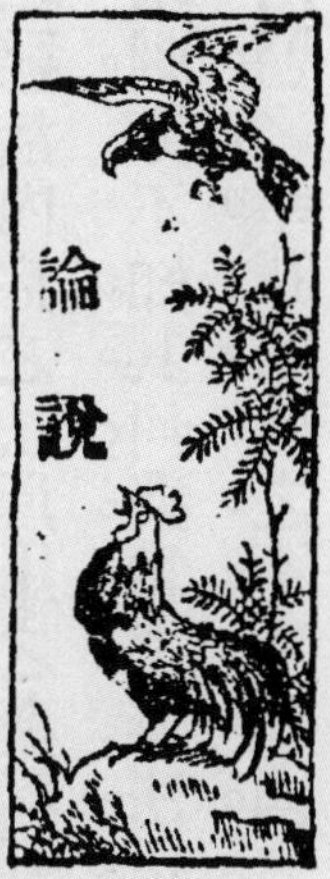

◎重用國貨以塞漏卮當自醫藥爲起點論

劉丙生

近自日本要求我國民智始開始知有愛國救亡之舉不用外貨以免金錢輸於敵手此卽保存國粹斷絕敵人兵費不戰而屈人之勝策也第恐我同胞不能堅持此策始終不變耳鄙人不揣冒昧願中忠告夫外貨之不如我中國之貨者固可不用卽外貨之勝於我中國之貨者亦當拒絕而況我中國之貨遠勝於外貨乎卽如我國之大紅二藍經久不變染布亦不落色害及他衣洋色既不耐久且着潮則害及別物此人人共知者也乃綢布業董不知取締染坊禁用洋色徒取利於一時而自滅本藍紅花以致受今日洋色昂貴之害此不知重用國貨之明鑑也此特其害之小者耳更有大害願同胞宜共知之洋藥之來始於鴉片其治病也非不神效於一

時。及其成癮。害及終身。此人人共知。而人故犯之者也。洋醫之來。始於合信氏。其治療之法。多用鴉片。今則代之以嗎啡。試觀報紙所載告白。連編新名層出。以區區之丸數粒。而能治百般重大之病。如無嗎啡。他藥豈能有此功效乎。僅吾友人服之成癮。受其害者。已指不勝數矣。其治花柳毒症。則其居心。更不可問。所持爲特效之方者。亦惟以中國下醫所用倒拔蛇一法而已。或用生水銀。乳成白末藥。或用輕粉化氣於水中。吾同胞不知而誤服甚之。且成隔代楊梅之害。蓋捨此一法。別無速效之方也。其治外症也。則專事封割。有等於屠伯之手段焉。割之何難。歛之則難。久而不歛。無人償命。數年之前。上海則有錢炳之丹徒人也。近年鎭江則有嚴伯平之夫人。割而不救。中醫救之。則有王耀卿俞智甫治而瀕死。其父延中醫救之。則有向拱北之次子。即以傷科而論。中國傷科。高出西法之上者。亦不乏人。誰謂中醫不如西醫也耶。若西醫治內症之法。所用之藥。猛烈異常。若如中醫明方。必無人敢服。不幸無效。而反增劇。亦不知其何藥爲害。無法以解救之。枉送性命而已。絕無興問罪之師者。豈非西醫之幸。我同胞之不幸。我國之大不幸哉。而無恥之執政諸公。又抑中而揚西甘心媚外暢銷洋藥歲使金錢數千兆流入外洋坐令國窮民困資敵人滅同種莫速於此矣吾故大聲疾呼喚醒同胞重用國貨卽無上救亡之策謂予不信請試吾言諺云不怕不識貨但怕貨比貨吾嘗患足破潰一用中法一用西藥比較孰優孰劣吾嘗與友人同患腰疽友用西醫予則自醫友則被刲割備受痛苦予則服黨參羊肉湯化膿出膿跑走而愈後則愈復面目枯瘦予則面貌如常若未病然諸如此類比較之成績甚多難以枚舉欲探訪其實在者請來面談一二日便知非欺人之語也中醫能手高出西醫之上者頗不乏人容當搜羅成績列表以告同胞

◎閱報者言

張邁荃

我中華四千餘年文明祖國際茲五洲實業競爭之場造物不能矜其巧河嶽不能蘊其藏維我同胞宜若何而昌明學說若何而發揮眞諦則科學尙焉本報爲醫藥科學之流源源遠則流自長流長則源且深矣故審問不嫌其詳辨駁奚疑其刻且不受刺激則無反動無反動幷無被動助動之手續斯消終晦而不明觀西國學說

往往有爭辨至數十百年而不能決者。卽如鼠疫一症。有解剖者曰毒在肛門上二三寸廣腸靑黑處。卽是確定病所在不知易一人同病者剖之。該腸並無以前見證。有檢視者曰毒在膝下脛靑黑處以鏡檢之。固見無數蠕封之物。蠕蠕而上。以爲是卽確定病所在不知易一人同病者檢之。則該脛並無以前見證。仍統名之曰急性傳染病。此倡火焚以撲其菌。彼說滅鼠以絕其菌。甚且重佈痘苗斷絕交通以防其菌。衆論紛紛。亦無確定之原理。而尙在研究之中。蓋類此者甚多。所慨者我人安于苟簡。已知者自信其知。不知者不求其知。詎知世界愈繁華。學說愈新奇。雖日日讎校方書。人人交換知識。尙恐月異而歲不同。何可自封自滿哉。或者曰學問有淺深。文理有精粗。往往欲論不得。欲說不得者。柰何。荃乃應之曰。醫藥重實效。不尙虛文。大叩大鳴。各呈其量。見仁見知。奚必從同。智者千慮。必有一失。失不爲陋。愚者千慮。必有一得。得則可師。如此集醫藥界千萬人之腦力。彙爲醫藥科學之流源。豈不美哉。豈不快哉。如或因此。評彼駁。懷狹義以觀世道。而沮其興會。曷不思古賢哲之往事乎。子雲草玄。喧騰當世。太冲作賦。取笑同儕。況司馬相如之作上林子虛賦。研精練得百日乃成時人評其爲覆醬甕王荆公之解波字釋云水之皮東波調之曰波爲水之皮滑字可作水之骨乎此本一時興到之詞毫無寓意凡事創則難而因則易大抵閱者之淸不如作者之明學理相切磋自古然也有何疑乎荃于第二年四期拙論中曾言生平好爲學理上戰鬬不喜于意氣上鬧事今閱報之下又不禁重復其詞云

◉論新聞報界記載病症不宜沿用西醫名詞並論醫界宜推廣醫報以提倡中醫

李笑瀛

嗚呼吾讀新聞報界之記載病症而歎中醫之滅亡也久矣其言曰某處發現百斯篤某處發現虎列拉某當道患肺炎某要人患腦出血一若吾中國絕無醫學者一若吾中國雖有醫學絕無病名者一若吾中國雖有醫學病名而不足以汚彼之筆者嗚呼何其痛也以爲新聞記者不知醫學耶則瘟疫霍亂咳嗽中風等病名盡人皆知且於西醫病名又烏從而知也以爲中醫腐敗不若西醫之文明耶則新聞記

者固爲全國人民之導師而負提倡改良之責者也故凡政治交際以及農工商學有所記載無不寓規勸之意希望之心俾吾中華之家國人民行將充分發達以駕乎泰東西而上顧獨於性命所關死生所繫經數千年所閱歷數萬人所研究之醫藥而不一置喙焉詎中醫之腐敗已如病入膏肓而不可救藥耶吾恐新聞記者於中西醫藥未必熟爛在胸然後權衡輕重而決定中醫之果不如西也

雖然彼新聞報界無論已若夫負農黃之學懷濟世之心號爲醫藥界者吾四萬萬同胞中何啻數十百萬此數十百萬中詎盡醉生夢死爲衣食計者乎其遠而大者無論已祇此醫報一種自周雪樵氏創辦以來（周氏以前不計）十載餘矣此十載中望風興起者固多然類皆困於經濟不克持久其稍能持久者又以意見而解散夫以中國之大醫界之廣區區辦一醫報尚不能存在於世界又何怪當道之欲廢棄而社會之喜西醫也

今也莽莽神洲中乃有醫藥學報發現於滬上昌明醫學改良藥材已呈蒙 大總統批准立案矣近且捐欵捐地爲將來醫院醫校基礎懿歟休哉惟期已發行之醫

藥報愈推愈廣而未發行之醫藥報日增月盛一變至魯再變至道將見吾數千年相傳之中醫數萬萬所需之中藥蜚黃騰達穩渡於狂風駭浪中而誕登彼岸向之爲社會所詬病者至此乃歡迎不遑焉不亦快哉不亦快哉則鄙人雖不敏當搜語枯腸濡吾禿筆以追隨諸君子之後

答崇君肖彝　　　　　　　　　　　李肖英

夏子益奇疾方附見於當歸草堂醫學叢書中傳信適用方末祈向西泠印社購買校對是也

叢桂草堂醫草出版告白

本書現已出版用中國上等杭連紙印全書四卷裝訂兩册每部收回工本大洋五角總發行所鎮江西門外三善巷喉科醫院外埠購者可直接由郵局匯寄並祈買滙票付寄勿寄郵票寄售處上海神州醫藥書報社鎮江文成堂大成書局揚州文樞堂

江都袁焯謹啓

學說

紹興醫藥學報繼續出版廣告

吾越自有醫藥團體以來即有學報刊行以資研究消數亦不尠出版至四十四期其價值可知也嗣因報價欠收致中止際此競尙學術之時不謀繼起何以圖存同人故另集資本續行發刊自下月起仍月出一册改訂洋裝零售壹角預定半年五角五分一年壹元代派或一人獨定十份者八折五十份者七折百份者六折廣告每行三十字弍角每面貳元預訂連登三期者八折六期者七折一年者六折郵費每册一分投稿酬答從豐此期廣告免費報亦送閱如荷定報或投文及承認代派或惠登廣告請分別下列地址函示可也

紹興城中諸善衕口油車衖中紹興醫藥學報發行所編輯所

學說

中西生理學

包識生

緒言

靈素一書。爲中醫之鼻祖。合解剖、生理、衛生、病理、治法等學而統論之。近也醫書所論。則分門別類。既便於習讀。又利於檢査。使學者循序漸進。無開卷汪洋之嘆。而法定醫藥學校課程。又根據近世最新之科目。非此則不能許可也。本會請願興學業已批准。將來開學時。若無各種教科書。恐難達到興學之目的。且教授方法。又無所根據。全國統一醫學之希望。亦難實行。是則編輯各種教科書。實爲振興醫藥之急務。識生年輕無學。智識薄弱。何放遽云編輯。惟値此醫潮澎湃之秋。學術競爭之日。興亡有責。爰以一已之見解。彙集成篇。體例則倣諸西法。學理多秉之中。書既不違背教育行政之定章。又不悖夫保存農黃之本旨。中西兼採。各取所長。庶幾中外古今之學理。洽爲一爐。靈蘭玉版之玄徵。從茲不朽。茲將初稿。就正於海內外。醫林碩學。有以糾正之。不勝榮幸之至。

第一章 全體總論

辨別人身軀殼臟腑之形狀者。曰解剖學。說明人體各部生存之機能者。曰生理學。保護人體各部之機能。而使之健康無病者。曰衛生學。三者雖各有專書。若論其一而失其二。則又使讀者茫無頭緒。故論生理。而必兼論解剖衛生。此篇專論生理。故解剖衛生概從略也。

中醫解剖。始於黃岐。爾時學理。雖已倡明。而無各種科學爲之輔助。徒以人力所能及者。筆之於書。故窮形盡相之圖畫。古人誠不及今人。是編挿以精美之繪圖。以現物體之眞相。且增加中醫學理特長之圖畫十數種。以全世界醫學之完善也。

靈素書中。凡有形體生存之理。莫不詳論無遺。而無形體生存之理。亦既窮究且盡。按無形體之生理。非按圖索驥可得而知。必明陰陽變化之道。始能窮究其奧妙。中醫治病之獲奇效者實賴數千年相傳無形體之生理學也。然無形體之生理學。爲西醫所無故無形之疾病西醫每不能窮究其治法。是則未始非吾中醫之所長也。衛生學有公家之衛生個人之衛生皆能使身體健康免除疾病。然形體上之衛生雖有益身體。而實不及精神上之衛生也。素問篇首卽論人身精神上之衛生。人若有精神上之衛生。雖無形體上之衛生。亦能康强而多壽。若無精神上之衛生。雖有形體上之衛生。亦必多病而夭折也。吾願講衛生者。形體與精神並重也。

夫解剖生理衛生學。爲習醫之基楚。必先明此而後病理、診斷、治法、諸學始能窮其變化也。靈素首重此篇。卽示人以習醫之門徑。扁倉和景。皆實習臟腑軀殼之解剖生理衛生學。故得黃岐之眞傳。而名垂史册。然後世習醫者。多拚棄解剖生理衛生學。而徒習病理治法。學尋獲利之捷徑。以人命爲兒戲。良可痛也。降及清末。益復荒唐。不明臟腑經絡之醫。十居其九。而週身之部位莫明其名者比比。是則此篇之作。豈可緩哉。

此書體例。以人身之諸系統區別之各爲一章。關於每一系統組織之學說。更分爲數節先述中西之大意。次論解剖。次論生理。次論衞生。末附詳細之說明。中西兼採。各取所長。冶古今學說於一爐。以求學術之完善。以保人類之健康也。

第一節 人體構造之原料

天地氤氳。萬物化生。男女媾精。胎孕乃成。胞內含精。精中含玄。號名爲一。又曰先天。

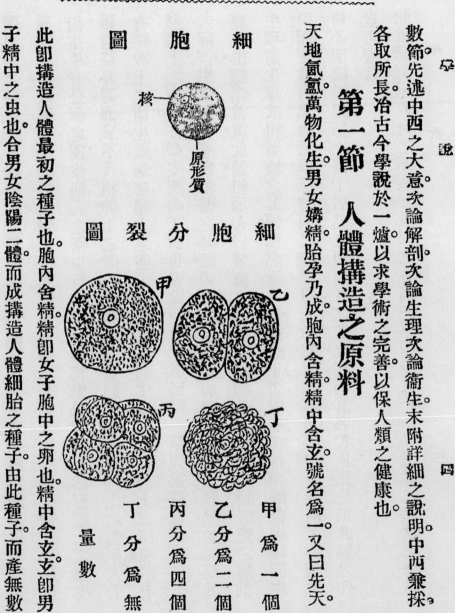

細胞圖

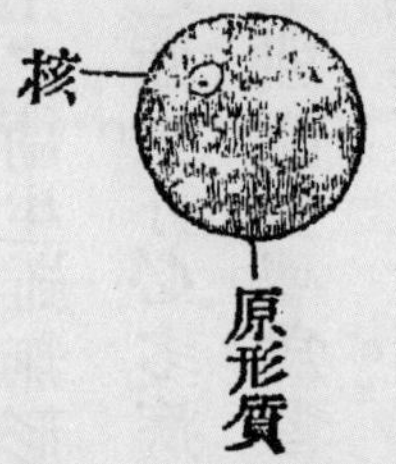

細胞分裂圖

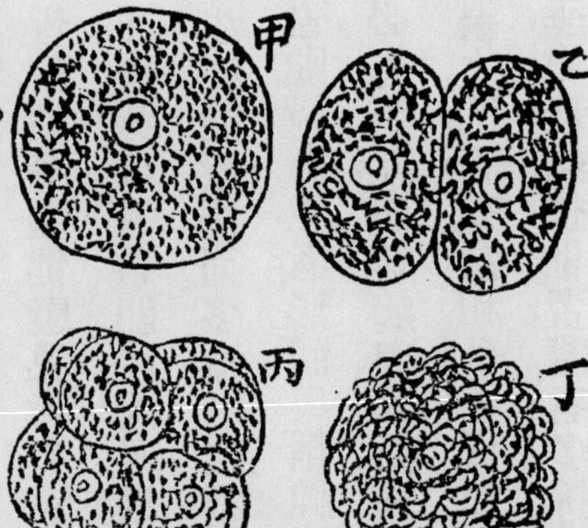

甲爲一個
乙分爲二個
丙分爲四個
丁分爲無量數

此卽構造人體最初之種子也。胞內含精。精卽女子胞中之卵也。精中含玄。玄卽男子精中之虫也。合男女陰陽二體。而成構造人體細胎之種子。由此種子。而產無數之細胞。由同一無數細胞組織而成系統。由各系統組織而成人體。

細胞者。卽吾中醫所謂大極是也。細胞之形體極微細。非借顯微鏡之力則不能辨。細胞爲球形之軟體。爲原形質所成。人體中、不問何部。皆爲細胞所成。然各部之細胞。其形狀亦頗差異。有固形細胞。(第一圖甲)有長形細胞。有色素細胞。有圓柱形細胞。有多稜形細胞。有毿毛細胞。有平扁細胞。有骰子形細胞。(俱見解剖學)其細胞之形式雖殊。而細胞之搆造。則又大同小異。其外有膜。膜內有原形質。質內有核。核內有仁。吾人生存時。體中無數細胞。悉自動作。無瞬時或息。每一細胞。且能生無數之細胞。由一而生二。由二而生四。由四而八。而十六。以至於無量數也。卽古聖所謂無極而太極。而二儀。而四象。而八。而六十四。而千而萬。而彌六合者。相吻合也。

第二節　人體搆造之系統

人體之系統可分爲三大綱。一爲軀殼。一爲臟腑。一爲氣血是也。軀殼如汽船之身。臟腑如船內之爐鍋。氣血如爐鍋內之汽水焉。其三系統如左。

軀殼｛上下之系統 頭面 身軀 四肢
　　｛內外之系統 皮毛 經脈 肌肉 筋膜 骨骼

臟腑｛臟之系統 肺 心 脾 肝 腎
　　｛腑之系統 大腸 小腸 胃 胆 膀胱

氣血｛無形之系統 氣 神 火 三焦 胞絡
　　｛有形之系統 血 精 水 津液 腦髓

右系統爲造作生理之材料。每一系統。各具獨立之機能。以司其職而維持全體生理之作用。三系統之中。以氣血之系統至貴。稍有耗損。疾病隨之。甚則生命立危。若臟腑之系統。則半貴半賤。有數臟腑。雖有疾病。仍能司其所有之機能。或以藥劑手術療除之。雖缺去小部份。與生命無礙。軀殼之系統則至賤。雖斬臂、跼足、割耳、挖目、洗腦、湔骨、縱去其一大部份。亦多能保全其生命也。

西學之諸系統。則分 骨骼。 筋肉。 皮膚。 循還器及血液。 呼吸器。 消化器。 泌尿器。 神經器。 五官器。 爲九系統。合心臟、肺臟、經脈、孫脈、爲循還器。然肺屬呼吸。又列循還。且口能發聲。非專司消化。腎能司精。不止泌尿。其系統爲一面之機能。未盡其固有之生理者也。故系統仍根據中書爲正。

第三節　人體之化學成分

人爲一小天地。天地間所有各種之原質。人身多具備焉。人力之所能辨別者。爲毫、毛、皮、膚、肌、肉、血、脈、筋、骨、腦、髓、臟、腑、五官、四肢、便、尿、汗、涕、泫、唾等而已。若就化學法而分析之。則復反爲有機無機各種之原質也。

人體中種種組織及液體。依化學的分析法。分析至極細之時。無論用如何之方法。決不能再分析之。此物質稱之爲原素。

人體之原素　養、淡、炭、輕、硫、黃、燐、綠、弗、鉀、納、鎂、鈣、錳、鐵等是。

化合物之區別　人體中所存在者。單獨之原素極少。而成化合物者甚多。大別爲無機性化合物。及有機性化合物二種。

無機性化合物

- (一)水
- (二)酸類……
  - 炭酸
  - 鹽酸
- (三)鹽類

有機性化合物

- (一)含淡素物……
  - 蛋白體
  - 類蛋白體
- (二)無淡素物……
  - 含水炭素
  - 脂肪

無機性化合物　分水與酸類鹽類三種

(甲)水　水爲身體組織之主成分之一。就中於腎臟最多。於骨骼最缺。然平均計之。其量約占百分之六十四。自腎臟肺臟腸管及皮膚排泄不絕。大部分以飲料及食物補足之。而體內之有機化合物中之輕。亦常與養氣化合而生水。

(乙)酸類

(一)炭酸成氣體。存在於肺臟腸管。爲排泄物之一。排泄以肺臟爲主。至皮膚腎臟腸管亦有排出之者。若多量炭酸氣堆積體內。於健康大有妨礙。

(二)鹽酸存在於胃液中。爲消化時極主要之作用。

(丙)鹽類　體內之鹽類。大部分爲溶解物。小部分成固形體。而含於骨中。爲人體中貴要之成分與他成分同。於體內新陳代謝。專於小便排泄。自營養品中攝取而補償之。其成分如左。

(一)綠氣鹽類　鈉綠。鉀綠。

(二)炭酸鹽類　炭酸鉀。炭酸納。炭酸鈣。炭酸鎂。此類在骨中尤多。

(三)燐酸鹽類　燐酸鈉。燐酸鉀。燐酸鈣。燐酸鎂此類亦骨中存之最多。

(四)鈣弗　存於骨及齒之珐瑯質

(五)硫酸鹽類　硫酸鈉。　硫酸鉀。

有機性化合物　分含淡素物與無淡素物二種。

(甲)含淡素物

(A)蛋白體。　存於諸般之營養液內。其一部溶解於水。或膨脹於水中。其一部成軟靱質。而爲組織成分。形雖互異。而構造則同。皆由炭輕淡養硫五者。化合而成也。屬於此類者如左。

(一)蛋白質

(子)血清蛋白。爲營養液中之主要成分。

(丑)卵蛋白

(寅)乳蛋白

(卯)筋肉蛋白

(二)阿爾貎米那篤

(甲)乾酪素

(乙)加里阿爾貎米那篤(卽亞爾加里蛋白)

(三)纖維素

(四)虞魯貎林體

(子)纖維成形質　含多量於血液中

(丑)纖維原質

(寅)虞魯貌林

(卯)美阿申成形質

(辰)卵黃素

(五)申篤甯(酸蛋白)

(六)愛米阿爾貌米諾

(七)百布頓　自蛋白體消化而生者也。

(B)類蛋白體

(一)粘液素

(二)膠素(骨膠)

(三)軟骨素(骨膠)

(四)角素

(五)彈力素

(六)醱酵素　主成於消化液中。

(C)無淡素物

(一)含水炭素

(甲)葡萄糖　含少量於血液乳糜液及淋巴液中。

(乙)乳糖　乳汁主要之成分。

(丙)肉糖　存在筋肉肝脾肺腎及腦中。

(丁)古利可根　一名糖元。筋及肝臟之必要成分。

其他

(一)麥芽糖　釀造麥酒時自大麥之小粉所生。

(二)蔗糖　存於甘蔗及甜菜。

(三)果糖　存於種種甘味之果物及蜂蜜中。

(四)小粉　廣存於植物體中。

(五)植物纖維素　汎存於植物中。

(二)脂肪　除尿之外。其少量溶解於各液體中。或混和於乳糜乳汁。謂之乳化。其大量則包含於脂肪細胞中而占居筋肉及皮下組織之內。

人體之成分既如斯。而生體得保續其生活者。乃由吸入空氣之養氣。生養化作用。身體組織之成分。分解不絕。終變爲炭酸、水、尿素、尿酸等。自肺皮膚腎腸排泄於體外。故欲補充身體之分解。以維持體力。必藉資料。卽宜自體外輸入飲食物。此機能曰新陳代謝之機能。有所障礙。則疾病生焉。甚至此機能停止。則人死。

右觀化學之分析。人體中之水佔百份之六十四。尤以腎臟之水爲最多。可知腎爲水臟之說。確有實據也。

第四節　人體解剖之大意

合人身臟腑軀殼氣血九竅百骸。通稱曰體。體者第也。表裏大小諸名相次第也。曰軀、曰躬、曰身。皆體之別名也。

將人體各大部位分別而解剖之。身之上圓者曰頭。頭前有孔者曰面。頭后岩下直者曰項。兩旁平者曰頬。頭下直圓者曰頸。身之前上半有骨者曰胸。下半無骨者曰腹。身後上半骨廣者曰背。下半骨狹者曰腰。身之兩旁曰脇。胸腹旁四大支曰四肢。

近胸者曰手。近腹者曰足。手足垂下。身前曰前膁。後曰後膁。內曰內膁。外曰外膁。此爲人身軀殼部位之總名稱也。

將人身各大部位中之各小部位。分別詳細而解剖之。其頭之生髮高平處曰巔。一曰頂。頂前下動處曰囟門。一曰天門。一曰頂門。頂門下髮盡處曰前髮際。前髮際下巒骨曰天庭。一曰額。額下眉間曰眉心。一曰印堂。一曰顏。一曰闕。闕下兩目中央陷者曰山根。一下極。一曰頞。頞下垂起者曰鼻。一曰明堂。明堂中高骨起處曰年上。一曰鼻梁。鼻梁下端曰鼻端。一曰鼻準。鼻準下孔曰鼻門。一曰鼻孔。鼻孔下中央陷者曰人中。人中下大孔曰口。口上下緣曰唇。唇下陷者曰承漿。承漿下起肉曰頤。頤端下曰頦。頦下實起者曰結喉。一曰喉頭。喉頭連下曰嗓喉。一曰喉管。喉管盡處至肋骨盡處曰胸。一曰膺。一曰臆。胸中二乳中間曰膻中。胸骨盡處之窩曰心窩。一曰心下。心下軟肉曰大腹。大腹中央凹者曰臍。臍下曰少腹。一曰小腹。小腹中央曰丹田。少腹生毛處下垂梃者曰陰莖。一曰陽物。一曰玉莖。玉莖下如囊盛丸者曰睾。一曰腎囊。一曰卵胞。一曰外腎。外腎之後有孔曰肛門。腎囊之後。肛門之前。中央處曰會陰。女子少腹下有孔曰陰戶。一曰陰門。一曰產門。產門內如囊者曰子宮。又通稱男女陰莖陰戶曰生殖器。肛門一曰魄門。魄門後上骨際曰尻。一曰尾閭。尾閭上骨狹處曰腰。腰上曰背心。一曰脊。脊上平廣者曰背。直上椎骨處曰項。項髮盡處曰後髮際。髮際上高骨曰枕骨。一曰腦後。一曰小腦。小腦上曰巔。此爲人身前後中央直綫之諸名稱也。

巔之兩旁曰腦角。額之兩旁曰額角。一曰頟。頟下橫毛曰眉。眉下能視物者曰眼。一曰目。曰眸。眸之包皮曰目包。胞緣生毛者曰瞼。上曰上瞼。下曰下瞼。瞼內圓者曰眼珠。珠中鑑人者曰瞳子。一曰瞳人。目兩旁尖角近頞者曰內眥。近頰者曰外眥。目下胞下陷處曰頔。一曰淚堂。淚堂旁高骨曰顴。顴下軟肉曰腮。一曰顄。下頦骨下軟肉曰頷。頷下動脈曰人迎。人迎下骨窩曰缺盆。缺盆旁巒者曰肩。缺盆直下肉起者曰乳。直下至少腹旁腹股交接處曰脚腋。腋下直大幹曰股。股內曰髈。股外曰髀。股末圓骨曰膝。一曰臏。臏下直長幹曰脛。脛下至橫平者曰跗。跗末生支者曰趾。趾末白壳曰趾甲。趾甲底履白肉曰足掌。掌中凹者曰足心。足掌後巒肉曰踵。踵上陷處曰跟。跟旁起骨曰足踝。內曰內踝。外曰外踝。跟上如魚肚者曰腨。腨上屈處曰曲脷。一曰膕。膕上股後膁橫紋大肉曰臀。臀上腰旁軟肉曰胛。胛上夾脊旁肉曰膂。膂上背旁骨起處曰肩胛。肩胛循項直上至巔旁曰腦角。腦角下髮盡處曰曲鬢。鬢下聳肉曰耳。耳門如珠處前曰蔽。蔽下循項直下橫平者曰肩。肩端曰肩解。肩解下直幹曰臑。一曰髆。髆末屈伸處曰肘。肘下直幹曰臂。臂末屈處曰腕。腕左右高骨曰手踝。內曰內踝。外曰外踝。外踝下動脈曰氣口。一曰寸口。脈口腕下指骨排接者曰掌背。掌背下分支者曰指。指末白殼曰指甲。指甲向內白肉曰掌。掌後直上至臑內盡處凹者曰手腋。手腋下胸旁曰胸脇。胸脇下心窩旁曰脇。脇下腹旁曰季脇。一曰眇。眇下起骨處曰髀樞。髀樞下曰髀。此爲人身前後左右兩旁之諸名也。

人身最外一層曰毫毛。毫毛根有孔文者曰理。理之薄皮曰膚。膚下脫肉者曰皮。皮內浮管如樹者曰絡脈。一曰靜脈。一曰廻血管。皮下赤者曰肉。肉文曰腠。二肉間之縫曰經隧。肉中紅管曰經脈。兩經相通之處曰經別。肉中白絲曰腦筋。一曰神經。裹肉者曰膜。肉兩端如繩者曰筋。筋頭附著如筒者曰骨。骨內如涕者曰髓。此人身軀殼內外之諸名也。

口上者曰上唇。下者曰下唇。口之兩角曰吻。唇內白骨曰齒。平大者曰牙。牙齒根肉曰齦。齦內動肉曰舌。舌下竅曰華池。左紫脈曰廉泉。右曰玉英。舌後肉片曰會厭。會厭下空管曰氣喉。氣喉端突起者曰結喉。結喉下曰嗓喉。一曰肺管。肺管下輕白如蜂窠根葉者曰肺。肺內如桃赤色中空者曰心。心下薄皮曰膈。膈下如綱者曰散膏。散膏根肉扁形赭色者曰脾。脾末相連者曰脺。一曰甜肉。膈下五葉青紫色者曰肝。肝內如囊盛青汁者曰胆。肝後夾脊骨二枚如豆者曰腎。腎下如茄者曰膀胱。膀胱口如挺者曰陽物。陽物下二枚曰睪丸。女子反形曰陰戶。陰戶內有子宮。陽物後孔曰肛門。肛門上曰直腸。一曰廣腸。廣腸上曰大腸。大腸外有膏膜。大腸上曰小腸。小腸外有膏曰鷄冠膏。一曰小腸系。小腸上大袋曰胃。一曰肚。肚上管曰胃脘。一曰嗌。一曰咽。一曰食管。食管上有孔通鼻曰頏顙。頏顙上骨內有腦髓。頏顙前如胆赤者曰懸雍垂。懸雍垂前曰上腭。此人身藏府諸名也。

第五節　人體之大意

人之所以有生者。全賴呼吸空氣。與飲食水穀所生之精神也。無空氣則呼吸息。而性命立亡。無水穀則飲食廢。而生機立絕。是則人體之生理。實呼吸飲食之所司也。按肺司呼吸。胃司飲食。肺爲諸臟之華蓋。胃爲諸腑之綱領。欲明人身生理之作用。必以肺胃二經爲主腦也。玆先論其飲食之生理。

夫飲食入口。則唇吻開張。食入受牙齒之相嚼。飲食得以糜爛。舌播動。飲食得以勻。得唾液之相和。潤而不燥。如是乃可嚥之。嚥則唇閉而咽開。懸壅上塞其鼻孔。結喉上繫其喉管。會厭蓋喉。遮閉喉管。飲食由口入咽。吞入胃脘。而至於胃。若飲太促。喉管未閉而急吞之。則飲食必落喉內而作嗆。嗆則飲食由喉管噴射。直上鼻孔。從鼻而出也。或不落喉內。而停留胃脘不下。而作噎噦。飲食時故不可太促也。飲食已至胃。胃者土也。土能載萬物。爲倉廩之官。五穀盛焉。祇能受物。而不能化物。猶汽機屯煤注水之倉。以供火爐汽鍋之用也。

飲食屯注於胃者。隨人體呼吸力之强弱。以定時間之多少。漸次下注小腸。吸吸力强者。則時間短。呼吸力弱者。則時間長。患飲食不消化者。其身體虛弱。呼吸力薄。所以飲食難消而不飢也。凡勞動之人。其呼吸比平時增加。故飲食亦隨之增加也。方其飲食由下脘入十二指腸之侯。有脾屬之脺液。肝中之胆汁。仝注於十二指腸間。與飲食混和。同入小腸之內而消化之。小腸者火也。火能化萬物。爲受盛之官。化物出焉。中焦之氣發源於此。飲食漸入漸化。水與穀融爲糜漿之汁。其水穀之精粹。則由絨毛傳入微絲管。而入淋巴管。注於肝臟。上入心旁之大靜脈。與血仝入於心房。運行週身。其清如露者爲營。其濁如霧者爲衞。猶汽鍋發出之氣質。由管而出。以供各發動機之用也。

飲食之糟粕。漸次傳入大腸。大腸者金也。金主傳送。爲傳導之官。變化出焉。糟粕傳入大腸。積而爲屎。由迴腸之肛門而出。猶火爐之煤渣。從爐底而出也。大腸祇能收攝其水液。上輸於經脈。入心房以傳至肺。下焦之源出於此也。

生理與飲食之關係。自唇口。經咽喉。入胃。傳小腸。至大腸。由肛門而出。其生理之作用已盡。其精粹上輸於心肺者。當求之呼吸之生理作用也矣。

呼吸者。如汽箱之引擎機也。一呼一吸。與引擎之一伸一縮。仝。於是乎百輪轉動。生

神州醫藥學報 第三年第四期

氣勃焉。刨之、鑽之、切之、磨之、有若人力之動作。人之所以有生而能動作者。亦惟乎吸力之所賴也。

飲食之精粹。爲營衛之原料。在小腸內。受呼吸力之所攝。由小腸之絨毛。入小腸之毛細管。經過門脈。分佈于肝臟、內之毛細管。經云、肝藏血。肝主血者。水穀之精微入肝臟。後而始變爲營衛。故云也。營衛入肝臟。由肝臟之生理作用。分出其血中苦汁。貯於胆囊。爲胆汁。肝者將軍之官。謀慮出焉。以其爲血液之司令。血脈强盛者。其人必孔武有力。爲有血性之男兒。故若將軍焉。胆者中正之官。決斷出焉。以爲肝內苦汁之所貯。肝之精華。悉藏於胆。將軍之所以能決勝廟堂。不失將軍之本性者。厥惟將軍之精華是賴。故胆能司中正無偏之決斷也。營衛由肝之毛細管。入肝靜脈。輸于上行大靜脈。入心之右上房。入右室。出肺動脈。上輸於肺。與空氣混和。後受吸入空氣之壓力。由肺靜脈。入左上房。下左室。出大動脈。上行至頭與手。下行至腹與足也。心肺爲上焦之氣所由出。心者君主之官也。神明出焉。爲動靜脈交通之中心點。司全體之血脈。以養百骸。猶君主之爲保育百性也。肺者、相傳之官。治節出焉。輔心主而行血脈。操全體生理之權。有若相傳之代君司令也。心肺二臟。猶如吸水之機。心房如機筒。靜脈如入水管。動脈如出水管。肺如吸水之噴水器也。

營衞由心之右上房。出大動脈者。卽由上行下行之大動脈。流行週身之支動脈。分佈於微絲血管。滲於肉中。至皮膚而止。以營養人身之各機官。使生理之動作不息也。營衞散處於肌肉者。經各機官之吸取其養氣。而放其炭氣於肉。由後內肺臟之吸力。由肉中入於靜脈之微絲血管。入支靜脈大靜脈。入心房至肺臟。由喉管放出其炭氣。而收其養氣。後由大動脈。流行於週身也。週而復始。如還之無端。動脈輸送血流於各機官。如自來水管送水於家屋。供人之用。用後水復入地。由土內滲於溝渠入江河至大海。肉內之血液入靜脈歸心之理。亦猶土內之水入海同也。呼吸之生理作用。於是已盡其機能。再言陰陽氣化之生理。（未完）

◎病理學

◎溫病闢謬

包識生

吳鞠通氏温病條辨一書。前賢多有非之者。然不過皮毛上之指摘。未有從根本上推翻者也。其上焦篇第一條云。温病者有風温。有温熱。有温疫。有温毒。有暑温。有濕温。有秋燥。有冬温。有温瘧。凡九條。乃拾前人之舊說。牽强附會演成上中下焦三篇。其辨症之謬。立方之妄。實有不可思議者。今就此温熱、暑温、名義而論之。可見其立名不正之甚也。按温者熱之漸也。暑者熱之盛也。故經曰。凡病傷寒而成温者。先夏至日爲病温。後夏至日爲病暑。以先後夏至比論熱度之强弱。先夏至者熱未盛也。故曰病温。後夏至者熱已盛也。故曰病暑。温與暑、皆熱病也。熱病者。又皆傷寒之類也。今吳氏以温病爲一種特別之邪。別六經。離六淫。以三焦立論。不知具何種理由。而温熱暑温。不知作何種解說。既云温病可矣。又曰温熱。又曰暑温。然温熱雖可合而爲一。與温病實雷同也。若暑温則萬萬不能合而言之。按暑已超過熱度。何有温焉。若温作熱字解。則不應有此一病三名之稱。若温指爲春三月。暑指爲夏三月。亦不當以温與熱暑並稱也。譬如凉字與寒字。亦猶温字與暑字之義。今秋天傷寒。即言凉寒可乎。又寒病之重者。言厥凉病可乎。此温熱暑之不可共稱者明矣。况其病

神州醫藥學報　第三年第四期

症。既曰與傷寒不同。然其篇中之立論治法。多遵傷寒論之原方。既以傷寒之方治溫病。則溫病爲傷寒之一種熱病可知矣。抑何有溫病之別也。且傷寒論中之火病、暑病、燥病。非熱耶。即稱之爲溫病。不可也耶。吳氏之暑溫。非傷寒之暑暍病耶。吳氏之溫熱。非傷寒之火病耶。吳氏之秋燥。非傷寒之燥病耶。吳氏之濕溫。非傷寒之濕病耶。噫。吳氏眞聰明人。遵傷寒論而爲溫病條辨。畫蛇添足。掩人眼目。可以享千載醫林尊重之名譽矣。然吳氏之心固工。而吳氏之術誠絀。其以脈大、尺膚熱、頭病、惡風寒、身熱、口渴之太陽暑症。而强名爲太陰溫病。有是理乎。更以治太陽表虛中風之桂枝湯。治風溫、溫熱、溫疫、冬溫。初起者。不辨症之寒熱虛實而用之。不憤事乎。嗚呼、吳氏指鹿爲馬。張冠李戴。誤人不淺矣。吾故曰今欲倡明醫藥。必先從傷寒金匱入手。又必先推翻一切似傷寒而非傷寒之書也。

疫霍亂症治法

任養和

凡病吐瀉。皆名曰霍亂。其霍亂原因不一。有寒暑雜感食滯時疫之不同。寒霍亂畏寒肢冷脈遲。腹痛吐瀉。附子理中主之。暑霍亂燒熱煩渴。自汗脈弱。腹痛吐瀉。人參白虎主之。雜感霍亂。寒熱頭疼。身困脘滿。腹痛吐瀉。藿香正氣主之。食滯霍亂。胸滿拒按。腹痛吐瀉。保和丸主之。惟時疫霍亂。感天地不正之氣。非其他諸霍亂可比。變幻多端。俗稱各別。螺紋癟陷。人以癟螺痧稱之。兩腿抽筋。人以吊脚痧稱之。腹中絞痛。人以絞腸痧稱之。心內煩躁。人以專心痧稱之。目赤煩渴。人以轉筋火稱之。肌肉消削。人以鬼偷肉稱之。皆卽疫霍亂之形證。而定其俗稱也。此症極險。治之不速則存亡立判。可不慎哉。然此種霍亂。初發之時則易治。遲則難治。再遲則更難治矣。患此症之人。素因陽虛。感受疫邪。卽畏寒脘滿。四肢作痳。螺紋尖突。（此症未吐瀉之先十指螺紋尖突。已吐瀉之後。螺紋隨時癟陷）腹內腸鳴。時或心煩欲吐。嚼錢卽破。雖未見吐瀉。已可斷其爲最危險之癟螺痧矣。中藥則用雷擊散二錢。開水調服。外用一分。吹入鼻內。西藥則用時疫酒十滴。開水兌服。再用荆防附片合二陳五苓。連服三帖。須令病人多多行動。少飲茶水。屢治屢效。百不失一。若遲延未治。則疫邪尤甚。陽氣不能宣布於外。攻上則吐。攻下則瀉。吐則傷陽。瀉則傷陰。陽傷則外有肢

中國近代中醫藥期刊彙編　第一輯

冷自汗之現象。陰傷則內有煩渴不安之情形。嚼錢如粉。腹痛兩腿轉筋。危險較甚於前。症至此先服時疫酒十滴。再用針刺合谷（在虎口）內關。（在掌後橫紋下二寸）曲池。（在肘灣上須拱手而後得穴）委中（在腿膝正中）承山。（在小腿後分肉間）諸穴。其症自定。並服四逆合五苓二陳連進數付卽愈。若再遲不治。或治不得法。則上吐無物。下瀉白漿。大汗如雨。身冷如冰。目陷聲嘶。兩腿筋抽。心煩如火。隨飲隨吐。隨吐隨飲。肌消肉削。陰陽俱敗。針藥不應。外脫形而內脫脈。雖盧扁再生。亦不可挽救矣。若形雖脫。而脈有一絲未斷。尚可挽回。此時若棄而不治以致於死乃醫之罪也。然此時陽亡於外。陰亡於內。疫閉於中。補陽碍陰。補陰碍陽。治之兩難合。治法宜先用時疫酒十滴開其閉。服加味四逆回其陽。服糯米汁復其陰。連服加味四逆。陽漸回而汗漸止。連服糯米汁。陰漸復而渴漸平。倘若吐瀉不止。間二點鐘加服時疫酒十滴。吐瀉已止。卽不宜再服。外用芥末敷胸脘。艾姜煎水温洗四肢。以助陽回。予因此症發生之年。死亡甚衆。甚則比戶皆然。目擊心傷。爰研究古今醫籍。博覽中外群書。參以理想。越數年之久。方能稍見巔末。按法施治。歷驗不爽。管窺之見質諸有道。未知果合於高明否。尚乞諸社長教政。是幸。

諸方列後

雷擊散方

牙皂　三錢五分　煅枯凡　一錢　北細辛　三錢五分　上辰砂　二錢五分

明雄黃　二錢五分　廣藿香　三錢　香白芷　一錢　白桔梗　二錢　貫衆　二錢　北防風　二錢　煨木香　二錢　上廣皮　二錢　蘇薄荷　二錢

法半夏　二錢　炙甘草　二錢

共研細末。貯瓶內勿洩氣。每服二錢。開水調服。外用一分吹鼻。此方能治一切時疫甚效。

時疫酒方　此酒西藥房均有出售

樟腦　六錢　大茴香　四錢　煨木香　六錢　上廣皮　三錢　公丁香　六錢　阿片　二錢　薄荷油　五分　生姜汁　五錢　米燒酒　二斤四兩　但樟腦六錢。用西藥房火酒一兩。浸一點鐘。方能研化。所群藥入中國米燒酒內浸七日。煮半枝香。去渣。將阿片薄荷油樟腦酒生姜汁和入。過布入瓶。封固勿洩氣。每遇時痧。霍亂。即一切心胃氣痛。腹痛吐瀉。每用十滴。開水和服。如病重間二點鐘再服。以愈爲度。切勿多服。小兒減半。

外敷並洗方

白芥子一兩。研末。鷄蛋清和勻。燉熱。敷胸脘。能止嘔吐。

生姜四兩。艾葉二兩。或倍用。煎水温浸四肢。以助囘陽。

霍亂初起肢痲吐瀉內服方

荆芥穗　二錢　北防風　二錢　明附片　二錢　製半夏　三錢　上廣皮　一錢五分　炙甘草　一錢　乾切桂枝　一錢五分　生白朮　二錢　白茯苓　三錢　木猪苓　三錢　福澤瀉　二錢　川連　三分　炒吳萸　八分　引　生姜　三片

霍亂吐瀉陽亡肢冷囘陽方

吳萸水炒川連四分明附片三錢炮姜炭三錢炙甘草一錢五分水煎服

霍亂吐瀉陰亡煩渴復陰方

糯米半升。煮稀粥。去盡米粒。如見大煩大渴。以此米飲與服。能解煩渴。扶助胃氣。培補眞陰。神效無比。切勿因平淡而忽之。幸甚

醫書

上海采芝堂

●監製大悲救苦玉雪丹

本堂之大悲救苦玉雪丹係前清御醫陳蓮舫夫子授方特製與市上玉雪救苦丹大相懸絕茲略舉其成効如下乙巳年關外大疫萬國紅十字會曾定製數百箱分送疫地功効大著出乎各種治疫藥之上乙巳年七月二十五日時報專電載六月十三日關外新民屯來電云冬青電均悉新濟泰順二批所運大悲救苦玉雪丹十二箱避疫散十一箱當即在津提進出關分送各藥以玉雪丹爲攻効特聞任錫琪徐信泰謨蒸　觀此電文可見本堂監製大悲救苦玉雪丹爲希世寶品成效昭彰本主人近更加料監製精益求精凡海內外各界諸君如欲防疫起見請速向本堂購備此丹裨得免除疫厲之危險恐未遍知爰此佈告茲將此丹之性質及用法列后

此丹專治傷寒天行疫癘時氣傳染一歲之中一方之內男婦大小病患相似謂之瘟疫並治中風中邪癲癇痧瘧熱毒壯盛霍亂絞腸急痧暴症命在呼吸不及延醫服藥及自縊溺水魘魅卒死心頭尚有微溫或癲邪狂走狀類心瘋或誤中食毒藥毒一切跌撲損傷瘀血在裏自出蛇犬所傷毒氣內攻但用此丹內服外敷應手神效百發百中有起死回生之功又治婦人月閉鬼胎小兒驚猘客忤等症每用一丸重者酌加小兒半丸滾水化開送下本堂揀選道地藥料擇天醫療病良辰於淨室中誦大悲寶懺一永日慶讚修合應驗如神並將擬病服法略詳於后惟是藥本昂貴俱皆珍品購者珍藏幸勿穢褻　或善良君子施送濟人其功德豈有限量哉　虛勞孕婦忌服

一治傷寒時行瘟疫寒熱頭痛胸悶嘈酸一二候身熱不解神昏譫語開水化服一丸如身熱不盡再進一丸立有奇功

一治痰厥不省人事用陳膽星五分冲開水化服一丸

一治肝氣厥逆不省人事用生石決明二兩煎湯一茶盃化服一丸或開水化服亦可

一治小兒痧痘時疹用西河柳五錢煎湯化服一丸未透足再進一丸輕則半丸

一治癰疽發背腦疽疔毒一切無名腫毒外用土牛漆一兩搗汁調藥半丸敷之內用開水或生甘草三錢煎湯化服半丸大症一丸未成即消

一治爛喉痧症痰涎壅塞口禁身熱命在頃刻急用開水化藥一丸徐徐灌下立刻回生再進一丸即愈

一治一切咽喉急症服之立痊或用荷葉三錢煎湯化服亦可

一治小兒急慢驚風身熱嘔乳驚悸抽搐使青用鈎藤一錢煎數沸去渣量兒大小和服半丸或一丸作四次服之立效如月內赤子胎驚不乳用藥一丸分作四塊研極細末安在乳頭上與小兒吃乳同下之立愈

每盒售洋一角批發八折

本堂開設上海英租界拋球塲

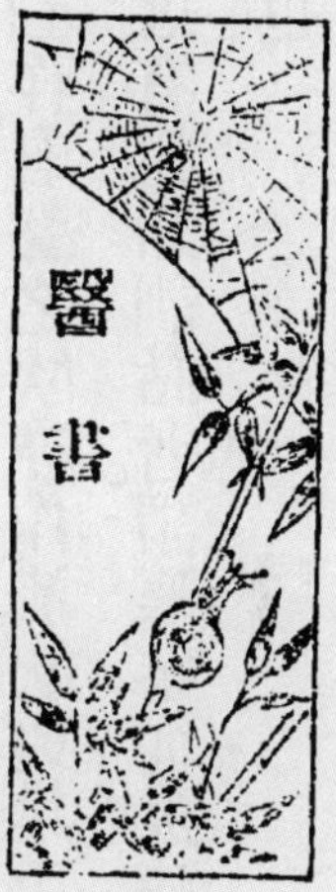

◉研經言

歸安莫枚士先生著　丹徒楊燮青抄存

釋膈

素問有隔傷寒論有格病源千金外臺有鬲音義皆相近而要非今之所謂膈也何以言之隔爲不便（經曰隔腸不便王注亦屢曰隔隔塞而不便寫也）卽仲景書之關元方書之內關外格也格爲吐逆（見傷寒平脈法王注素問亦用之）義取格拒鬲爲鬲氣其別有五其症不一不過寒食氣結所爲皆與膈輕重懸殊治隔可利其二便治格可平其胃氣（據仲景乾薑黃芩黃連人葠湯症言）治鬲可運其陽氣若今之所謂膈乃吳江徐氏所謂胃口枯槁不能受食者實噎與反胃之極境屬六極

故多死。無藥可治。不得以鬲膈字同。隔格膈音同。而牽合之。

釋痰

仲景書有濁唾。有涎唾。涎唾後人或稱淡。唾淡言其薄。以別於濁唾也。淡字去氵加疒。卽爲痰。巢源而下。唾皆稱痰。卽於唾之不薄者。亦稱痰不稱唾。如凝唾謂之膠痰。黏唾謂之膩痰。皆與古書相戾也。第古人名病。必名其所可見。薄唾稱淡。有淡可見。若無淡可見。焉得冐淡之名。因知金匱四飲中之痰飲。雖本一作淡。而走於腸間之水。淡不淡。尙未可卜。仲景亦必不憑空名之。淡飲之淡。當爲流字之誤。走於腸間。正謂其流。與溢字。懸字。支字。皆是狀其水行。以爲別。水之行象。必得此四者。方備。巢源論飲。悉本金匱。於四飲獨無淡飲。有流飲。所列流飲症狀。正卽金匱之淡飲。隋時金匱不誤。巢所據足爲的證。千金翼配入留飲。爲五飲。改懸飲爲澼飲。支飲爲淡飲。而於腸間動作有聲之飲。亦作流飲。與巢氏合。緣流字似淡。傳寫誤之。尋又改爲痰。其迹顯然。近有粗知訓詁者。謂痰字從炎。病必屬火。依彼論治。豈不大謬。信乎辨之不可不審也。

中國近代中醫藥期刊彙編 第一輯

釋散

脈有左右。如相低昂者謂之散。如樹葉之動。榆莢之落。（玉函聶聶如落榆莢者名曰散也八十一難作厭厭聶聶依義當作檿檿欇欇廣韻檿葉動皃欇樹葉動皃）物輕而汎於水。（素問秋脈來急去散故曰浮又如物之浮曰肺死）車行而望其蓋。（傷寒論脈藹藹如車蓋者名曰陽結也八十一難以爲肺平脈）其象莫不如是故歷擬之也。左右如相抵昂。與數脈相似。其實數之促急以徑言。散之抵昂以橫言。數之促急起線。散之低昂不起線。大不相同。故言如數。（素問冬脈其去如數正謂散也示從容肝急沉散似腎）又如物之浮。是散之粘着而兼實者。如車之蓋。是散之有力而兼大者。（素問如物之浮如風吹毛成註傷寒論藹藹如車蓋者大而厭厭聶聶也）故一爲肺死脈。一爲陽結脈。皆非散之正。故仲景以如落榆莢爲正。又惟散之低昂以橫言。故緊脈亦兼散象。（王注素示從容急緊而散曰肝）惟散之低昂不起線。故洪脈亦沿散名。（八十一難浮而大散者心也）引而申之。觸類而長之。天下之能事畢矣。

釋毛

古以毛爲輕之譬。詩大雅德輶如毛。輶輕也。孟子以一羽對百鈞。又曰、金重於羽。漢書或重於泰山。或輕於鴻毛。皆言輕也。脈以毛名者。爲其重按卽無。輕取則得也。素玉機眞藏。秋脈者肺也。故其氣來輕虛以浮。來急去散。故曰浮。脈經肺脈來汎汎。（說文浮汎也則汎汎浮也）而輕如微風吹鳥背上毛。然則浮之輕而重按卽無者。乃爲正毛脈矣。其輕而不甚浮起。或浮之輕而沉候又兼他象者。只可謂之輕。不得謂之毛。脈經於衄曰。脈來輕輕在肌肉。此肉在中候。故不云毛也。於婦人妊娠曰按之則滑。浮之則輕。此以沉候有他象。故亦不云毛也。言輕不足以該浮。言浮不足以該輕。故傷寒論疊稱之曰毛浮。

釋代一

古說脈代有數種。素宣明五氣。脾脈代。注耎而弱也。案耎弱則氣未盡暢。有乍數乍疎之意。此與靈邪藏府病形黃者。其脈代。皆謂脾之平脈。以脈經脾平脈長。長而弱。來疎去數。參之。則此所云代。實卽乍數乍疎之意。蓋有數有疎。則氣不調勻。如相更代。故曰代而古因謂不調之脈爲代。史記倉公傳。和卽經主病、代則絡脈有過。以代對和則代爲不調可知。素三部九候。中部乍數乍疎者死。其脈代而鉤者。病在絡脈。亦謂不調者爲代。承上句乍疎乍數而言。意謂經代死絡代病、夏氣在絡。長夏同法故脾以代爲正。此與倉公說皆取脾平脈之代。而於非時妄見者射其主病也。所以謂之代者。取其變更不常。如四時代更。日月代明。父子代嬗。盛衰代遷之比。說文。代更也。是也。代之本義。並不取乎止。第以純爽弱則或不能行。有疎數則似可得間。間者止也。不能行。亦止也。故古因又謂脈之有止者爲代。如經所云。數動一代。五十動一代。乃代字之引伸義。所以引代於止者。卽動以觀止。則見爲疎。卽止以觀動。則見爲數。仍是乍疎乍數之意也。然猶通指一止者爲代者。至仲景而下。別代於結。始以動而中止不能自還爲代之專稱矣。至李時珍而下。別代於促結。始以止有常數爲代之專稱矣。於此見古今名號之沿革。

◉救急針灸教科序

黄眉孫

醫書　六

甲寅孟夏。星洲熱氣薰蒸。寒暑針漲至九十七度。時値望月。約同道教友。至海檳納涼。携枕簟。持殽酒。作清夜談。爲月明如晝。兩邊樹叢中。清風習習。從西南來。塵襟蕩滌。萬慮俱消。旨酒已陳。席地而坐。月影照入玻璃罇中。蕩漾作鏡波色。相與品題殽酒。海錯山珍。各饒風味。清談雅謔。逸興雲飛。快哉快哉。庾亮南樓。右軍曲水。不過是也。俄而酒已盡。與從人。携一壺陽羨春茶。幷瓜果餅餌至。濃斟。陸羽兩腋風生。盧仝之七碗解醒。豈欺我哉。豈欺我哉。斯時也。左有良朋。右有益友。名言精理。與清風同來。海波互答。一友曰。樂哉今宵。佳酒佳殽。佳境佳客。各擅勝塲。將余憤懣之氣。抑鬱之情。俱爲彼取消去矣。一友曰。君言取消二字。余又增煩惱。近日坡中西醫。取消中醫之痲科痘科疫科之診治權矣。我國政界。又欲取消中醫矣。神州醫藥總會。聯合請願設中學醫校。政府又云緩辦矣。哀此醫藥。其亡其亡。繫于苞桑。我輩其危哉。一友曰。教育部緩辦之說。不爲過也。中國之解剖學。衛生學。生理學。物理學。非不大備。但分見諸書。零星斷續。非若西醫之習爲成書。易編課程者也。然則取黃帝內經。仲景傷寒。以爲教科歟。無如博大宏深。初學斷難領受。又烏從而教之。然則取金元四大家及近代名賢之書以爲教科歟無如聚訟紛如莫衷一是又烏從而教之然則令教育部集古今大成斟酌損益以爲教科歟無如教育部非人盡知醫編輯各當又烏從而教之是教育責任在吾輩儒而醫者之事耳一友曰針灸一科黃君素所熟悉蓋編針灸教科以備一格可乎余曰唯唯否否針灸之書精深微奧跡近迂腐又非時俗所尚恐取以覆醅耳況大厦非一木能支艮河非赤手可挽得毋慮海水之涸思以涓益之憂泰山之頹欲以鼇戴之哉一友曰君言過矣現當中西爭競凡一技一長莫不貢于醫藥總會君何不取淺而顯確而實信而有徵者立爲課程作救急用使山僻之內昏夜之際火車汽船之中閉症脫症之急一時難覓藥物者以針灸回生起死隨手奏功後來之教育專門不採擇用之者非人情也余曰善乃不揣固陋取前賢遺法幷祖傳秘訣及余數十年所經驗作救急針灸教科爲同人之編醫學教科者之先路焉是爲序。

一是書分四大綱。始標講義。繼論穴道。後言針灸手法。針灸治法。共數十課。論之于針灸之大成。則有不全不備。舉一漏百之弊。然余意但取救急之用。以備一格耳。

一是書言針灸之法。止救急一部份。誠不足爲正式教科書。然學問之道。偏門曲說。亦所不廢。況黃帝遺法哉。其精深之學。徐而俟之異日。并以俟當世之明于此道者。

一是書凡瘍科針灸。并按摩推拿之術。皆採取一二。爲學者研究。若有錯誤之處。貴會同人無妨校正。使確然有據。爲中學開一法門。未始非後來者之幸福也。

一醫藥學校。必取最新教科書。以便學習。想上海人才之地。將來必有盡善盡美之教科書出現。謂非針灸教科一書。拋磚引玉之功哉。則吾之犧牲精神。爲不虛矣。

第一課　緣起

黃眉孫

吾之編輯針灸。胡爲乎。東望神州。潛然涕下。歐亞學說。虎戰龍爭。天然之土產消亡。黃帝之心傳歇絕。我國之志士仁人。呼號奔走。結大團體。以砥柱夫中流。豈有他哉豈有他哉。救亡耳。夫國之亡也。不必盡夷爲郡縣也。無形之亡。與有形之亡。無以異也。取其學術而芟夷之。我民國之學術亡。取其物產而剪除之。我民國之物產亡。夫至。學術與物產。偕亡。國尚可以爲國乎。藉曰不然。試問文明之西人。其維持國貨。胡爲者寶貴出產胡爲者篤愛同種胡爲者我國民反是取吾國粹而輕之蔑之摧之殘之不至于爲奴隸爲牛馬爲亡國賤俘而不止是誠何心哉自撫藐躬不度德不量力思以蟻負山保存國粹而不顧爲天下笑也嗚乎針灸嗚呼針灸安可不講耶

第二課　源流

我聞在昔黃帝岐伯始作內經故明堂針灸一書爲雷公問道黃帝授之其時雖嘗百草辨五味醫藥尚未大行而專用針灸及巫咸始爲藥丸伊尹作湯液秦和製藥方湯劑與針灸相輔而行降至春秋難經及子午經二書皆詳論針灸穴道戰國時師摯徐文伯代興針灸之法大著及漢代華佗多用刀圭仲景多用湯藥針灸始稍稍失傳唐有甄權孫思邈雖善針灸而以用藥餌爲常法至宋仁宗時詔王維德鑄銅人爲式考次穴道作銅人針灸圖三卷以示後學元忽大必列作金蘭循經滑伯仁作十四經發揮皆因其法而修明之明宦官劉瑾補輯神應經楊繼洲輯針灸大全然繁冗難學非有傳授不易詳悉前清喻葉諸家雖明于針灸而用之者少故黃元御著傷寒懸解十六卷謂仲景因針灸刺法已亡故著傷寒論足見岐黃遺法至

中國近代中醫藥期刊彙編 第一輯

今存者十無三四所以今日醫家不講求針灸者亦以殘缺多而徵信少所由漠外置之耳

◎奇疾方詮釋 續第三期

天長崇錫綬肖葵氏稿

夏子益曰人睛忽垂至鼻如黑角塞痛不可忍（洪書無塞字）或時時大便血出（洪書作下血）病名曰肝脹用羌活煎汁服數盞自愈

綬按目之系上屬於腦後出於項中前連睛球如瓜之蒂透過目窠骨孔兩系相交入連於腦此條睛垂至鼻病在目系自表面觀之是腦筋不和之現象其病名曰肝脹頗有深義存焉蓋目乃肝之外候雖五藏六府之精氣十二經脈三百六十五絡之精陽氣皆上於目而爲睛然目睛各病仍由肝不和者居多肝秉風木之氣主筋藏血其精汁注於黑珠其經脈交於目系爲目部之總司令故經曰肝開竅於目又曰目者肝之官也此因風邪中於項隨目系以入於腦則腦轉腦轉則引目系急目系急而肝因之不和也肝和則血足以濡之筋足以束之焉得弛

縱而出。惟因風而病脹。先自失其機能。致令目系弛縱。木邪乘土。而肌肉之精。亦不能約束目睛。是故睛垂至鼻。形如黑角。塞痛不可忍也。或者間或之詞。言肝脹之邪。既爲祟於上矣。間或兼傷陰絡。致血內溢。則又有大便下血之候。症象雖殊。病原實一。可合觀以資考證。毋疑爲二病兼見而歧視之也。此肝脹係風淫木旺之原。風淫者宜辛散之。木旺者宜金伐之。若泥守治風先治血例。則有姑息養奸之害矣。羌活生於西羌。得金氣最厚。味辛金味也。氣溫木氣也。其質見風不動。無風獨搖。獨搖者感木之和氣也。不動者秉金之剛氣也。一莖直上。能循督脈貫項入巔。而散腦筋中蘊結之邪。邪解則目系復其常度。垂出之睛。卽可縮還本竅。誠肝脹病之要藥也。大便下血。未嘗用血藥者。血因風而不靜。風去則血自止。經云奪汗者無血。此類是矣。

脹者壅也。金匱肺脹症。是邪壅氣分。故欬喘上氣。本條肝脹症。是邪壅血分。故大便下血。肺脹之目如脫狀。勢較輕。故以輕清之麻黃。上袪目系之邪。從夫皮毛而解之。肝脹之目睛垂出。勢較重。故以剛烈之羌活。急散目系之邪。化爲汗液而救之。

附錄驗方新編云。眼珠無故湧出垂下大便下血亦有不便血者。名曰肝脹。羌活煎濃湯。乘熱先薰後服。即入或用羌活燒烟薰之更妙。又方新井水洗眼數次即入。又方防風黃芩白芷川芎蒼朮細辛生地甘草生薑棗子葱白水煎服仰臥片時。眼珠自然收上。

綏按右附錄三方。均由驗方新編摘入。其第一方。即是本書所載者。特文字微有不同耳。言先薰後服或燒烟薰之更妙。豈因後人轉載時。忝入己意以推廣其功用也耶。第二方施於邪已化熱後。辛温之藥未可濫用時。大可佐羌活之不逮。如用於初見時。恐有冰邪之虞。是在用者神而明之。第三方防芷蒼辛散腦部之邪。川芎生地和經絡之血。甘草協和諸藥。薑棗調其陰陽。葱白引導達於病所。此即九味羌活湯之原方也。據洪書觀之。似由本書轉載者。注詳目珠流出條。

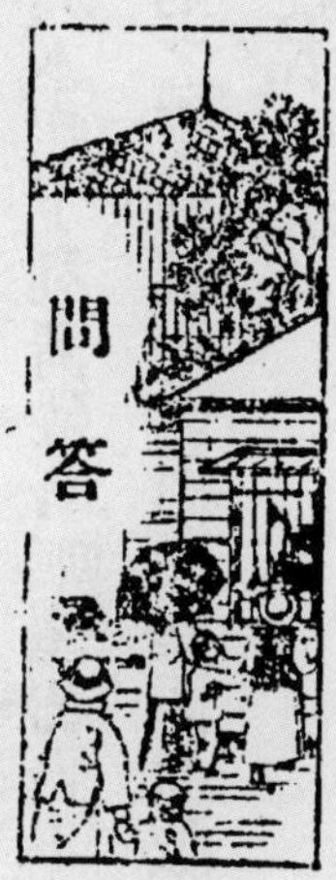

謹將傷寒論少陰篇中兩則之有疑義者敬請

解決

武昌醫學耑校吳紹璣

少陰病。二三日不已至四五日。腹痛。小便不利。四肢沉重疼痛。自下利者。此爲有水氣。其人或欬、或小便利。或下利、或嘔者。眞武湯主之

加減法

若欬者加味子。細辛。乾薑。若小便利者去茯苓。

若下利者。去芍藥。加乾薑。若嘔者。去附子。加生薑。

少陰病。下利清穀。裏寒外熱。手足厥熱。脈微欲絕。身反不惡寒。其人面赤色。或腹痛。或乾嘔。或咽痛。或利止脈不出者。通脈四逆湯主之。

問　　答　　二

加減法

面赤色者加葱。腹中痛者去葱加芍藥。嘔者加生薑、咽痛者、去芍藥加桔梗。利止脈不出者。去桔梗加人參。

按此二則主病各有主藥以治之其兼症之加減胥能釋疑。惟上則眞武湯中同下利而去芍藥。及下則通脈四逆湯中因腹痛而加芍藥此中至理。難以證明。特列疑義數端於左。

一眞武湯治少陰等病。緣腹痛而用芍藥。按之本草理歸至當。若下利而去芍藥。免再復瀉其氣。亦屬絲絲入扣也。攷元明諸家。謂芍藥爲酸寒收斂之品。凡裏虛下利者。多用之以收歛試嘗芍藥酸味何在。張氏隱菴謂此乃習焉不察。爲害殊甚。斯可見裏虛下利。不用芍藥者明矣。然通脈四逆湯因腹痛而加芍藥。其於本症下利清穀。有無窒礙。吾不敢必。蓋下利清穀較之上則下利爲尤甚。上則之下利。既不能用芍藥。而通脈四逆之本症。最劇最險。獨能用芍藥乎。此其疑者一也。

一通脈四逆湯。本無芍藥。仲師以腹中痛者。加芍藥。仲師醫之聖者也。其於下利清穀。必能臻治無害。方敢以芍藥加之。觀元明諸家用芍藥治裏虛下利。既與仲師脗合。然隱菴所謂之習焉不察。豈非責之不當耶。究竟芍藥。本係苦降涌瀉。雖利於腹痛。而於下利清穀之利否。後學醫子。竊有疑焉。不得妄爲解決。各家有云。通脈四逆症者。陰盛於內。陽格於外也。腹中痛者。脾絡不和也。加芍藥者。以通脾絡也。既通脾絡。而不顧及下利清穀。此又何說也。腹中痛。以通脾絡爲治。而脾絡係屬何物。係在何部。難經亦云脾之大絡。均似含糊籠統。並未剖明。窒在此。其疑者二也。

一眞武湯證。腹痛而下利。去芍藥而不用。通脈四逆湯證。下利而腹痛。反加芍藥以治之。雖兩則病症之有異。而其下利腹痛則一也。何以芍藥之加減。前後之不符乎。或者謂芍藥加於通脈四逆湯。治少陰下利清穀。腹痛等症。有薑附溫煖以回陽。甘草補土而和中。雖芍藥之苦降。亦不能見害於下利清穀者也。但眞武湯去芍藥。治少陰腹痛下利等症。有白朮附子之溫補。散寒利水之薑苓惟於腹痛下利。不用芍藥可乎。既不用芍藥。腹之痛可止乎。腹痛可止。而四逆湯之腹痛下利。芍藥安可用乎。此其疑者三也。

一眞武湯之主證。推厥原由。水氣爲患。通脈四逆湯之主證。究其發生。裏寒所迫。比較兩證。皆屬眞陽不足。原裏寒尤甚於水氣。加用芍藥。是以苦降而戀陰邪。雖有薑附之猛。亦難振陽以自立。況芍藥加之。甚重則更非所宜也。而水氣較輕於裏寒。因兼下利。尙減芍而不用。其眞武四逆芍藥之宜用與不宜用。註家不互相發明。其故安在。此其疑者四也。

◉答王君帙青問症第六

劉丙生

閣下之病。係秋涼遏伏暑熱。深入骨髓而起。初起時若服吳鞠通加減青蒿鱉甲煎。重加地骨皮十數帖。則先寒熱加重。繼則日輕一日。兩旬可已。婚後盜汗。非虛也。病機向外也。逆之則內攻。此遺濁之症所由來也。腎水被熱煎灼。能作瘧疾盜汗。仍君之元氣深厚。非虛也。舌苔厚膩。非經邪也。乃熱邪薰蒸於陰血之分也。誤用利藥。陰液愈傷。强投補劑。補非其法。此諸虛見象所由來也。熱邪深伏。頗似陽虛。稍進扶陽精關愈滑。此辯症未清。用藥所以失當也。豈有其陽虛而胃納尚旺者哉。附載二方仝一駁雜。以之治眞陰陽兩虛者則可。以之治伏熱似癆者則不可。以愚見斷之。如茯神。沙苑。胡桃。砂仁・杜仲。川斷・等皆不可用。請君自診寸關尺三部。可是細濇而沈數否。尺部之後。二三指之處。可見有脈跳否。如有。卽是朱丹溪所謂尺長入尺澤者。伏熱也。治以知柏地黃丸主之。每晚服三錢。淡鹽湯下。一月後自有佳音。如寒熱似瘧。勿懼。佳兆也。陰氣能捍熱邪也。節勞遠色。服至三十二歲。身體强健之後。三十三歲方可種子・則一索得男矣。　忌韭菜生薑葱蒜胡椒大椒各熱品諸魚葷腥

令友張俊甫之病。亦惟節勞遠色可愈。此病需參看本年第二期本報通信與黃君眉孫研究交合出氣病論治法。若求速效。則需親傳導引過氣口訣。方無謬誤。搗蚯蚓和韭汁酒服之方。甚不可用。用之有脫精之害。此好色之徒取快一時。貽終身之害者。不知其數矣。

●答錢君陸伯問症　張汝偉

問答

貴報第三年第三期問答類中。錢君蔭伯之恙。偉略有心得。敢爲蔭伯告。蔭伯之疾。喉中偏左實起紅肉。如蓮子不紅不痛。經針刺出血而如故。此非喉癰喉菌諸外恙之法可治。此症見於金匱。其治則詳於靜香醫案中。此病名梅核氣。緣痰鬱滯氣凝聚。喉間肺絡阻痺。以致吞不下。吐不出。日漸以大。由以內病非吹藥可治。本無刀開針刺之理。鄙意宜化痰疏氣泄濕。方用　竹半夏　一錢　雲茯苓　三錢　化橘紅　錢半　沉香片後下　五分　台烏藥　七分　逍遙丸　三錢　製川朴四分　鹽水炒蘇梗　錢半　廣鬱金明礬水炒　一錢半　川貝母天竹黃一錢全打　三錢　旋覆花　一錢　靑蛤散　一錢　引用　枇杷葉二片另用海蟄一兩　荸薺　一兩　生萊菔　一兩　三味煎湯。代水煎藥。服兩劑必克見效。常服海蟄荸薺萊菔湯。研沖川貝母末服之。全愈爲止。偉曾經治愈數人。一得之愚。敢不獻芹。幸祈　貴會卽登入問答中。俾蔭伯厥疾。早日瞑眩而獲瘳。則幸甚也如蔭伯欲吹藥。便祈來敝地診視。或從郵寄。逕來函取可也。惟空函不覆。信寄常熟小東門外顏港便是

中國近代中醫藥期刊彙編 第一輯

問一　張汝偉

問內經刺熱篇曰。治諸熱病。以飲之寒水。乃刺之。必寒衣之。居此寒處。身寒而止。一似凡患熱病者。可任意飲寒貪涼。必身寒而止。得無慮熱之內陷乎。此熱病究指何種熱病而言。其寒字。當作何解。

問二

仲景外感熱病篇曰。傷寒脈浮滑。此表有熱。裏有寒。白虎湯主之。裏有寒之寒字。紛紛辯論。莫衷一是。王三陽謂當作邪字。方中行謂係寒熱二字顚倒傳寫之誤。（如上下更易。亦不合一浮字。）魏念庭經絡二字。更欠沈堯封作喝字。王孟英作痰字。均屬近理。然此寒字。究竟是傳寫之誤。抑尙有別解。幸祈海內外大方家。明以教我

問答

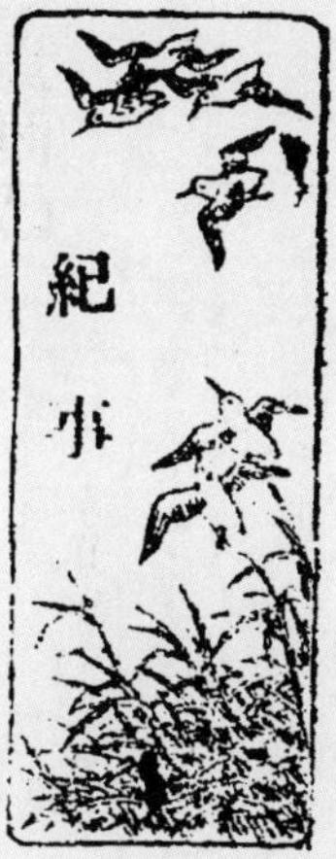

神州醫藥總會紀事

總會籌辦學校醫院正在進行中校舍醫院建築圖樣已由王君大中慨盡義務詳細給就刻經開會討論擬即着手募欵俾得早日觀成

雲南分會自去年成立以來由姚靜仙君及熱心同志竭力提倡各地聲應氣求頃得報告支會成立者已達十餘處

福州分會入會同志極形踴躍前寄往之證書已核給一空函請續寄刻已照發矣

廣西桂林刻由吳君仲復黎君肅軍及熱心同志二十餘人發起組織分會刊有緒言及簡章函請總會認可業已開會將來函宣佈後當即繕發公函正式承認矣

附錄神州醫藥總會桂林分會緒言

我國醫藥倡自軒農迄今四千餘年較諸寰球誠屬開化最先且著唐書列之方伎宋儒目爲小道貴者恥習愈趨愈下民國紀元　教育部規定全國醫學堂課程專事西醫其不絕者僅延一線滬上王君問樵余君伯陶鑒及道亡國亡之旨剏立神州醫藥總會內而二十二行省外而各埠先後與會濟濟多士上書請願始蒙

大總統以不廢一詞批存　國務院於戲朽索六馬一髮千鈞國粹之存亡人民之禍福實基於此非爲鐵路鑛產權亡國亡僅然也土貨振興漏巵閉塞盲者耳聞惕然生喜學術淪喪民氣寖衰聾者目覩慼然爲憂同人等擬作續貂先爲集腋非故爲是立異黨同也實策我國人疾病相扶庶以保存四千餘年軒農之統緒於不墜焉而已

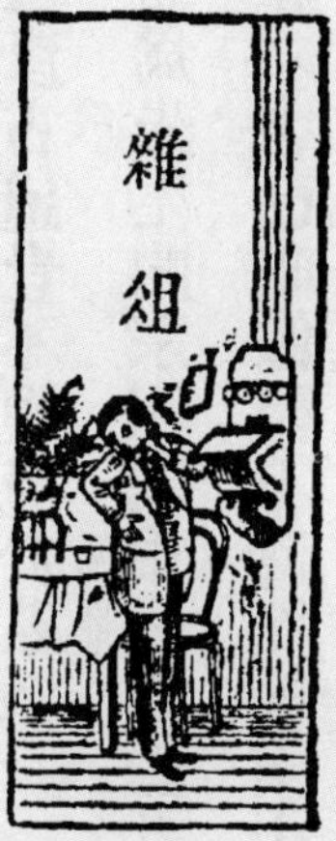

◉醫醫五言廣義

閩杭包桃初先生著　門人雷典如廣義

醫醫

醫本醫人病如何反要醫祇因醫弊病遺害幾多時今作醫醫訣明言告汝知四經當講究俗說勿堅持問切分經案邪從脈症推陰陽虛與實表裏熱寒規八法分先後溫涼補瀉宜不惟醫弊革古道復於茲

醫爲治病之技能舉凡人身軀殼經絡藏府營衛以及藥物金石草木禽獸虫魚之智識天時之變遷地土之陰陽莫不攬括胸中此即技能所及果爾則百病之來自能得心應手立起沉疴如何反要他人爲之醫祇因爲有一種原因近來習

醫之士往往各宗一家編執一隅藥之溫涼寒熱半爲習俗所移如地尙寒涼故有誤服寒涼致死而不知者地尙溫熱亦有誤服溫熱致死而不知者推此流弊自金元四家分派以來學者食古不化以至遺害迄今幾無已時藉一書爲口實恃雄辯爲生涯病家苦無考據醫亦委不研求惟我桃初先生目擊心傷獨作此歌以醫醫並不另立名稱希圖喚醒醫家執一不通之弊諄敎醫者講求本草靈素難經傷寒金匱四經勤求升堂入室之妙勿堅持俗尙之說而貽誤無窮也迨四經既明臨診自有把握問證切脈功夫自然無望海汪洋之嘆分經玩索其邪之感傷何經何難推詳其故而陰陽虛實表裏寒熱爲醫門之八法其中施治各有先後不能混肴苟熟四經何難判別無遺而溫涼補瀉之劑用之亦無不適宜如此不惟醫家流弊永遠革除且能使人人尊重四經病家無夭札之虞醫士盡壽民之彥古道豈不復見於玆哉

按此韻爲先生開宗明義第一篇總計僅八十字文詞淺顯意義昌明前二韻感慨醫弊之害已暗伏醫不遵經線索中四韻揭出四經自有闢俗之妙敎人講求

研究辯別邪正之氣末二韻提起八法施治之効力欲人永遠遵守俾不爲俗所移而古道從茲以復有條不紊步趨井然誠醫士之津梁也

醫道大衰（內經望聞問切爲醫之四診分神聖工巧別醫高下之名）

問切名工巧望聞號聖神聖神今已杳工巧更何人

問者問人病狀也如寒熱頭痛胃實目眩欲寐腹滿手足厥熱之類切者審病脈象也按左右手寸關尺部如浮沉遲數細大短長之類望者察病面色也如靑黃赤白黑之類而病人舉止神氣俱賅括在內聞者聽病人出聲也如譫語鄭聲之類而呃逆痰鳴亦賅括在內此四者爲醫家診治之圭臬工巧聖神辨別學力之淺深故難經曰以外知之爲聖以內知之爲神雖然問切亦屬一外一內何不統賅神之中而特以工巧判之誠以問而知之須得病人自言眞象比望聞功夫略淺一層如工之利其器以善其事故曰工切脈一道全在體會靈敏苟一不愼遂有毫釐千里之判非得機變之術萬難恃爲方針故從切而知之者曰巧觀今之醫不惟聖神杳所聞而能稱工巧者更從何處以覓其人哉

按此韻詳分醫家等第痛抉今古盛衰悲歌感慨足以啓發後學精神

爲醫自免

醫爲儒本事理與易相通格物醫先務徒文妄費功治人如治已診法勿朦朧愼疾如齋戰無恆誤始終存心師范子篤信效倉公藥尙神農法方宗仲聖風道深招俗忌學化奪天工莫徇時人說須知執厥中

嘗憶范文正公有云不爲良相甯爲良醫是醫者本爲儒家事業其理與易經相通審五行察五色聽五音辨五味都是格致功夫醫者當以爲先務不可徒講文墨妄費功夫至於學成出治人病當如治自已一班如程郊青云若是眞正惜命亟從已上作功夫等醫事於自家之身心性命卽君親亦是已之君親貧賤亦是已之貧賤可見診治之法不可朦朧做去且保衞疾病於平時當如夫子之愼齋愼戰庶足以昭誠心感神明格鬼邪而無無恆心之咎以誤始終之志向存心務師范子藎范子仁厚爲心篤信務學倉公而倉公仁術濟世用藥必崇神農之法施方當宗仲聖之規果能取法乎此則道學自深自非管窺蠡測之俗醫所能

企及勢必招俗嫌忌但吾人存心濟世貴在利病若果學有變化而落筆成春天工立奪彼忌者何有如我哉先生所以諄諄誥誡勸醫莫徇時說須知允執厥中也按前韻言人治病當知格物致知之學方可盡醫能事中韻叮嚀醫家存心要正學務求精後韻說出眞學不畏俗忌惟能執中利病專誠做去且能立挽頹風又見先生一叚婆心也

潮人論病句句言俗故作此以譏之

從俗甯無病病來有俗方俗方終不效復請俗醫商俗藥醫將斃俗醫敢担當但求醫合俗從俗死何妨孔子嘗從俗從其俗善良未聞從惡俗俗害至身亡此俗因何起皆由俗說張俗云水土熱至死俗難忘

甚矣習俗之移人也凡百事務猶有可原至於醫道生命攸關一拘俗尚寒熱虛實不能探其微温涼補瀉不得中其竅譬如讀景岳書者偏重熟地讀東垣書者藥崇温燥讀子和書者惟主攻破諸如此類豈可枚舉且有各地之不同如江西之慣用柴胡潮州之畏用薑附蘇屬之利用桑荷福省之專尚連芩此皆習俗所

趨牢不可破何暇詳辨四診以別寒熱虛實之眞象乎習俗如此何得良醫而糾正之故至醫斃亦惟不離於俗遂可告無咎於病家可勝悲哉夫俗如聖至孔子亦有入太廟之問惟良惡有分從違必審未聞見惡俗而固執不改者然此俗因何起點良由俗說相沿不講求水土寒熱之所以然只憑人云亦云爲醫士者亦不講求而附和之奚能免爲醫林之玷哉願執是業者熟籌而三思之

按此韻通篇紐穩一俗字反復研駁正欲人崇四經以正俗也先生不忍生靈塗炭存心惻隱又見一斑

◉醫家詩話

錢縉甫

夜不安睡。莫如去思慮。宋儒所謂未睡目先睡。心是也。納食無使過飽。乃易消化。岐黃家所謂飽則傷脾。是也。詩曰無思絕妙催眠法。不飽眞爲却病方。此見道之言。詩筆亦清穩。

十年前曾見一詩。不知出於何書。詩云。昔有行道人。陌上見三叟。年齒各百餘。精神齊抖擻停車問三叟。何以得此壽。上叟前致詞、室內婦貌醜。中叟前致詞、飲食節所受。下叟前致詞、夜臥不覆首。愚按飲食男女人之大欲。然壽殀往往因之。此詩詞樸理眞。意旨絕妙。養生家莫能外也。

人有病須人服侍。然善服侍者惟妻耳。子婦皆隔一層。奴僕更無論矣。詩云。夜深猶累妻煎藥。僕嬾翻勞客請醫。二語可謂曲折善達。

自來作詩者往往借題發揮。有某君得一愛妾。爲大婦所逐。心竊不平。偶過扁鵲墓。題詩云。一坏能起膏肓疾。九死難醫嫉妬心。愚謂扁鵲嘗論病有十不治。雖不列妬病。然有驕恣不論于理一條。豈非妬病之類乎。

俞曲園高弟朱伯華。與曲園相依甚久。及臥病津門。誤服西醫藥而卒。曲園詩云。門墻最久是朱游。一誤刀圭命竟休。愚謂西醫治病。每著奇效。然藥多霸烈。且不諳元理。拘泥形質。罹其害者。已指不勝屈矣。

明季龔雲林爲太醫院吏目。著有壽世保元十卷行世。一時縉紳多與之交。贈以詩者亦夥。有二句云。國步艱難民瘼急。倉公何以破吾愁。余謂不但詩詞溫厚。與今日時局亦恰肖也。

吾吳近世良醫。葉天士之外。爭推薛生白徐臨胎。二君不但精於醫。即文才亦非俗士所及。徐有詩云。一生那有爭閒日。百歲仍多未了緣。吐屬高雅。識學俱超。薛有詩云。且喜無人爲狗監。不妨喚我作牛醫。典切工穩。然則醫雖小道。凡能以術鳴者。其胸中必非空無物也。

◎海外醫談

黃眉孫

入肉照猪肉價請友

南洋有某甲者。入息頗豐。性甚鄙吝。每遇疾病。則往相識之中醫處診看。從來未有脈金。若盡義務也者。一日患下消症。小水淋濁。數月不愈。盡義務之醫生。服藥無效。轉請洋醫診看數次。費十餘金。亦無效驗。日益清瘦。氣血微弱。忽憶本埠新來之某中醫。曾有一面相識。不如求他診治。愈後酬謝。再作計較可也。于是即求某醫診看。用藥調治。已愈兩月。身體復元。某醫未得他分文脈金。一日診看時。某甲同寓有乙丙丁三友甚不過意乃笑謂某甲曰君前時身重壹百廿磅病時重八十五磅今現有磅戥盍再秤之某甲如其言秤得重九十八磅較病時重十三磅乙友曰君病時先生盡義務已久吾輩三人代君請醫買藥煎藥已數十次今飢肉增重君又非赤貧可無酒席酬謝乎丙友曰吾有一法照猪肉價計算每磅四角該肉可抵五元二角卽令某甲取出請友某甲無奈取銀同先生至酒樓買佛蘭帝酒壹罇價兩元者餘命備饌筵席已設某醫與某甲并乙丙丁三友五人雜坐一饌甫上口齒翕張不能少延該饌之命運盤中盡罄更進二饌又復如是三饌未上某醫乘隙侈談病理誇其治法精妙三四次來饌時若未知也者某甲則嘿不一語低頭食饌似恐先生有索謝意某醫嘵嘵不已第三次所來之饌衆友未嘗已入某甲腹中盡爲胃汁消化矣乙友不能耐乃謂某醫曰僕述一趣話爲先生下酒昔有一人善鼓琴苦無知音一日在牛欄上鼓之牛但低頭食草並不走去以爲牛能聽琴私心大喜忽其妻喚他食飯見夫對牛彈琴謂畜生識曲不覺大笑曰君何愚哉牛之不走去者因有草在非能審音也今牛已飽食君不飽食可乎合坐大笑復進四次之饌五人之牙

雜俎

齒唇舌各盡其飲啖之天職某甲則手持酒罇不肯放下座有能飲者則不勸之飲不能飲者則假意相勸似恐酒將罄盡無餘剩攜囘以澆自巳之壘塊者丙友不能耐乃奪罇而遍酌能飲者某甲目呆神癡似有欲言不便欲阻不能之苦合坐又大笑未幾五六饌復上酒已盡興食未充腸坐客皆言加菜又進二簋饌畢核算共六元四角某甲不肯出所加菜金止云我限定五元二角以請諸君餘者不干我事乙友曰君之肉與猪肉並價未免輕君盍加多少價乎某甲執意不肯乙丙丁三人又皆身無一文相對愁苦某醫無奈乃檢自巳荷包內他處所得紅儀十二元代爲償之而去嗣後某甲全愈某醫訪之並不出見乃訪乙友云某甲之疾經我手治愈願盡義務不索分文但酒席代出之欵及十餘次來往車費須見還也乙友述醫言某甲不特並無酬謝連代出席銀并來往車費皆不認還反出惡聲令人掩耳此事甚實故錄之爲索人酒食者戒並爲病家之無良者悲也

粵人某甲嘗來寓談醫云其弟前數月患瘧疾請一素所崇服之中醫治之蓋其病初起由太陽傳經卽請診看連服三劑變爲寒熱往來時其弟傭工于南洋士生華

人之店南洋土生子素詆中醫而尊洋醫者際此時機極詆前醫用藥不良所致轉請洋醫診之時已日暮洋醫乘大馬車手持竹棍鼎然而至店伴望見卽告病者出前廳俟候適値瘧發之際遍身作寒病者又未全悉本來由話止云沙吉亞帝（心病也）嘩闌西都（寒也）門打而已（吐也）診畢醫問病狀其弟不能懂止知一二語所答之詞則番話雜以華語洋醫又不能懂如聾與啞相遇情形極爲困難且洋醫又似酒後每每大聲怒目病者爲之心中悸戰後令店伴同至藥房取藥水歸是晚服之卽胸腹緊痛嘔吐不得有求生不生求死不死之勢合店忙亂此薦甲醫彼薦乙醫如狗亂吠幸有店隣頗知醫理乃曰此瘧疾非十餘劑藥不能全愈君服前醫藥平平不如仍請前醫視之急如其言請前中醫至先用三黃解毒諸品數劑後再行治瘧約十餘劑已告成功矣余以意測之西醫診時正當發寒時候其寒熱度必低其脈至必遲緩且又面色青白病者又自已言寒言心病言嘔吐安知不疑爲虛寒內傷乎且洋醫卽非酒後遇此言語半通不通之輩亦斷難摸索病情耳某甲又言請洋醫要五元請中醫止伍角價高十倍手段必高十倍乃致誤事如此誠爲

吾所不解也余謂君輩崇信洋醫每致危險前車已覆後車不戒可謂雖死無怨大奇大奇又余所極不可解者耳

◉中西醫同瑣談

黎肅軍

半夏乾姜散金匱治乾嘔吐逆吐涎沫之方也變其分量加調味藥西醫以之治胃加答兒氣管枝加答兒今錄其處方於下半夏浸(一四〇)一八〇〇干姜二〇單舍二〇〇一日六回二日分服

葛稚川肘後備急方治傷寒時氣温病內有一方云冷水漬靑布以掩之又類証活人書用冷水治傷寒與西法若合符節

昔華陀治倪尋李延俱患頭疼身熱陀曰尋當下延當汗或疑其異陀曰尋內實延外實是以異也西醫曰各異之病變亦能發起同一之症狀如頭疼及身熱實為數多之疾病而發現者

蜜尿病原因現時尙無一定之學說有謂起於肝臟充血從犄利哭琴化爲糖者卽

內經所云肝脆則善病消痺易傷是也有謂腎上皮起變化循環血中之糖分不得遮阻因之逸出者卽內經所云腎脆則苦病消痺易傷是也

解剖爲醫學之基礎疾病之變化診斷之條件治療之方針胥于是乎系焉是故精解剖者其醫學之智識必强反是則否近百餘年西醫之發達日新月異大有併呑中醫之勢未始非解剖之效力有以致之也夫西人之解剖濫觴於亞力山大我國則開化最早黃帝岐伯之際已實行之惜僅憑肉眼的檢查無顯微鏡以爲之輔助正不特施行之手術未善外置之方法未周已耳孟子曰離婁之明使當日解剖塲中有明於離婁其物焉者則後世言明何至津津然以離婁爲唯一之稱道經曰其藏之堅脆府之大小穀之多少脈之長短血之清濁氣之多少皆有大數觀於大數二字而益信然矣豈有有見隱顯微之器具資其研究而僅知其大數哉嗚呼求組織學於中醫尙無絲毫之可言此吾人所以引爲深恥也至外可度量切循而得之一語則可爲吾國之局所解剖學云

◉醫藥雜俎

周伯華

誤吞髮

有人誤食髮便得病但欲咽猪脂張口時喉中有一頭出受齧乃取小鈎餌而引之得一物長三尺許其形似蛇而悉是脂懸於屋間旬日融盡惟髮在焉（異苑）

蛇蠱

中時舍人于遘嘗中蠱毒醫治無門遂長告漸一日策杖坐於門外忽有釘鉸匠見之問曰何苦而羸恭如是于即爲陳之匠曰某亦曾中此遇良工爲某鉗出一蛇而愈某亦傳得其術遘欣然且祈之彼曰此細事耳來早請勿食某當至矣翊日果至請遘于舍簷下向明張口執鈐俟之及欲夾之差跌而失則又約以來日經宿復至定意俟之一夾而中其蛇已及二寸許赤色麤如釵股矣遽命火焚之遘遂愈復累除官至紫微而卒其匠不受贈遺但云某有誓救人唯引數觴而別

酒患

賀知章忽鼻中出黃膠醫者謂爲飲酒之故（從容錄）

先知

郭文字文舉詣臨安邑令萬寵迎於縣中養病病甚寵問先生可復得幾日文三舉其手果以十五日終（王隱晉書）郭文隱士非知醫者

留求子

留求子五月熟形如梔子稜瓣深而兩頭尖似訶黎勒而輕及半黃已熟中有肉白色甘如棗核大治嬰孺之疾南海交趾俱有之（南方草木狀）

瘤中生黑碁

處士蒯亮言其知友額角患瘤醫爲割之得一黑石碁子巨斧擊之終不傷缺（稽神錄）

銷魚之精

句容縣佐史能啖鱠至數十斤恆食不飽縣令聞其善啖乃出百斤史快食至盡因覺氣悶久之吐出一物狀如麻鞋底縣令命洗出安鱠所鱠悉成水賈胡見之曰銷魚之精也能銷癥塊（廣異記）

述方

銅川夫人好藥子始述方

◎游戲文章

（文中子）

國體論

國體猶人身也君主之國以皇帝爲元首共和之國則以總統爲元首其爲元首不同而一顆腦袋扛在兩個肩架之上有口以吃香烟有目以吊膀子有耳以聽新舞台譚鑫培之好戲有鼻以嗅言論界之大放狗屁則一爲我中華民族雖無狀究其極不過患頭風已耳見銀子則探頭探腦遇外人則伸頭縮頸已耳而頭之爲頭自若也獨奈何袞袞諸公莘莘學子視易其頭如傳舍力持此改頭換面之政策哉要知中國之大患不在於頭輕脚重而在於遍身之痳木不仁百官執事國之股肱而今則文官手伸其三武臣腿伸其四不出快刀治亂絲之策以臠割之而胼肢之患將不可收拾此國體之所宜變更者一也國民具體卑而植根固猶之足趾一失足則全身之傾仆隨之今者國步艱難民心渙散閭閻傷將趾此其時矣我願政府保

衛之勿令我國民永以蹩脚大少終也此國體之疾宜變更者一也餘如太守兢號風流則患在下部公帑半歸中飽則悔及噬臍百孔千瘡幾不可以屈指計諺有之頭痛治頭脚痛治脚夏秋之交百病滋長我國民方戚戚於爛脚之苦而諸公隔靴搔癢復亟亟爲斷鳧續頸之謀嗚呼立脚不牢頭將焉穩世無陸判其勿輕於嘗試哉（錄申報東埜）

定價表

費須先惠否函恕荷
概收大洋銀毫加方

定價	項目	一月一冊	半年六冊	全年十二冊
	現款及匯兌	二角	八角	一元五角
	郵票以三分之內者五份以上不收郵票			

郵費			
本國	一分	六分	一角二分
日本	二分	一角二分	二角四分
外國	四分	二角四分	四角八分

廣告			
等第地位	一月	半年	全年
特別一面	二十元	一百元	一百六十元
特別半面	十二元	六十元	一百元
普通一面	十二元	六十元	一百元
普通半面	七元	三十五元	六十元

聲明		
特別告白	論後正面概作特別	木刻電版
普通告白	後頁夾張俱是普通	費須外加

中華民國四年五月十五日
第三年第五期

版權所有

編輯者　神州醫藥學報社
上海老垃圾橋浜北延吉里

編輯所　神州醫藥學報社
上海老垃圾橋浜北延吉里

印刷所　神州醫藥學報社
上海老垃圾橋浜北延吉里

總發行所　神州醫藥學報社

上海
五洲大藥房

非洲
樹皮丸
生力固精補腦健胃獨推
爲第一良藥

衛生學乃人之生命保障故愈研究愈增實益其種種防害之事實人皆得而知之然防害之方法若非藥力補助豈能使人身精強力壯耶樹皮丸一藥乃滋養人身之要品於腦弱精虧神筋衰敗胃不消化腎部痠痛大便不通功效尤能卽見衛生家宜注意焉

每瓶一元
每打十元

上海四馬路棋盤街轉角
五洲大藥房發行

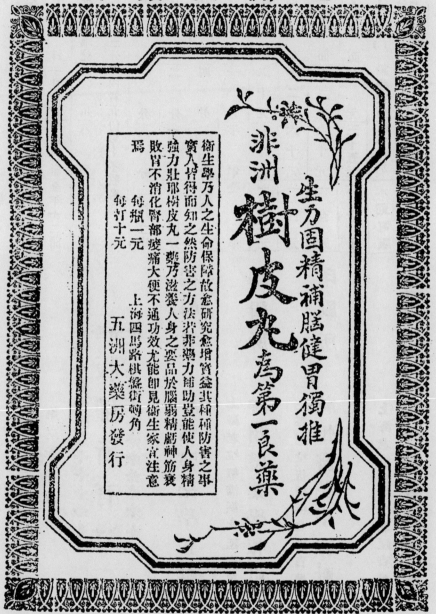

中華民國郵務局特准掛號認爲新聞紙類

神州醫藥學報

第三年第五期

中華醫學會圖書館藏書記

月出一册准陽歷十六日發行

介紹醫書

本社代售各種書籍價目表（費須先惠 空函不覆）

疫症集説	四册	捌角	余伯陶先生著
鼠疫抉微	一册	四角	同上
傷寒表附圖序	一册	四角	包識生先生著
傷寒論章節	一册	四角	同上
傷寒方歌	一册	四角	同上
叢桂草堂醫草	兩册	五角	袁桂生先生著
醫醇賸義 醫方論附詩文集	共六册	壹元六角	費伯雄先生著
傷寒表講義	一册印刷中	六角	包識生先生著
傷寒論講義	一册印刷中	八角	同上
傷寒方講義	一册印刷中	六角	同上
感症寶筏	八册	一元弍角	吳坤安先生撰 何廉臣先生重訂
廣溫熱論	六册	八角	戴天章先生撰 何廉臣先生重訂

●神州醫藥學報第三年第五期目錄

第三年第五期

目錄 二

◉神州醫藥會溫州分會各職員姓名錄

◉正會長

徐定超君

◉副會長

劉錫麟君

◉評議員

陸德鑅君　管　節君　楊逢春君　夏佩林君　白超俊君　夏周綬君

◉文牘員

吳　勁君　潘世駿君　朱鳳丹君　薛士龍君

嚴鍾銘君

◉經濟員

白文舜君

職員一覽表

◉幹事員
呂　涇君　童　濬君
◉交際員
任顯民君　劉　瀚君
◉調查員
李士璠君　趙　旭君
◉書記長
余世民君
◉書記員
沈　澤君
◉會記員
王定中君
◉庶務員

潘顧芳君

◉六合分會姓名錄

◉正會長

徐懋叔君

◉副會長

孫雨林君 張鏡湖君

◉評議員

童國儒君 達星垣君 姜啓忠君 童濟儒君 張澤芳君 張作霖君

朱鈞天君 達聘儒君 郭慶如君 陳心如君

◎紹興醫藥學報廣告

啓者本報自繼續出版已至五十期內容豐富且每期必於古籍選刋門中登載先賢遺著如吳鞠通先生醫醫病書已告完竣可以拆訂成書現又刋載何書田先生醫學妙諦附騐案馬培之先生醫論兩稿均爲世所推重而不可得者今敝報皆覓得之而公諸世且每期連續號碼閱後均可拆訂餘如論文學術醫案雜著問答諸門皆爲有經驗有學問之作每月洋裝一册價只一角預定全年計洋一元郵票九折抵用所費有限獲益良多應請勿吝區區從速購閱幷希竭力推廣

醫藥界鑒

浙江紹興醫學報社敬啓

論說

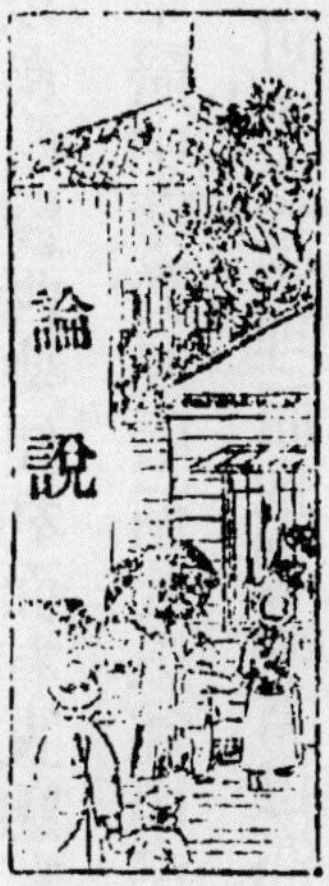

◉整理醫藥救濟疾病以重生命而挽利源意見書

林孔培

竊維中國醫藥發明始自黃農以迄於今五千餘年之間名醫叢出醫理醫藥之講求能洞見癥結力起沈痾神奇莫測已屢見不尠惟是醫者有內科外科小兒科婦人科痘疹科跌打科齒牙科喉科種種之分離醫與藥亦不統一且良法良方又漸秘漸淪此醫藥亟須整理者也夫疾病之事最爲慘痛傷殘身體耗費財產無過於此一有不愼更至喪生然人之有疾病則必有醫藥以醫藥之造世界者玄理之妙配合之周使有專心研究講求之者不難以達造化之功羅疾病者似有救濟之方者也今我國之爲醫者慈懷濟世勵愼將事者固多而醫理稍有經驗姓名聞於一

隅卽以自豪作起驕懈甚有醫學未涉躐醫理未了然只觀數卷藥書卽出以問世或病症未診識卽爲人下藥因之疾病纏綿不已誤人生命者亦不少至於藥之製造者率多偏執舊制無求進步且有專爲影戤射利以僞混眞此醫藥不可不爲整理以重生命者也我國醫藥無倡導策勵之機關在上者又無輔助故我國醫藥漸至淪亡而近世紀以來各國研究玄理講求配合學校醫院之開設醫藥機器之配製未敢稍有懈怠諸要實驗適用其所經驗至所發明日新月異以療疾病而濬利源且遇有國際關係之人或兵端發生之際以醫藥之作用十字會之名義可爲國家之利器至於有時疫發生乘其機遇誣枉磨滅人之身命財產及實業商業暢銷本國實業商業亦易藉醫藥得達目的查我國自西醫西藥輸入以至於今上之損害不計外財源外溢奚翅幾千百萬今西醫西藥幾偏全國上自政府下至平民多所偏重以爲西醫西藥便利而有實驗設立學校之課程獨取西法爲科目西藥爲醫用致中醫中藥於偏廢循此以往中醫中藥不至爲西醫西藥所消滅勢不可得此醫藥不可不爲整理而挽利源者也然西醫西藥有所專長中醫中藥亦有所專

長中醫中藥有所缺短西醫西藥亦有所缺短揆之西醫西藥所以善於中醫中藥者不外西醫於內外各科之不分離醫與藥亦相聯絡良法良方詳載於書以廣於世設立學校以爲造就人材之本開設醫院以備實驗之需聯絡醫者可以互臻智識取締庸醫得免雜廁之患未敢稍有懈怠以求進步配製機器以便利用政府又有輔助之所以有專長得善於中醫中藥者也而中醫中藥善於西醫西藥者以我中國醫藥發行於茲已經五千餘年之久其間名醫輩出已屢見不尠洞見癥結力起沈痾神奇莫測卽雖極之牛溲馬勃亦奏奇功麥麯芎藭俱收捷效所以有專長得善於西醫西藥者也至於西醫西藥有所缺短者以偏重於考驗往往强制輒至僨事一經誤會挽救無及此西醫西藥缺短者也中醫中藥有所缺短者前已詳述者也參考中西醫藥各有所長亦各有所短西醫西藥所長者固多所短者亦不少中醫中藥所短者固多所長者亦不少若偏重中醫中藥而擯西醫西藥實爲不可偏重西醫西藥而廢中醫中藥亦非至計今者我國整理醫藥必須先行抱定宗旨執定方針宗旨者胞與爲懷愛人如己醫療他人疾病如醫療自己之疾病然是也

神州醫藥學報 第三年第五期

方針者蒐集我國固有良法良方兼採外國醫藥之長以補我國醫藥之短是也經云爲善者昌諺云有心天不負有志事必成誠如斯言則我國之醫藥似不難超躍於各國之上造福世界人民自非淺鮮而非然者我國五千餘年來成效昭著之醫藥此後歸於消滅不惟有關我國醫士及藥品製造販賣者之生計抛棄先人從事醫藥遺傳救世之良方殊爲可惜且安忍袖手旁觀疾病無告之同胞維持人道挽囘利源者不禁殫些腦力費須心血冀有不負蒼蒼者天哀哀者人之日也深望我神州醫藥總會分會支會同志諸君羣策羣力急起直追中國醫藥幸甚世界人民幸甚茲并恭擬辦法於左

未完

◎維持醫藥之芻議

安徽廣德錢存濟

嗚呼。新學昌明。西醫東漸。進步之速。一日千里。以與我徒守成法。鮮發新理之醫藥界並峙中原。見競爭於比較之下。決優劣於競爭之中。孰優孰劣。何去何從。有識之士。洞若觀火。斯時也。非萃吾全國醫藥界之心力財力。羣起而維持之。恐由劣敗而淪亡。勢必仰賴於西醫西藥矣。醫藥之權。外人操之。直不啻掌吾國四萬萬生命之籙籍。命之生則生。命之死則死。禍患之烈。等於滅種。可不悲哉。不佞一介寒儒。醫界份子。維持乏力。愧怍殊深。進言之責。何能卸。下故不揣謭陋。謹就管見所及。略舉數端。以供當世之討論焉。

(一)招集股本。欲擴充學報。以謀醫藥之發展。非有雄厚之資本不可。欲集雄厚之資本。又非少數人之力所能濟。僕意宜仿公司之法。擬定招股簡章。通知全國醫藥界。並請各省同志。竭力勸募。聽其隨時入股。每股三元。五元。至十元不等。事輕易舉。諒無礙難。若限定每股十元。恐有熱心之士。困於財力。不能認購。若但就滬上同志招募。恐經濟甚重。不能達到美滿之目的。如認股後。得贈報一份。藉悉新理。此對於招集股本之議者一也。

(二)擴充學報。學報為醫藥界之機關報。交通聲氣。增長智識。莫善于此。僕意宜擴充之。每期除定購者外。多刊數百份。分發未定各埠派報社。或行政公署。或商務會。或教育會。或售書舖。並編制白話醫藥報。每日一張。相輔而行。再登錄醫報廣告於滬上各報。使大都小邑。各同志皆知學報內容材料之豐富。新理之精詳。必有熱心之士。出而維持會務。發達學報。日增可拭目俟之。若不贈刊多份。徒囿於定購之數。而全國醫藥界不知有會務學報者居多。必不能消數日廣。此對于擴充學報之議者二也。

(三)邀求政府提倡。吾國醫藥。在上古時。設有專官為之監督。又設考醫之制。所謂政教合一。故名賢輩出。人民恆得百年而終。降及後世。考醫之制廢。人自為師。家自為學。分門別戶。不相統一。逮夫近代。醫道陵夷。江湖乞食之徒。濫竽充數。庸醫殺人。比比皆是。吾國醫藥。遂因之一替。考東西各國醫藥之振興者。實藉政府提倡之力。況吾國人民狃於專制久矣。凡事皆上行下效。上無令而下行之。則多數之人。自不相從。語云無徵不信。良不誣也。且醫藥關乎民命。乃教育之一大端。而政府必不能置之弗顧。僕意宜上書政府。請由教育項下經費撥給若干。以作創辦醫校之費。並將醫會理由。呈明懇求政府頒發告示。佈告全國。使全國醫藥界知醫會醫校之利益。不致觀望。並促全國醫藥界。速為組織支分會。群起維持。則中醫中藥。或可蒸蒸日上。如不蒙政府提倡。卽卅年後。亦不能達到救亡之目的。此對于邀求政府提倡之議者。三也。

(四)籌辦支分會既得政府佈告全國。則全國醫藥界。必知有醫會之設。一面由總會遴選專員。給予委任狀。出發各省。組織支會。俟各支會成立。再由各支會派員給予委任狀。分發各縣。組織分會。其分支會圖記證書。均由總會發給。以歸一律。並酌按會員多寡。籌解會資若干于總會註册。如此不二三年。則全國醫藥界。或能統一。而總會亦不致于孑立。定不負諸君請願之初心。此對于籌辦分支會之議者。四也。

(五)創辦醫藥學報學校。爲造就人才之發軔地。欲振興醫藥。不得不培養醫藥人才。前既稟由政府撥欵創辦。正宜先就各大都會。設立若干所。其編制教科書。須分醫學藥學二門。藥學。於藥品之成分。道地之生產。化學之實驗。丸散之修合。以及炮製諸法。皆宜詳明。醫學。於生理。衞生。脈學。病理。診斷。剖割諸法。亦宜周詳。辦法宜重精神。勿重形式。年限不遑其長。總以造就眞才爲歸。此對於創辦醫校之議者五也。

（六）忠告各省同志吾國人民四百兆。業醫藥者。約計數十萬。宜各就地組織醫藥會。又須人人購閱醫學報。要知學報係合全國醫藥界之心思才力編制而成。交換智識。增進學問。較勝購醫書之萬萬。凡閱報諸君。宜儉節別用速籌報費。況本報定價極廉。每年所費不上貳圓。合計一日只派攤五六文。如諸君能將每日茶酒費稍微減煞。即可得維持醫藥。增進智識。一舉兩得。諒諸君自必樂與贊同。將來醫藥振興。未始非諸君之力也。即不佞聞之。亦當以馨香祝禱耳。此對于忠告各同志者六也。

以上所陳。皆不佞默察潛觀。從實地研究之計畫。果當道不棄菲葑。允納芻蕘。切實進行。雖不足達到救亡之目的。亦可爲維持醫藥之一助。倘蒙採擇。則幸甚焉。

◉廣告法

錄生活報

廣告之於商業如蒸氣力之於機械有偉大之推進力吾國無廣告專門之學茲從事譯述並參以吾國有關係之事實區分廣告法爲四項概從簡單說明之

第一項　廣告之種類及適用

廣告種類爲數雖多就便宜上區分爲五

一口上廣告、於路上且行且述如我國小經記者沿途喊賣及日本之呼賣丹藥品等是又有在店內陳列厨櫃前述其品質之優美及價值用途如衣肆之於店面喊賣及各種露店叫賣是也

二傳單廣告　將商品之特色價格及其他事項印刷於傳單上送給顧客有促其訂購之意此種廣告用於特種商品上利益誠多試舉一例如常州老卜恆順之梳篦及上海商務印書館之托盤賣書有時贈送傳單滬甯津浦鐵道中往來旅客得常過眼前爲之注意此外站立街中使散布或分送店鋪居戶等法尤爲普通應用較之口上廣告大多

三招貼廣告　向以黏於牆壁爲限今有向各方面招貼之新式試列舉於下

(甲)在繁盛商埠往來要道墻頭屋角等處之餘地或造屋時之圍籬可為偉大之廣告

(乙)於各鐵道之電杆上火車中車站月台上與板壁窗戶上及車棧之延客室中可作各種合式之廣告

(丙)於各商埠電車中在窗戶上及車頭車尾上可登各種小巧之廣告

(丁)於各種戲館之障幕上或影戲片中之休息片上可登新警奪目之廣告

以上皆屬招貼廣告性質顧以用法之如何判收益之多寡吾國商店多於新開業時用招貼之法又或以本號開設若干年及不惜工本選料加工精製等語設施於物品之包裹紙惟其語句既無變換印刷又復粗劣陳陳相因毫無精彩更有以紅藍諸色刷印於包裹紙字跡故為模糊以表示其商店之遠年開設者實則令人無從注視亟宜改良

四 陳列廣告 以現物陳列為廣告如利用共進會與博覽會臨時工商聯合

陳列所及常設之陳列館於萬目爭覩之場所顯著其實質廣告之作用苟其陳列得宜必收良好之結果

五日報雜誌廣告　凡批發商與大商店欲其商賣風行遠近莫若利用各種通行日報及雜誌等之廣告蓋欲廣告於一地方之少數人則以傳單之費爲廉若欲廣告於全國之多數人則以日報之費爲小何以明之假使用傳單廣告於十萬人則紙張之費幾何印刷之費幾何散布與郵寄之費又幾何以視登一頁半頁或數行之日報銷數達十萬張卽可使十萬人注目且無郵稅之消費

第二項　廣告用法之注意

雖有利器而用之不當不能得圓滿之效力廣告亦然今就各種廣告之切合適用方法及應注意之事項條示於左

一　先定廣告之方面　其爲廣告時必須先行研究之重要事項蓋本店商品應調查其使用於何種方面消售於何種社會然後以全力注向之爲有効之廣告若漫然不察必致徒耗費用例如有爲學生所用之商品則宜廣告於學校門前及

共同游戲場或登諸學生新聞青年雜誌等以其爲學生朝夕游覽所必及設以之廣告於茶肆酒館及書場戲園及其他非學生所需用之書籍雜誌等是對於方面與社會先已錯誤其結果必然無效餘可類推

二　定廣告之方法　審度商品用途之廣狹以定廣告之方法如以閱看日刊報紙之人皆需要本店之商品自以採用日報廣告之法爲善但有時因一種商品揣知需要者爲不看日報廣告欄之人不如用招貼廣告或口頭廣告轉爲利益

三　須求流通速且久之方法　外國商店每於新開時或以彩染手巾粗繪畫片舉贈顧客上載店名住址電話號數又或於包裝成件之貨物中附贈手巾及贈送五彩月分牌等又或於他國或本國博覽會售賣時贈送紀念品於該物品上著以年月製造人之姓名居址與商店名稱是皆欲顧客永記憶之廣告然事過情遷不能保其物之永留卽能保其永留而或不能收立時普及之効是則欲求流通最速且久之方法莫若日報與雜誌日報每日發送讀日報者於十數分鐘間自店主而管事而學徒或一家之老幼無不傳覽殆遍於廣告上最有流通敏速之利至於

誌亦有永久備覽之特長也

四　廣告宜乘機會　無論何事機會爲成功第一要義卽在廣告亦無不利用機會而收奇効故有廣告十次不如廣告一次者例如此次美國巴拿馬賽會將中國物品詳其產地產額種類製法用途銷數等早爲登布中外各報紙以動人觀感庶幾國內遍知國外爭購卽如前次南洋勸業會會經得獎之品以之登載於各日報見者因重視之遂記憶久而不忘且因其曾受褒獎而生信用樂購之心

五　廣告有直寫與寓意之分　所謂寓意廣告者或插奇譬之畫或爲諷刺之圖翻新出奇以炫世人觀覽所謂直寫廣告者其發表事物尤貴文章樸茂趣味豐富蘊有奇譬之繪畫足以使人愛玩有趣味之文章足以使人熟讀

六　異樣廣告　於直寫廣告寓意廣告均不適宜時可用一種異樣廣告容易引人注目且使之永久弗忘試列舉於下

（甲）　製置異樣之電燈廣告　如上海之外國某煙公司在通衢裝點電燈爲人吃香煙好不好之式餘可類推

（乙）倚山沿海之廣告　於輪船火車經過之地倚山瀕沿海口以商品名或商品圖樣漆繪於極大之木牌又或取商品之名以紛白之大木板排成字跡使人遙望之意頗疑訝近觀之愈覺分明

（丙）游戲廣告　美國公園中有一衣服麗都之紳士坐於涼椅手持一物振搖不已引衆人趨觀及見物之背面乃有一趣味之廣告

（丁）樂隊廣告　日本商店開業時雇用樂隊一班多名夫役身着彩衣持各色招牌喧闐過市各勸工塲每逢節令亦用樂隊在塲前鼓吹以引衆人注目於女子小兒之用品尤以樂隊廣告爲宜

七　廣告有緩急之區別　例如夏季服裝需用紗葛草帽涼鞋各種扇及其他季節物等所以供一時之用非急行廣告不可至於四時皆爲需要之品其登載廣告方法宜採緩進主義初則連登五六次嗣後每星期登布一次最爲得策

第三項　日報雜誌廣告之要旨

日報雜誌之行銷區域有廣有狹要其通行於社會得多數之讀者則一故登布廣

告以日報雜誌爲極宜卽謂日報雜誌廣告爲最劇烈之競爭場亦無不可唯所欲研究者在廣告欄中不能占有全頁不過揭於一頁中之一部分其餘尙有他店多數之廣告故欲求其容易入覽而又節省經費者須注意左之條件

一調查日報雜誌之銷路　廣告爲實業家而設則於實業社會有多人購讀之日報雜誌中登布之廣告爲婦女而設則於婦女能閱之書報雜誌中登布之餘可類推故必先調查其銷路然後載之

二調查日報雜誌之銷售多寡　銷數多之日報雜誌廣告亦隨之俱遠但銷數多寡爲各報所秘密不易調查則向日報派送處及其分送人或郵局博採旁詢庶得眞相

三節約廣告　有因作巧妙廣告而所費過巨至收入之利不能相抵者夫以最小之費用而收重大之效果不僅爲經濟上之原則凡事宜然也例如日報雜誌之廣告費亦須有敏活之計算登雜誌一頁爲五六元若登兩雜誌卽十餘元登日報一行爲三四角若登十行卽增至三四元商人欲節費用宜作醒目之廣告出其新

巧意匠減少行數雖廣告十行有優於百行之效力

四於發行前求覽廣告欄之原稿　因比較他項廣告豔羨其美善乃變更意匠轉換位置在全紙中列最奪目之地位報館應廣告人之請求當然有改訂之義務

五輪廓宜明　廣告最忌混同不能顯目故其輪廓或用黑線點線界之或採用空白輪廓

六廣告之文體　依商品之種類及對於閱者之心理須爲適當文體如化粧品爲供給婦女之用則宜採雅俗折衷言文一致之辭如銀行爲誠實商業則宜用簡潔嚴正文體他如欲求何國之銷路則揷用何國之文字欲求各國之銷路則並譯各國之文字如日本仁丹之包面兼載數國文字此其一例也吾國商店往往於招牌或包裹紙類但書某城或某鎭不標省名更何論國名蓋猶墨守閉關思想若不越本地一步者此實與廣告主義背馳矣

七須明文中之主點　同爲廣告而主意各別有以品名爲主者宜將品名大書有以店名爲主者宜將店名大書在銀行改正利息時則大書利息釐頭戲館重演

新劇時大書戲目名角是也

八廣告與繪畫　繪畫者最動顧盼之廣告也夫所謂廣告畫與普通美術畫意趣不同假令舊日之名畫家執筆爲之雖有若何氣韵風姿不能得廣告之利益蓋廣告畫不必有何等之價値其在美國爲一種之專門技術而專業此者不少嘗有比亞石鹼會社求英國國立美術館會員爲繪石鹼廣告其繪畫善良直可爲世界教育品是在用之得宜耳有人於魚尾式自鳴鐘下方玻璃嵌五彩畫之商品并設風景人物以助之其意蓋使人當時注視時計卽注視其繪畫之廣告且此廣告與時計鐘同其經久此爲利用廣告之一法試舉其例如外國某紙煙公司繪園亭中有中國美女及孩童玩送紙煙箱匣是況繪畫廣告能使不識文字者亦注意及之

第四項　記名郵遞廣告

以紙片或紙本記廣告之文交郵局普送顧客此種廣告有直接誘導之效然作此廣告所用紙片紙本之本質及式樣繪畫均須優美乃能令人經久留閱

一　記名郵遞前之選擇　記名郵遞廣告之先擬將廣告紙贈給何人須自行

選擇蓋卽計畫將來可爲本店顧客之人及現在已爲本店顧客是也否則濫行寄送徒致虛費是宜審愼選擇之

二郵遞廣告之體裁文句　此種書札多爲印刷品其形式或爲長方或爲正方要皆以篇幅簡短紙張挺拔爲宜且此書札性質係對於個人其文義宜婉轉丁寧必與受信者關合有情文體宜明瞭句讀宜短簡庶使閱者易於了解若僅列商店地址品名價格殊太簡單恐嫌無味否則文字過多又苦沉悶故宜雙方注意至於排列文字之大小檢查字畫之脫誤亦均屬必要也　（完）

◉論今日急宜提倡編輯醫書

袁桂生

吾國醫學數千年來相傳弗替雖至今日歐風大盛之時環觀宇內精醫學者仍不乏人軒岐法乳猶未如廣陵散之絕響其故何哉蓋皆累朝賢哲能負責任各以其心思才力著書立說傳之無窮有以使之然也竊嘗考之宋元諸家承漢唐之業固大有功於醫學而有明諸儒如王宇泰繆仲醇李蘋湖張介賓盧子由喻嘉言輩復

集諸家之大成而推陳出新其理愈粹其說愈精其方法亦愈神變中國醫學實以此時為極盛之時代有清一代承前明之餘蔭其學益備而載籍之多又以明清兩朝為最盛惟其然也故承學之士易於講習凡天資稍敏無嗜好肯勤劬之士稍稍用心未有不成名家者蓋天下事創始則難而守成則易也近自歐風東漸新進之士醉心歐化對於中國醫學既不肯虛心研究而主持教育者又於中國醫學之眞際多所茫昧吾國醫術將如武技音樂等專門絕學有失傳之憂矣可不懼哉然則今日而不欲提倡醫學保存國粹則亦已耳苟欲提倡醫學保存國粹則必先自提倡編輯醫書始何云乎爾一代之時勢變遷則醫學亦必有若干之進步而其進步之學術又往往非出於一家則網羅蒐輯其事固不可緩也且昔賢著作僅私家所收藏而卒未刊行於世者亦正不少今欲提倡醫學保存國粹而不為之表彰為之傳播詎非適燕而南其轍乎竊謂此事宜分兩層辦法一保存先賢之舊籍凡前人之書無論已刊行者未刊行者宜集資刊印俾可流傳於世而刊印之時亦宜遴照原書不可妄易一字即有萬不得已而必須加注釋者亦祗宜仿鄭重光刊吳又可

溫疫論唐容川刊陳修園傷寒淺註之例於其原書不更一存但於其下加補注數語俾後之讀其書者得見廬山面目而無復有遺憾也蓋先賢著作其中亦多體例完善學術積邃系統分明足爲醫學校之課本及參考書者雖百世不能廢也此保存之義也一蒐輯諸家名著以成一代之完書而從事編輯也此事辦法亦有兩層一公衆編輯近日何廉臣先生提議由神州醫藥總會組織一醫書編輯社合本會各處之會員從事編輯是也稽之於古此例亦多如宋時惠民和劑局方聖濟總錄前清乾隆朝御纂醫宗金鑑等書皆合多數人之力而始成者蓋一人之藏書有限一人之聞見有限欲求詳備不得不集合同志通力合作此種辦法前清光緒乙巳丙午間周雪樵氏在上海主持醫學報時曾提議邀約同志編輯聖愈錄一書集古今之大成而删繁提要其時贊成之者爲朱雅南何廉臣諸先生未幾而周雪樵病逝朱雅南亦病逝此事遂無復有人提議之矣老成凋謝典型云亡可不爲醫學前途悲乎今何廉臣先生既有此提議鄙意以爲當此醫學衰頹之時扶輪大雅匪異人任吾神州醫藥總會全體似宜力爲提倡而贊助之以竟周雪樵朱雅南諸公未

竟之志其有功於民命豈淺鮮哉繼刋印之資尚待籌措顧此時著手編輯各會員有盡義務之天職且所需紙筆費亦甚微末不足計慮也此公衆編輯之義急宜提倡者也一私家著述吾國醫籍數千年來凡在醫學史上占優勝之地位暨發明精闢之學術創造精良之方藥爲後世醫家所崇奉者大都私家之著述居多舉其大者如孫思邈千金方王燾外台秘要褚氏遺書許學士本事方李東垣脾胃論內外傷辨劉守眞傷寒六書王宇泰證治準繩繆仲醇本草經疏廣筆記孫一奎赤水玄珠李蘋湖本草綱目劉潛江本草述喩嘉言醫門法律張石頑醫通江篁南名醫類案以及柯韻伯張令韶葉天士徐靈胎尤在涇鄒潤安楊穆如吳鞠通章虛谷陳飛霞王孟英林珮琴等諸家之著作無一而非私家之著述蓋吾國地大物博人才衆多此一邑無人著書則彼一邑必有其人矣此一埠無人著書則彼一埠必有其人矣合全國醫家之著述而聚集之已褒然成大觀矣吾國醫學得以至今而綿延不絕者實賴私家著作之精神有以維繫之也學問之事譬之藝穀種子不絕則亦未有能絕之者也且私家著述較之公衆編纂者尤多精卓蓋言論紀載可以自由不

受他人之束縛而亦不必取得他人之同意更不受他人之干涉惟其能自由也故苟非一知半解率爾操觚者則皆有獨到之見地而可法可傳故吾嘗謂中國醫書實以私家之著作爲優非無據矣自今以往欲求吾國醫學之發達仍必賴私家之著作以鼓舞而發明之至於政府之提倡與否尙非根本問題司馬遷曰僕誠已著此書藏之名山傳之其人又曰詩三百篇大抵聖賢發憤之所爲作也可見古人著書皆不急求人知而又多在憂患之時今日醫學衰頹至理良法行將失墜不可謂非憂患之時而醫界之著作家抑亦可以發憤矣此又宜提倡者也綜上諸端則吾國醫學之昌明與否其權輿實繫於今日醫界之能盡力與否也古語有云十步之內必有芳草十室之邑必有忠信吾知深山窮谷天涯海角之間必有斯事自任者噫微斯人吾誰與歸

此篇甫脫稿適接第四期報內有黃眉孫君針灸教科書及會長余先生鼠疫抉微病症集說與包君傷寒講義等書是不佞之所主張者今已漸成事實足見醫林賢哲所見略同欽佩奚似又閱紹興醫藥學報第四十七期內有何廉

臣先生公編醫學講義之商榷一篇。大旨謂欲保存中醫國粹。須先辨中醫學校。欲辨中醫學校。必先編醫學講義云云。誠探本之論也。其所主張一酌定體例。分生理。衛生。病理。診斷。療法。製方等七篇。每篇分總論各論兩章。取靈素傷寒金匱千金外臺。集上古中古醫學之大成者編之。爲學醫入門之書。至於宋金元明清五朝名家之書。則分科編輯。作爲專科之講義。每科分總論各論兩篇。總論則通論各科之病理。各論則分論專門病症。每病分病源。症候。診斷。療法。制方。衛生。六類。二審定古今醫籍。即編輯時所取之材料也。神農本草經。內經。難經。傷寒論。金匱要略。中藏經。甲乙經。脈經。顱顖經。肘後方。褚氏遺書。產寶巢氏病源。千金。外台。名醫別錄。唐本草。本草拾遺等。此即編爲中華國粹醫學。爲學醫入門之書。此外如聖濟總錄。和劑局方。聖惠方。小兒衛生總微論。兒科直訣。河間六書。儒門事親。東垣十書。丹溪四種。六科準繩。本草綱目。古今醫統。針灸大成。醫宗金鑑。外科証治全生。喉科証治全書。以及喻嘉言。張路玉。顧松園。王晉三。葉天士。徐靈胎。尤在涇。吳鞠通。王孟英。沈堯封。王清任。林珮琴。石芾南諸家之書。作爲各科講義參用之書。三規定各種科目。如元代分十三科之例。內科外科婦科產科兒科傷科針灸科眼科喉科等。四選定歷代驗案醫書守其經。醫案達其權。活法中尤有活法。惟歷代名醫驗案。足以當之。如正續名醫類案。古今醫案按。陸氏再續名醫類案。良法佳方。多多益善。其所主張。實爲精當。蓋教授後學。其事至難。朱子曰。教學者如扶醉人。扶得東來西又倒。吾國醫書。自以傷寒論金匱要略兩書。爲不祧之祖。歷代醫家。皆推重之。寒舍藏書不多。而傷寒論之注釋。亦有十數種。金匱注釋。亦有三五種。以吾觀之。此二書。只可作爲專門研究之書。而不可作爲普通之課本也。此理前人已多言之。柳寶詒序尤在涇靜香樓醫案曰。近時醫學荒廢。其簡陋剽襲。毫無心得者無論矣。間有鑽研古籍。不知通變者。動輒以仲景爲家法。而咎今人不能用古方。目爲庸陋。其實古方今病。往往枘鑿不相入。執而用之。僨事者多。已及讀先生此案。而不覺憬然有悟也。先生博極羣籍。尤服膺仲景之書。所著傷寒金匱兩注。上溯仲景心傳。獨抒已見。讀其書者。無不知先生之於仲景。不啻升其堂而入其案已。乃觀此案。論病則切理饜心。源流俱澈。絶不泛引古書。用藥則隨證化裁。活潑潑地。從不蹈襲成方。可見食古期乎能化。裁制貴乎因時。彼徒執古書者。不且與王安石之周官房琯之車戰。其弊適相當哉。是故讀他人之案有不用古方者。或猶疑其服古未深。未能得力於仲景也。若先生則讀書不可謂不多。用功不可謂不切。其沉酣於仲景之書。尤不可謂其不深。乃其論病之平易近情也如是。立方之妥貼易施也如是。是則此案不第爲治病之良規。并可爲讀古之心法矣。柳氏此言。可謂深切著明。夫仲景之方。非全不能用也。特除小青龍。小柴胡。大柴胡。白虎湯。竹葉石膏湯。小陷胸。理中眞武。承氣建中。麻桂復脈。瀉心等湯。外如大陷胸湯丸麻黃附子細辛湯大黃甘遂湯等。則用之者甚少。非不用也。無此病能用也。且其中缺點甚多。苟欲教授初學。必宜刪錄。而節取之。醫宗金鑑所編傷寒金匱兩書。均有存疑辨誤兩門。古人於百餘年前已見及之。況當今日學術大備之時乎。何廉臣所論編輯講義之法。極有見地。吾會不欲創設學校則已。果欲立學校。則教授之法。儘可採用此議。博雅君子當不以爲私阿所好也。因連類誌之。著者附志。

學說

開設上海英大馬路中市

●大活絡丹

風寒濕三氣雜至合而爲痺風氣勝者爲行痺寒氣勝者爲痛痺濕氣勝者爲着痺惟風爲百病之首善行而數變諸痺類中皆由體氣虛弱營衛失調風邪乃乘虛而入爲卒中痰迷口眼歪斜舌强言蹇手足拘攣痳木不仁半身不遂左癱右瘓等症若不急治病根變深久則成爲廢殘又外症癰疽流注跌打損傷及小兒驚風婦人停經惡阻瘀積痞塊等因凡經絡爲患者非此丹不能透奪此乃攻補兼備之方千金不易之秘遇有以上諸病新起者服一二丸久病者須多服功効如神每服一丸用陳酒送下

童葆元堂 監製

坐北朝南石庫門內便是

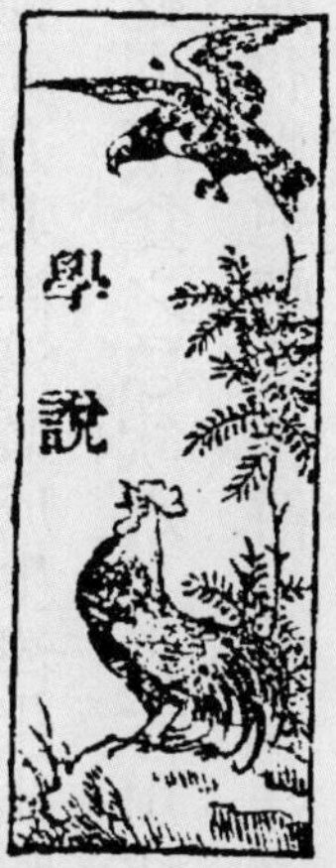

◉病理學

研究鼠疫治法暨諸瘟疫大概　張邁荃

家世江蘇海門縣東濱東海南臨長江子午潮汎溯望不移飲揚子江中之水源頭活潑時疫較少今試因鼠疫而先述瘟疫之大概檢古方書曰大頭瘟頸以上腫大如斗下及胸部不救曰鸕鷀瘟卽急救異痧名螳螂痧因其頭斜長身伸脖曰疙瘩瘟卽古時葡萄疫又名核疫曰癩蝦蟆瘟渾身腫皮皺色紫或起泡發斑似梅花形曰麻脚瘟卽軟脚瘟猝然交肢而脊曰搖頭瘟俗稱麻雀瘟急救異痧名蛇痧曰齹齜瘟卽霍亂證上吐下瀉中宮暴虛而轉筋足難伸曰瓜瓤瘟曰吐血或粉紅色身上紫紅或腫瀉曰羊毛瘟前後心背現紅點紫斑急用雞子淸熟揉之隱隱有毛狀以鬆綿護之自落

又名心經疔亦名硃砂症須看其四肢八谿心背有無紅點有者用針挑之此皆瘟疫之屬乎風火者也治法清熱解毒散瘀爲主近二十年來曰癟螺痧一經吐瀉形肉暴削指尖螺陷吐瀉甚者不救此屬寒因者多亦瘟疫之厲者也要未可與風火諸瘟疫同其治法以上所敍瘟疫名目皆以形言今所稱鼠疫因形似鼠而得名乎抑由鼠身上發出毒氣而病乎茲不具論荃以瘟疫一症總關脾胃除是陰暑傷濕寒疫及直中陰經暴病尤當別論每見瘟疫之關乎脾胃者從少陽三焦化而易動火從厥陰肝化而易動風由是被火焚則上焦遇風吹則土裂中土無權風火合煽故種種險惡病狀同時並發今鼠疫大都類是讀本報多數名家已有發明治法者荃欲得一最簡便方藥濟人於危險之中更有一物以相質也其物維何曰柿霜是也

考本草生柿性寒柿乾甘平濇脾肺血分之藥健脾濇腸潤肺甯嗽消宿血治肺痿熱欬咯血反胃柿霜乃其津液製成生津化痰呃逆煩亂並主之註云古人有三世病反胃得方用柿乾同飯食之忌飲水又古方用柿蒂治呃逆濟生加丁香生姜取其開鬱散瘀產寶云產後呃逆煩亂柿餅一枚煑汁熱飲愈丁酉江南闈場慈善家告白誤呑

生鴉片者飲以柿漆水瀕死可生荃每讀報見鼠疫枉死動以萬計不勝悲嘆因之窮思苦索得一柿霜之物必能爲敵鼠疫之克鹿伯也非但健脾潤肺生津化痰開鬱散瘀而已幷爲殺虫去蠱之專藥荃嘗驗之投柿于地蠅不附蟻不趨一行虫類均不涎顧始猶以生柿味濇不欲食繼以護熟柿子捏爛投地亦如前故深信其兼有殺虫之功能也荃思既已入藥必有其物往本地各藥鋪親驗均是粗粗細細灰色碎屑詢其來路曰自南貨柿餅店屑中檢出荃曰該霜爲柿之精液其爲霜也必潔白精細君曾聞之乎見之乎一位老藥商曰余年五十餘從未聞見斯品且此物不常用即有之恐本地未必備也想上海著名商埠百貨駢臻藥材行亦大諒必另有一種提製之柿霜在也或者如白華南陔其品已逸有若古樂思臥早被天然陶汰亦無庸評議耳頃聞采芝堂主人翁不惜工本改良藥品精益求精誠我醫藥界一大傑出之流可否懇其設法製煉成霜或製露與冰即未必爲鼠疫之特效藥而于鼠疫或有所取則鼠疫可效以上同等之瘟疫均得一確定無疑之簡便法也王孟英霍亂論用旱烟筒屎水調服味辣即止亦取其降濁散瘀清熱之功荃曾取烟屎試驗入水調和少頃水清而屎

沉以之治霍然變亂暴病義取乎此柿霜與烟屎之性大同小異而調和脾胃生津甯嗽則駕乎其上矣鄙以鼠疫生死關頭未敢以一人之見貿貿從事還祈海內外名家從嚴討論或者爲塵羹土飯不適于用則荃也糠粃在前從此層樓更上是所望于多數之大方家

附錄霍亂論便法　烟屎散　又醋薰鼻法無非取其降濁散瘀推而進之韭菜汁和童便亦可取用至柿霜用法俟論定後再酌或者卽師濟生丁香生薑湯下最妙于曲池委中十指針刺出血

藥物學

顧尙之先生傷寒經方喩言

何恬弇手錄

夫一身之病俱受六經範圍者猶周禮分六官以總百職四時分六氣以紀生成也若傷寒不過是六經中一症叔和不知仲景之六經是經界之經而非經絡之經妄引內經熱病論作序例以冠仲景之書不知熱病六經專主經脈爲主但有表裏之實熱並

無表裏之慮寒雖由於傷寒已變成熱病故竟稱熱病而去傷寒之類要知內經熱病即温病之互名故無惡寒症但有可汗可泄之法並無可温可補之例觀温病名篇亦稱評熱病論其義可知矣仲景六經所該甚廣凡風寒温熱內傷外感自表及裏寒熱虛實無乎不包而總名傷寒雜病論所以六經提綱各立一局不爲經絡所拘勿爲風寒畫定也太陽爲開故仲景以之主表而以脈浮惡寒頭項强痛爲提綱立言與熱病頗同而意自別陽明爲闔故以之主裏而以胃實爲提綱雖有目疼鼻乾等症而所主不在是少陽爲樞少陰亦爲樞故皆有半表半裏症少陽爲陽樞歸重於半表故以口苦咽乾目眩爲提綱而不及胸脇痛硬少陰爲陰樞故其欲寐不寐欲吐不吐亦半表半裏症雖有咽乾口燥等症而不入提綱歸重在半裏也豈惟陽明主裏三陰亦皆主裏而陰陽異位故所主各不同陽明主裏症之陽陽道實故以胃實屬陽明太陰主裏症之陰陰道虛故以自利屬太陰太陰爲開又爲陰中之陰故主裏寒而自利厥陰爲闔又爲陰中之陽故主裏熱而氣逆也請以地理喻六經猶列國也腰以上爲三陽地面三陽主外而本乎裏心者三陽夾界之地也內由心胸外自巔頂前至額顱後至肩

背下及乎足內合膀胱是太陽地面此經統營衛主一身之表症猶近邊禦敵之國也內自心胸至胃及腸外自頭顱由面及腹下及於足是陽明地面由心至咽出口頰上耳目斜至巔外至脇內屬胆是少陽地面此太陽差近陽明猶京畿矣腰以下爲三陰地面三陰主裏而不及外腹者三陰夾界之地也自腹由脾及二腸魄門爲太陰地而自腹至二腎及膀胱溺道爲少陰地面自腹由肝上鬲至心縱脇肋下及於小腸宗筋爲厥陰地面此經通三焦主一身之裏症猶近京夾輔之國矣太陰陽明同居異位猶周召分政之義四經部位有內外出入上下牽引之不同猶定地犬牙相制之理也若經絡之經是六經道路非六經地面矣太陽地面最大內隣少陰外鄰陽明故病有相關如小便不利本膀胱病少陰病而小便不利者邪入太陽之界也腰痛本腎病太陽病而腰痛者邪及少陰之界也六七日不大便反頭痛身熱者陽明熱邪侵及太陽之界也頭項强痛兼鼻鳴乾嘔者太陽風邪侵及陽明之界也如喘而胸滿是太陽外邪入陽明地面而騷擾故稱爲太陽陽明合病若頭不痛項不强胸中痞硬氣上沖咽喉不得息者此邪不是太陽來乃陽明熱邪蘊於胸中猶亂民聚本境爲患也心爲六經

之主故六經皆有心煩如不頭項強痛則煩不屬太陽不往來寒熱則煩不屬少陽不見三陰症則煩不屬三陰矣故心憒憒心怵惕心中懊憹一切虛煩皆屬陽明以心爲陽明地面也陽明猶京師故心腹皆居其地邪在心爲虛煩在腹爲實熱心爲陽而屬無形腹爲陰而屬有形也夫人身之病動關心腹陽邪聚於心陰邪聚於腹肝爲陰中之陽故能使陰邪上撞於心胃爲陽中之陰故能使陽邪入聚於腹中更請以兵法喩兵法之要在明地形知某方是某府來路某方是某府去路來路猶邊關三陽是也去路猶內境三陰是也六經來路各不同太陽是大路少陽是僻路陽明是直路太陰近路也少陰後路也厥陰邪路也客邪多由三陽來正邪多由三陰起猶外寇自邊關至亂民自內地生矣邪入太陽地面卽汗而散之猶陳利兵於要害乘其未定而擊之也邪之輕者在衞重者在營尤重者在胸膈猶寇之淺者在關外深者在關上尤深者在關內也麻黃爲關外之師桂枝葛根爲關上之師大靑龍爲關內之師凡外寇不靖內地盜賊必起而應之因立兩解法故有大小靑龍及桂枝麻黃加減諸方如前軍無紀致內亂蜂起當重內輕外因有五苓十棗陷胸瀉心抵當諸方邪入少陽地面宜雜用

表裏寒熱攻補之品爲防禦解利之法如偏僻小路利於短兵不利於矛戟利於守備不利於戰爭也邪之輕者入腠理重者入募原尤重者入脾胃小柴胡腠理之劑也大柴胡募原之劑也小建中半夏瀉心黃連黃芩四方少陽之脾劑也柴胡加芒硝加牡蠣二方少陽之胃劑也如太陽少陽有合併病是一軍犯太陽一軍犯少陽矣用柴胡桂枝湯是兩路分擊之師也甚至三陽合病是三面受敵矣法在獨取陽明陽明之地面清肅則太少兩路之陽邪不攻自解但得內寇寧而外患自息此白虎所由奏捷耳

明是內地太陽少陽爲夾界故病在營衛者即假麻桂以汗之病在腠理者即假柴胡以解之可知陽明之失守非太陽不固即少陽無備所以每每兩陽相合而爲病也若邪已入陽明地面必出師奮擊以大逐其邪不使少留故用瓜蒂梔豉之吐法以迅掃之若深入內地不可復驅則當清野千里使無所剽掠此又白虎得力處也若邪入內廷又當清宮除道此三承氣所由取勝如茵陳豬苓輩又爲失紀之師立法矣太陰亦內地少陰厥陰爲夾界故寒水之邪從太陽外屬者輕由少陰內授者重風木之邪自少陽來侵者輕因厥陰上襲者甚如本經正邪轉屬陽明而爲實猶邪老勢窮可下

之而愈如陽明實邪轉屬本經而成虛則邪盛正虛挽回非易蓋太陰陽明地面雖分並無阻隔元氣有餘則邪入陽明元氣不足則邪入太陰但在陽明則陳師鞠旅可背城一戰取勝須臾在太陰則焚刼積蓄倉廩空虛無能禦敵耳厥陰之地相火遊行之區也其本氣則爲少火若風寒暑溼之邪一入其境悉化爲熱卽是壯火其少火爲一身之生機而壯火爲心腹之大患且其地面通三焦邪犯上焦則氣上撞心心中疼熱消渴口爛咽痛喉痺鬱於中焦則手足厥冷脈微欲絕飢不欲食食則吐蚘移禍下焦則熱利下重或便膿血爲害非淺猶跋扈之師矣仲景烏梅丸寒熱並用攻補兼施通理氣血調和三焦爲平治厥陰之主方猶總督內地之大師也其與之水以治消渴茯苓甘草湯以治水炙甘草湯以復脈當歸四逆以治厥是間出銳師分頭以救上焦之心主而安神明也用白虎承氣輩清胃而平中焦之實熱白頭翁四逆散清胃而心下焦之熱利是分所以救腹中之陰而扶胃脘之元氣耳腎爲一府而分陰陽二經少陰一經而兼陰陽二藏者皆爲根本之地故也邪有陰陽二途藏分陰陽二氣陽邪犯少陰之陽則發熱心煩欬渴咽痛麻黃附子細辛甘草黃連阿膠桔梗猪膚等湯是也陽

邪犯少陰之陰則腹痛自利或便膿血桃花猪苓等湯是也陰邪犯少陰之陽則身體骨節痛手足逆冷背惡寒而身踡臥附子四逆等湯是也陰邪犯少陰之陰則惡寒嘔吐下利清穀煩躁欲死通脈白通等湯是也其地外通太陽內接陽明故初得之而反發熱八九日一身手足盡熱者少陰陽邪侵及太陽地面也自利純清水心下痛口燥舌乾者少陰陽邪侵及太陽地面也出太陽則用麻黃爲銳師而督以附子入陽明則大承氣湯不設監制是猶用向導與本部不同法也其陰邪侵入太陰則用理中四逆。加人尿猪膽亦猶是矣噫不思仲景所集安能見病知源哉

吾邑顧尙之先生博通經史算數之學著述繁多而尤精於醫著有神農本草經攷（見武陵散人遺書）傷寒論補註宋本傷寒金匱篇次（未刊行）此篇乃得諸茸城書賈兜售之舊傷寒論中係先生當日讀是書時記載於書楣者藏之篋笥已逾廿稔亟錄報端藉供同好而免散失　恬弇附識

◉中西生理學（續四期人體生理之大意）　包識生

呼吸飲食爲生理之根本而司呼吸與飲食者厥惟人身之陰陽氣化所賴也今請言其陰陽氣化之生理

陰陽者冷熱二體之代名詞也冷熱調陰陽和而生理作焉冷熱廢陰陽亡而生理立息冷熱偏勝則生疾病故陰陽之在人身也附於臟腑軀殼之內陰則發源於腎而生精陽則發源於心而生神神之體藏於肝而生魂精之用貯於肺而爲魄交通精神魂魄而使之互相作用者又爲脾意之能力所主也

精藏於腦髓之中以養腦氣根有若電池之電料神則藏於心動則由腦筋傳達於各機官而爲各種生理之動作有若電池中所生出之電力焉魂爲神之主魂藏則神足而氣固魄爲精之主魄攝則精足而形堅意爲精神所聚之化合物動則爲陽爲戊土靜則爲陰爲己土二土相合而成圭交通精神調和魂魄爲生理之發動機此陰陽氣化之理爲造作生理之主宰也

陰陽氣化之生理外更有氣血氣化之生理也陰陽之氣化無形可觀必假氣血津液而現焉氣者陽之所附也血者陰之所附也故氣爲陽血爲陰津液者由陰陽合化之

所生也由陽氣蒸動陰血而發生一種汽質至脈內及皮膚之間遇空氣之冷度而凝成無色流質是為津液津液氣血即造作生理之原料故人死氣散血凝而生理遂廢若氣旺血強而津液足則各機官受其氣血津液之榮養由是而諸班機官各司其職人體得以生存即內經所謂目受血而能視手受血而能握足受血而能步推之於週身之所屬之物莫不受氣血津液而始動作也

第六節 人體衛生之大意

人體之健康全賴各機官之能力充足欲使各機官之能力充足必培養其各機官之能力及護衛之不使其稍有損害也培養及護衛各機官之法者即衛生學是也按衛生學有培養之衛生有教育之衛生有培養之衛生如哺兒以乳衣兒以服使其長大增其體魄教育之衛生如教兒以學術繩之以道德使其有生存之能力及無妄用其精神也

培養之衛生有內外二種內即飲食之類外即服室之類是也夫飲食為人日日所必

需者不外飯菜茶煙酒然茶烟酒三種衞生學雖目爲有害衞生中外古今亦懸爲厲禁但用之適當之時候亦大有益於人身也然世人但知茶煙酒有害于衞生而不知飯菜過飽其害更有甚于茶煙酒者今試略道其一二用飯過飽最傷腸胃易成痞積腹脹之症煙酒雖能用菜過于油膩腸胃亦大受損且必惹起下利胃呆之症也然茶損人但不能空腹服亦不能時時服更不可過度服若在飯前飲少量之酒飯後飲極熱之茶且吸一二良好之煙則精神更覺暢快此症人人所曾經驗者也飲酒食肉太飽時飲茶吸煙且立見消化由是觀之煙茶亦並非有害于衞生也但難得其法耳

至若衣服與居室之衞生衣服則純保護人身之温度不宜太緊緊則温度太强而氣血亦不流通居室則以燥爽通氣光線足多樹木爲宜西人之公家衞生檢菜市法卽吾孔子所謂失飪不食臭惡不食等法是也西人之居室欲多開戶牖以流通空氣亦卽吾國人所謂住宅宜有風水是也風水者卽有風有水藏風聚氣卽與納空氣放炭氣之理同也

敎育之衞生者卽敎人體各機官使其學習應有之能力是也亦有分形體與精神二

種形體之衞生西人稱曰體操卽吾國之柔術易筋經及各種拳術是也按手固能握若不使其時時學習則手之能力不全縱提一二斤重之物而不能也足固步也若不使其時時學習則雖一二里遙之路程亦不能達推之於頭腰之俯仰筋骨之屈伸耳目之視聽口齒之言嚼若不使其時時學習之亦必失其固有之能力也是則體操實爲鍊習人身各機官能力之切要者也否則雖具其形而失其用與木偶何殊

精神之衞生爲西法之所無卽吾國之運氣修鍊法是也亦卽素問首篇眞人至人聖人賢人之保護天眞法同也小而用之可以却病大而用之成仙然其法非人人之所能習故載之於專書此篇略舉其一二爲人人之所能習者且行之立能却病强身延年益壽實爲衞生之至要也

（第一章完）

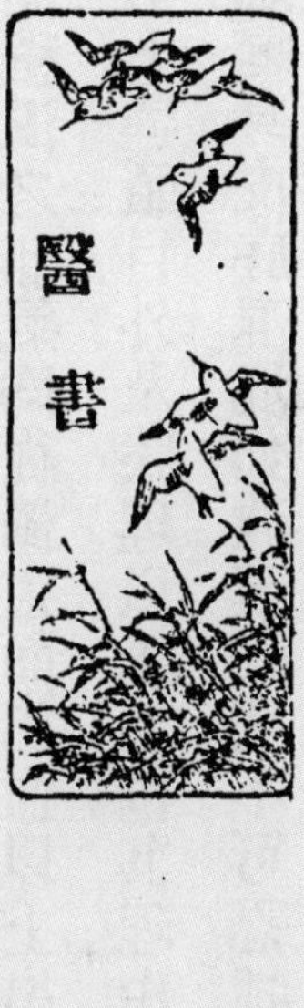

奇疾方詮釋 續四期

天長崇錫綬肖葵氏稿

夏子益曰凡人目中白珠忽然渾黑視物如常（鮑書無此四字）毛髮堅直如鐵條能飲食而不語如醉名曰血潰以五靈脂爲末酒服二錢卽愈

綬按目中白珠眼科書稱爲氣輪乃氣精之上注者氣乏則視怯氣熱則赤痛有溼則色黃有風則燥癢本條白珠黑而視物如常非氣分之症明矣外邪襲入腠理有毫毛畢直之象本條無頭痛惡寒諸候而毛髮堅直如鐵條非外感之表症明矣若胃中溼濁極盛致令目珠變色飲食必不如常本條白珠黑而能飲食亦非胃中溼濁之上蒸矣若胃中熱毒極盛以致毛髮不利每多譫語發狂本條毛髮堅直如鐵條而不語如醉又非胃中熱毒之外達矣蓋此病名曰血潰其得病

之原因卽由於血潰耳潰者散也亂也（見字典）病名血潰者營血散亂若大水旁決（見前漢書註）而見不善之貌也（見韓詩）目得血而能視今血潰而白珠渾黑仍能視物如常者神水神光尙未受其影響也且血色本赤虛則淡熱則紫中含鐵質其色又黑言其常如血餘所生之毛髮皆係黑色言其變則瘀血之色每有見爲黑色者是赤爲血之正色淡紫爲血之間色黑爲血之變化色故白珠雖黑尙能視物如常也毛髮乃血餘所生血充足則毛髮潤澤而茂盛血不足則毛髮枯槁而短黃此血潰症血本充足因潰而病故毛髮雖欠潤澤而有堅直如鐵條之異狀也能食者病不關於脾胃也不語如醉者血中炭氣過盛蒙被心主之靈明也五靈脂乃寒號蟲糞狀如凝脂得五行之靈氣故有是名甘温膻惡氣味俱厚能化瘀而和血分能導滯以歸濁道血潰症以此爲末服之者欲使潰亂之瘀血連同穢濁之邪氣均從濁道而出血以上出爲逆下行則爲順也以酒調之者藉酒力上達頭目外及腠理以逐邪也其理由如此

夏子益曰人忽遍身皮底混混如波浪聲癢不可忍抓之血出不能解謂之氣奔以

人薓苦杖靑鹽細辛各一兩作一服水煎細飲盡便愈（洪書作二服水煎二碗吃效鮑書虎杖台黨靑鹽各三錢細辛七分水煎緩緩服）

綏按氣衞氣也一日一夜五十度周於身奔變也疾走也有急變奔赴之意謂之氣奔衞氣變亂於皮底而行走急速失其常度也內經云衞氣者所以溫分肉充皮膚肥腠理司開闔者也據經文觀之本條氣奔乃衞氣爲病者內經又云其氣慓疾滑利循皮膚之中分肉之間熏於肓膜散於胸腹逆其氣則病從其氣則愈再據經文觀之本條氣奔乃逆其氣而成者用人薓苦杖靑鹽細辛等藥從其氣而治之故能即愈然氣之所以逆而奔者由於正氣不足邪氣橫逆致令陰陽不和淸濁相干衞外之氣不能司開闔而奔變於皮底也內經云暴氣象雷張載正蒙云聲者形氣相軋而成氣奔於皮底則氣軋形而鳴故作混混之聲如波浪也內經云人之出入氣應風金匱云人因風氣而生長是身內之氣無異於身外之風氣有餘便是風故癢不可忍也氣爲血帥血隨氣行故抓之血出也病在氣分不屬血分故雖血出不能解也人薓功能補氣正氣足則肺之淸氣上達於口鼻苦杖力能破氣邪氣化則胃

神州醫藥學報　第三年第五期

之濁氣下出於二陰細辛陽藥也氣盛味烈形細色黑能使少陰腎氣上達於心青鹽陰藥也生於西方而色青稟金木合德之體而下走水臟四物各用一兩水煎飲之則正氣壯邪氣化陰陽和清濁分衛氣復其常度何患氣奔症之不愈乎作一服若欲藥力之濃厚細飲者欲藥力之漸達用方對症理固然矣（苦杖一名虎杖青鹽一名戎鹽

研經言

歸安莫枚士先生著　丹徒楊壽青抄存

釋代二

脈經代脈來數中止不能自還因而復動此論最明來數數也中止疎也不能自還弱之甚也因而復動但弱無胃也與兩經之言若合符節於此知中止去爽弱止一間有胃氣爲爽弱無胃氣卽中止有胃則雖無力而其動猶覺不勻而勻故但謂之乍數乍疎無胃氣則雖有動而極無力以持久故謂之弱而乍數乍疎素玉機眞臟眞脾脈至

弱而乍數乍疎其卽脈經之所本乎素平人氣象長夏胃微耎弱曰平但代無胃曰死亦明以耎弱爲有胃代爲無胃且不云代而無胃必云但代無胃者以其但見耎弱中之疎數而無耎弱中之和氣故曰但代王注以耎而弱釋宣明篇之代而於但代直云動而中止不能自還義各允協又素脈要精微兩言代王注於數動一代云代止也於代則氣衰云動於中止不能自還亦切當其釋三部九候之代則過觀倉公傳自知總之釋脈必先明其字之本義及引申義而後前人之得失異同可考而知也

釋鉤毛弦石溜五脈

素五藏別鼓一陽曰鉤鼓一陰曰毛鼓陽勝急曰弦鼓陽至而絕曰石陰陽相過曰溜

按一陽一陰謂一於陽一於陰也一與壹通壹專也夏陽大旺陰不能與之爭故曰一陽而鈎脈當之秋陽剝喪不能與陰爭則陰專故曰一陰而毛脈當之此二者言陰陽勝負之極也陽參謂與陰爭而能勝陰者也春時陽雖漸旺而尙爲陰蒙故其象爲急而弦脈當之陽至謂不能與陰爭故止曰至也冬時陰多陽少則陽沉潛故去來斷絕而石脈當之此二者言陰陽勝負之多少也溜脈不言鼓者以其弱甚也此陰陽之無

勝負者也中氣也此經發明四時藏脈之義最精核曰一日勝曰至曰過字字可求勝至二字義猶未了故足以曰急曰絕讀者所當緣文以求義也王注誤以一陽一陰牽合上文三焦與肝由此穿鑿附會頓失經旨致言藏脈者但知其當然不知其所以然矣

侯氏黑散解

釋此散者言人人殊皆無確據攷病源寒食散發候云皇甫曰寒食藥者世莫知焉或曰華佗或曰仲景考之於實佗之精微方類單省而仲景經有侯氏黑散紫石英方皆數種相出入節度略同然則寒食草食二方出自仲景非佗也據此知候氏黑散係石發家服食之方故有冷服塡腸之說石熱之發亦足召風故入之中風大約服石之風剏於漢季盛於隋唐仲景傳方而後外臺用此尤詳宋以來服石者鮮此散幾廢近喻嘉言誤指爲中風主方踵其說者見其藥不對症未敢率用因專取菊花一味以爲本諸仲景而此方之義湮詳余所撰經方釋例中

蛟龍病辨誤

第三年第五期

金匱果食菜穀禁忌云春秋二時龍帶精入芹菜中人偶食之爲病發時手背腹滿痛不可忍名蛟龍病泉謂病得之誤食龍精與蛟無涉蛟當爲咬字之誤在龍字下病名龍咬者以龍精入腹變生小龍咬人腸胃故腹滿痛不可忍方下云吐如蜥蜴可見龍精固能生子於腸中也作咬爲是古咬字恆誤作蛟靈厥病云腸中有蟲瘕及蛟蛕皆不可取以小針心腹痛發作腫聚往來上下行痛有休止腹中熱喜渴涎出者是蛟蛕也（今本發作憹字下有痛字舛誤不可讀茲從脈經千金外臺引參正）二蛟蛕字脈經千金外臺引皆作蚘咬而經誤且倒正與此同以蛟蛕證蛟龍尙何疑哉又按以夏小正鳴札之義例之則作蛟龍亦可以先知其咬後知爲龍也咬蛕彷比

常蜀截瘧辨

古治中暑用腦麝而治瘧用常蜀法異意同何以言之無形之暑氣痺着膈間烝痰結固旣非表寒可汗又無裏實可下必須氣烈開提之藥直達病所追逐其痰斯無形者失所恃而去瘧須常蜀猶暑須腦麝也但淺深之別各有宜耳今治中暑尙知遵古獨於常蜀僉謂其截瘧釀變然余自驗蘇州吳江震澤等處其俗呼常山爲甜茶遇瘧發

輒採鮮者一大把煎服皆輕者止重者減未聞有止後變生者全踵用其法亦然夫截之爲言堵塞也藥之能堵截病由者必其性濇塑足以遏住經絡斯留邪而醸變非常獨開提之性所及也爲斯說者盍觀外臺聖濟各集漢魏以來千餘年諸治瘧名方幾千首而用常獨皆十之八九

問答

開設英大馬路西市坐

童葆元堂

人參再造丸

治男婦眞類中風中寒痰厥氣厥偏風偏廢顛癇鬼魅徧身麻木四肢不遂骨節疼痛筋脈拘攣不能俯仰口眼喎斜頭目眩暈紫白癜風左癱右瘓一切風濕諸痺及小兒驚風等症此丸驅風散火益氣養血活絡調元舒筋骨逐頑痰治療甚大靈驗非常眞有回生之效故曰再造幸弗輕視每服一丸小兒減半孕婦忌服湯引列后

一中風中熱中痰中溼中祟生薑湯下

一卒然暈倒不省人事竹瀝湯下

一偏身麻木半身不遂溫酒湯下

一痰迷心竅淡薑湯下

一種癲五癇金器煎湯下

一陽明頭痛川芎白芷各三分煎湯下

一骨節疼痛手足拘攣溫酒湯下

一夜夢鬼交失神失志燈芯桂圓湯下

一山嵐瘴氣琥珀研末冲湯下

一急慢驚風薄荷三分煎湯下

一諸氣不順廣木香三分煎湯下

一腸癰痔漏大便純血及糞後下血焦槐米二錢煎湯下

一痢疾初起紅白相雜及久痢不止炙甘草一錢煎湯下

一淋管作痛便血便毒生甘草稍五分泡湯下

一從高墜下畜血在內蘇木五分童便半杯煎湯下

一小兒月內將丸泡湯日服以解胎毒若夏月炎天服少許不生瘡癤

北朝南石庫門內便是

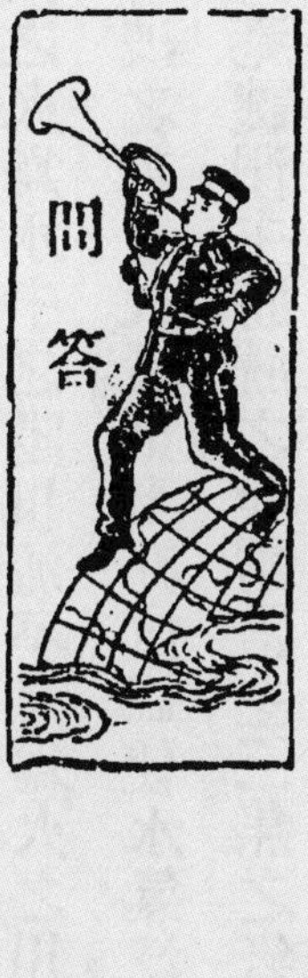

問一　溲溺似無關小腸之疑問　　俞志勤

經曰飲入于胃游溢精氣上輸于脾脾氣散精上歸于肺通調水道下輸膀胱又曰地氣上爲雲天氣下爲雨蓋飲食入胃得命火之蒸動假脾氣之運化歸精于肺若氤氳之氣蒸動地濕如雲霧之上騰于天經又曰天寒衣薄則爲溺天熱衣厚則爲汗是又如蒸露之鍋必假冷氣而其水始下行故肺爲秋金其用爲淸肅是知水道之行由中及上由上及下以肺爲水之上源脾爲肺金之母也但後人以小腸爲分別水穀之司及主滑伯仁則以左尺主小腸膀胱前陰之病右尺主大腸後陰之病是竟以小腸主前陰之病不但爲分別水穀而已矣然考之內經小腸主前陰之病實未數見惟任督腎肝肺諸經則嘗見之即如錢乙之導赤散謂瀉小腸之火由小便而下以小腸爲心之腑心熱瀉其腑則臟自安之意但小便之行必由于肺氣之淸肅彼瀉心火即所以

問答 二

清肺熱肺熱既清其氣化自可及乎州都何必再假小腸爲出路者卽如脾强運健則飲食入胃其飲料已由脾氣之提化腸腑之受盛惟只糟粕耳似不必再假小腸爲之分別矣倘如脾弱運滯不能散精上行則下滲于腸必至大便溏泄而爲瀉似小腸亦何能爲其分別者卽古今治瀉諸案並不責及小腸之不能分別必曰脾虛失運卽如實熱泄瀉亦謂火性急速不及傳化是亦無不推原中焦卽或責之下焦則曰命門火衰實亦虛則補母爲生土之計終不能離中焦之樞機至於治小便不通丹溪謂當分隔二隔三之治法亦是推原脾肺之功卽潔古分十二經用藥式中列小腸主病諸藥如木通燈草豬苓滑石則亦屬清肺化濕之品如白朮神麯則亦助脾運化之品苓連翹巵則瀉中焦之火使肺氣得以下降之用知母黃柏則清腎與膀胱之熱爲無陰則陽無以化之用其實皆非小腸正面文章卽如內經謂腎爲胃之關關門不利則聚水而爲病蓋命門之火爲水中之陽川流不息爲火之用命門火衰則滯其運動之機關不利則失其排洩之功且火衰則土亦虛益使水氣泛濫矣故濟生腎氣丸用桂附以補火也昔張隱菴識溺主膀胱之非謂當主三焦之氣化竊謂專責膀胱果不可若統

言三焦恐亦不盡然按三焦在軀殼之內臟腑之外統轄上下內經雖另列一經但其所出不同原非統一不過皆主氣分而言既有上中下之分則當以肺脾腎三經之氣分主之如上焦不治水溢高源則責之肺中焦不治水停中脘則責之脾下焦不治水蓄膀胱則責之腎庶無舉一廢百之弊然推之寒熱虛實似皆無關小腸之功但小腸之主便雖內經並無明言實亦後人所公論或者謂補經旨之未備是亦何敢非之惟審此諸端言論與治法似均與小腸無關但少年初學未敢自以爲是敬求高明以至當之理由賜教不勝引領而望

問二　錢存濟

問婦人有一生不受胎者有受雙胎者日前神州報載又有某地某姓婦一胎產生三男者其不受胎大都由於性情乖張月信不調之故而受雙胎與受三胎者究竟是何原因在生理上有何作用能致於是敢請　諸君研究發明以教後世

問三　治痰疑問　匡鄂春

嘗聞人言人無痰不生亦無痰不死一似痰之作用能司生命即操生殺之權然不知

痰之變幻流入肺便令人氣逆作咳凝在胃更使人噎膈反胃侵入心又令人神志昏迷痰原有百害而無一利故人素有痰病家或不介意人素無痰且病非因痰而起一旦有痰無不慄慄恐懼視若寇讎在我輩見之亦必竭盡心力爲之消滅殆盡而後已乃有治之而效有治之而不效者其故何哉脾爲生痰之源肺爲貯痰之器治痰不理肺脾非其治也此等治法盡人皆知至有見痰休治痰原欲從根本上解决斯言深得我心但病在無關緊要時則可若當痰聲轆轆生命不絕如縷不得不講治標之法欲使之上吐恐膽礬參蘆桐油煎等類已不能用欲使之下達每用蒙石滾痰竹瀝達痰等丸亦毫無影響豈眞病痰可治命痰不可治耶如不以爲不可治焉人當痰在喉間聲如曳鋸卽可諉之天命似再不必假手於人如以爲可治焉何以當痰發生之時卽用濂珠猴棗牛黃等藥亦不獲效果人誰不死凡在耄老卽以一痰傷生似無甚可惜獨有青年子弟向係無痰一遇病劇忽起此痰遂以痰而畢命豈非我人一大憾事本社同志不乏深明醫理富於學識經驗之人苟有特別治法不以鄙人爲不屑教誨而教誨之非特鄙人之幸抑亦同胞之幸也

問四　問症一則　錢星若

家嚴於壯年時得一症肛門邊突出肉粒且癢且痛大解時突粒愈出滋水不絕頗形不便迄今二十餘載醫手經治不少皆曰痔症也服藥敷藥不知凡幾迄無見效後則每大解時突出肉粒之外必再墜下腸頭疼痛頗若週身不舒必睡一夜腸頭方得攝上余亦略究醫理想此必腸痔也閱方書腸痔一由腸胃濕熱下注結成痔粒氣虛下陷肛門墜注多患於久痔之人余以此症適合余父之病遵此定方諒必有見效卽與補中益氣加入黃連黃芩黃柏蒼朮槐花秦艽枳殼之類服之數劑仍然毫末無功且今年來更增重一日之中便解必有一二純下血水甚致危漏不止後就於王醫據云此痔漏也漏下已多陰分必傷方用和營升降治之無效余再檢痔漏一方服之竟如投石無關痛癢噫一病而三變痔耶痔漏耶抑腸痔耶抑非痔而非腸痔又非痔漏耶怪端百出令人心駭家嚴屢欲至西醫割治又恐體弱不勝余雖投心於醫方書少覽靑黃莫辨今見學報有問答一門故請高明賜敎不勝待命之至

答一　答錢君蔭伯喉症治法　張邁荃

問云舌根左邊突起紅肉形似蓮子經醫針刺出血其形不減飲食語言均無阻礙請曹倉州先生用輕清鬆透之品服多劑而竟投石上症歷八載圓形漸大等語此何症耶厥名喉瘤荃按喉病始起用針刺血自是正治輕清鬆透之品理合有效而竟無效者其中有辨必貴體素虛氣易上逆因怒則氣鬱多語則損氣或由作勞動氣步行趕速均能上氣上氣則氣滯由是奉生之津液聚而成痰漬形而爲瘤結於喉間遂成牢不可破之一物治法必須分三期第一期用少陰甘桔湯宣達心肺之鬱藉山梔之力以歸腎陰第二期用少陽半夏瀉心湯加枳實木香和三焦之陰陽上焦得通而津液得下其氣因和第三期用石室秘錄引火歸原湯方中生地麥冬山萸茯苓車前附子加丹皮元參桔梗甚妙或者用金匱腎氣丸加元參桔梗其效亦相等至隨症出入臨時加減可耳凡屬陽熱火症隨壅隨潰而陰火上逆往往歷多年而不已者荃非臆斷之詞實從經驗而來前治一婦人舌爛破裂延二十餘年時作時止發時目赤口糜手心熱面赤盡現實熱症狀荃用半夏瀉心湯金匱腎氣丸出入加減服二十餘劑而痊可又治一痰包俗名塡舌亦用前方六劑而病除喉瘤與上二症同源異出故治法大

同而小異因得比擬而斷之曰貫恙可指日而愈也謂余不信請觀後效并附外敷法烏梅二枚醋浸搗汁硼砂四分冰片一分燈草灰一分用烏梅汁攪令相得蘸筆點之日三次良

答二　答錢君蔭伯問症一則　沈玉麒

讀錢君蔭伯問症一則鄙人不揣陋劣拉雜陳之竊嘗掩卷深思夫舌者心之苗脾之本也心脾腎三經之脈俱走其間手少陰心之別脈名曰通里循經入於心繫舌本心氣通於舌心和則舌能知五味矣脾氣通於口脾和則口能知五穀矣心與脾雖爲二臟實合主一竅也足太陰脾脈上膈夾咽連舌本散舌下足少陰腎脈上繫於舌絡於橫骨終於會厭而腎爲先天之本腎陰不虧則水能制火而心火不致上炎心氣和平則火能生土脾精散布周身而三經脈絡所過安來疾病今錢君夜讀勞心心陽遽致上越者水虧不能制火也不勝之腎水反受其搏而所生之脾土亦受其病病發於舌根者三經絡脈所過處也症名舌菌如痛甚而腐爛則轉爲舌疳而病愈險矣其酒後或怒後覺痛者以酒能升火怒則氣上逆也非暴感之毒火故針刺而無效非上焦之

風熱故輕透而不愈氷硼清在外之熱不足治本刀割傷心脾之元尤非正治鄙見吹藥用牛黃二分麝香三厘濂珠三分梅片一錢青黛一錢月石一錢研細末至無聲爲度每日吹三回取其幽香透裏熱也煎劑則以蓮子麥冬清心益津生地元參存陰泄熱山藥石斛運脾養胃丸藥則六味丸之類尤須保養有方戒酒平氣恬淡寡欲庶可收功日久不致漸脹漸大塞口爲患也鄙見如此未識有當治法否尤祈諸大名家正之

答三　答包君識生問五　黎肅軍

治病必求其本痲拉利亞原虫瘧之本也故苟有可以撲滅痲拉利亞原虫之藥物瘧斯愈矣然慢性或惡性瘧疾病者之赤血球幾悉爲痲拉利亞原虫所侵蝕周身之血液至成改觀於是而有變易病的血質之藥物瘧亦愈矣金鷄納霜撲滅痲拉利亞原虫者也信石改變血質者也故皆靈驗也

答問二　同上

仲景曰余宗族素多向餘二百建安紀年以來猶未十稔其死亡者三分有二傷寒者

十居其七由斯以談傷寒者急性傳染病也傷寒論者治急性傳染病之書也吾國古代病理學說每謂疾病有內生與外邪之別外邪以風爲最故曰風者百病之長也仲景之自敍亦曰卒然遭邪風之氣其開篇先論中風者意在斯乎凡傳染病之單純獨立者固亦有之而要以有合併症者爲甚夥此傷寒論之所以六淫俱有也凡百科學古今疎密莫不類然何獨於醫學而疑之治法理由並不充足亦因其所雖未能盡愈諸病仲景已自言之矣然則補苴罅漏非吾人所當有事耶

答四　答程君庭玉之問難　錢存濟

檢閱本年第二期學報載程君庭玉問汗與血異名同類皆屬陰液是以過汗有刼液傷陰之變而與汗多亡陽之語殊覺相反傷陰亡陽果以何者爲是又問素問云凡十一臟取决於膽又云膽者中正之官决斷出焉攷十一臟之生理作用並無受其决斷之證此取决决斷四字究屬何解抑果有斷之證歟云云鄙人學業久荒於醫學亦一知半解未窺堂奧僅就平日心理所得者與程君一商榷焉攷汗本屬陰液然其中有水穀津液之分水穀之汗於炎天行路用力用膳等事則多出飲之以水雖多亦無礙

津液之汗不能多出多出則有傷陰之害至多汗亡陽者其理甚微何則蓋陰陽之理玄妙難言經云陰無陽不化陽無陰不守陽裏有眞陰陰裏有眞陽誠以二者平均附麗未嘗倚輕倚重須臾或離如男女之居室然必夫婦調和而家道始昌否則乖離迭見必致滅亡鄙意多汗亡陽之亡字應作逃字解亡陽者係陰液盡而陽無所附麗以致陽氣逃於外也故仲師用白通湯加人尿豬膽汁以回陽不敢雜以陰柔必恃陽氣回復再投以陰藥使陰陽調和精神自振疾病全瘳能明乎此則傷陰亡陽之理思過半矣若膽者本淸淨之府附生於肝主少陽春生之氣常受肝臟分泌暗綠褐色苦味之汁蓄積膽囊是爲膽液膽液足則膽量大膽量大則有剛毅之志有剛毅之志則能決斷似決斷二字係指性情作用而言非有決斷之證也故過怒驚駭等則傷膽膽傷則膽氣敗而膽液泄膽液泄則口味苦多令病黃膽旣受傷則臟氣俱損故病膽黃者其人口苦色黃昏沈困倦常生恐怖之狀如傷神守卽云喪膽是以膽中生氣爲萬化之元有生則生無生則死此取決之明證也所見若是未識高明以爲然乎

答五　答錢君蔭伯問症一則　錢友菊

是症喉中形粒外突久遠而不痊有潛滋暗長之勢鄙孜方書除喉瘤外無有得其名者喉瘤症但喉根邊有紅如豆粒或左右皆有飲食亦不覺其妨礙苟延日久漸漸滋長若是則終有達妨礙之目的者是症之起由稟質陰虧好飲動怒陰虧則陽升酒能引火上冒怒則提肝肝提則陽無不動者況夜坐誦讀又能升陽肺屬上焦而主喉處陽鬱勃於中搏動喉絡血不循道而爲之留積積則必凝成血衃故壘然突形於外驟然而來者陽升無不迅速也此症切忌刀割又非輕劑薄品拘於清熱散風所能圖其瘇銷形滅者至於外治之冰片硼砂皆捨本而求標宜其不蹈坦境矣況因循已久更不能遵守初起之治法雖肝腎陰未必較前尤虛然日久則絡瘀必漸積而凝滯莫移治之之法須從本而求之首當戒酒戒爆安靜毋躁次及於醫藥之相助陰既虧矣不得不養陽既升矣不得不潛瘀既凝結矣不得不和用藥如生玳瑁酒炒蒲黃末歸鬚沒藥丹皮黑梔鬱金元參青黛龜版鱉甲淡秋石桑皮花粉之屬服數十劑當能奏效謹就管窺所及未識當否敢還質之高明

答六　答三年四期張君汝偉第二問　徐蓮塘

攷仲景傷寒一書流傳已久王叔和編論成無已註解爲近世所宗而長沙舊編不可考矣第叔和編論紊亂失眞且混熱病於傷寒遂啓後來傳經爲熱病之誤所以箋註者家數雖多大抵落叔和科臼於仲聖全理悖之甚矣僕於醫學一道素鮮研究嘗讀傷寒脈浮滑此表有熱裏有寒一節滋惑之甚後見來蘇集玉楸二家論說恍然悟得其裏寒之寒實係魯魚帝虎傳寫之訛玉楸子以表有寒謂陽氣鬱格陰氣外浮非寒邪外淫一語與柯韻伯來蘇集謂陽極似陰全憑脈以辨之無二致也辨脈及症辨症及脈理論雖殊亙相脗合自二家之說行正原文闕謬說彼王三陽魏念庭沈堯封王孟英紛紛見解盡成糟粕然而鯫生鄙見如矮者之觀場豹管略窺如河伯之赴海不能發前人所未發以抒一得之愚卽或自入迷途亦沉淪而不返茲承下問爰摘二原文以憑就正願先生明以教我

傷寒脈浮滑此表有熱裏有熱白虎湯主之

柯韻伯曰此係論脈而不及症因白虎湯症而推及其脈也勿只據脈而不審其症脈浮爲滑滑爲陽陽主熱內經云緩而滑曰熱中是浮爲在表滑爲在裏也明矣舊

本作裏有寒者誤

傷寒脈滑而厥者裏有熱也白虎湯主之

柯韻伯曰脈微而厥者爲寒脈滑而厥者爲熱陽極似陰之症全憑脈以辨之然必煩渴引飲能食而大便難乃爲之裏有熱

傷寒脈滑而厥者裏有熱也白虎湯主之

玉楸子曰四脈厥逆而脈見遲濇是爲裏寒厥而脈滑是爲裏有熱也盖燥熱內鬱侵奪陰位陰氣浮散外居肢節故肢冷而脈滑白虎湯（中略）先以白虎凉金泄熱滋水滌煩膈熱肅清則不致入胃而致煩熱亡陰之害矣白虎症即將來之大承氣症而裏熱未實從前之大青龍症而表寒已解者也表寒已解故不用麻黃裏熱未實故不用硝黃

傷寒脈浮滑此表有寒裏有熱白虎湯主之

玉楸子曰此申明上章未顯之義脈滑者裏有熱也厥者表有寒也此不言厥者診脈浮已滑知是表寒外束裏熱內鬱不必問其肢節之厥熱矣若裏熱外發應見脈

變實緩不復浮滑也浮滑者陽氣鬱格象也此表寒乃陰氣之外浮非寒邪之外淫不然表寒未解無用白虎之理

答七　答張君汝偉與徐君蓮塘之寒字問答　包識生

前觀張君之問今觀徐君之答研究傷寒眞理引前輩之說以爲證鄙人醉心傷寒更覺見獵心喜技癢難熬極欲與諸君子討論之按傷寒脈浮滑此表有熱裏有寒之寒字古今多謂係熱字之誤其實非誤也確爲寒字也柯黃諸說皆非且與經義大背此條在太陽篇一百七十八法與一百七十九法炙甘草湯兩相對偶言燥病在表在裏之法者也(見余之傷寒章節)按傷寒之脈不浮緊而浮滑則已由寒邪化爲熱邪寒脈變爲熱脈矣但脈浮而滑其熱祇在表而不在裏裏有寒三字即說明裏無熱之意也下節言燥在裏則云傷寒脈結代心動悸炙甘草湯主之按脈緊而變爲結代臟血已被燥熱灼傷臟血已傷故心動悸上節言燥傷表以脈浮滑三字證實之此表有熱裏有寒不過解說此三字而已下節言燥傷裏以脈結代三字表明之心動悸三字即證明燥傷藏血心陰已虧之實在也曰脈浮滑此表有熱曰脈結代心動悸非一表一

裏兩相對偶之文章乎且厥陰篇三百四十九節熱厥六經章陽明成厥法一條（見余之傷寒章節）更可證明此條裏有寒三字之不誤且與此條爲熱病在表在裏之偶文也原文云傷寒脈滑而厥者裏有熱也白虎湯主之曰脈滑而不曰浮滑則熱不在表可知矣且脈滑而症厥爲内熱外寒熱結於裏之候故云裏有熱也二條白虎症同是傷寒爲提綱同以脈滑爲熱病一有浮一無浮則一表一裏已別也曰此表有熱曰裏有熱亦卽表明脈浮滑在表脈滑在裏之言也曰裏有寒曰而厥裏有寒寒在内也寒在内無可按之而得故以空文表之而已而厥厥手足厥冷也手足厥冷寒在外也寒在外可按之而得故以厥冷表明之綜觀先師之文意二條俱是白虎症俱是熱結症不過一在表一在裏熱結在表者而裏必寒熱結在裏者而表必寒故曰裏有寒故曰而厥由此觀之裏有寒三字確無誤也

上海采芝堂

監製大悲救苦玉雪丹功效之鐵證

本堂之大悲救苦玉雪丹係前清御醫陳蓮舫夫子授方特製與市上玉雪救苦丹大相懸絕茲略舉其成効如下乙己年關外大疫禍國紅十字會曾定製數百箱分送疫地功効大著出乎各種治疫藥之上乙巳年七月二十五日時報專電載六月十三日關外新民屯來電云冬青電均悉新濟泰順二批所運大悲救苦玉雪丹十二箱避疫散十一箱當即在津提運出關分送各藥以玉雪丹爲最効特聞任錫琪徐信泰謨燕 觀此電文可見本堂監製大悲救苦玉雪丹爲希世寶品成效昭彰本主人近更加料監製精益求精凡海內外各界諸君如欲防疫起見請速向本堂購備此丹俾得免除疫厲之危險恐未週知庸此佈告茲將此丹之性質及用法列后

此丹治傷寒天行疫癘時氣傳染一歲之中一方之內男婦大小病患相似謂之瘟疫並治中風中邪癲瘨瘴癘熱毒壯盛霍亂絞腸急痧暴症命在呼吸不及延醫服藥及自縊溺水魑魅卒死心頭尚有微溫或癲邪狂走狀類心瘋或誤中食毒藥毒一切跌撲損傷瘀血在裹百虫蛇犬所傷毒氣內攻但用此丹內服外敷應手神效百發百中有起死回生之功又治婦人月閉鬼胎小兒驚疳客忤等症每用一丸重者酌加小兒半丸滾水化開送下本堂揀選道地藥料擇天醫療病良辰於淨室中誦大悲寶懺一永日虔誠修合應驗如神並將療病服法略詳於后

惟是藥本昂貴俱皆珍品購者珍藏幸勿褻 或善良君子施送濟人其功德豈有限量哉 虛勞孕婦忌服

一治傷寒時行瘟疫寒熱頭痛胸悶噯酸一二候身熱不解神昏譫語開水化服一丸如身熱不盡再進一丸立有奇功

一治痰厥不省人事用陳胆星五分沖開水化服一丸

一治肝氣厥逆不省人事用生石決明二兩煎湯一茶盃化服一丸或開水化服亦可

一治小兒痧痘時疹用西河柳五錢煎湯化服一丸末透足再進一丸輕則半丸

一治癰疽發背腦疽疔毒一切無名腫毒外用土牛漆一兩搗汁調藥半丸敷之內用開水或生甘草三錢煎湯化服半丸大症一丸未成即消

一治爛喉痧症痰涎壅塞口禁身熱命在頃刻急用開水化藥一丸徐徐灌下立刻回生再進一丸即愈

一治一切咽喉急症服之立痊或用荷葉三錢煎湯化服亦可

一治小兒急慢驚風身熱嘔乳驚悸抽搐使青用鈎藤一錢煎數沸去渣量兒大小和服半丸或一丸作四次服之立效如月內赤子胎驚不乳用藥一丸分作四塊研極細末安在乳頭上與小兒吃乳同下立愈

本堂開設上海英租界抛球塲

每盒售洋二角

批發八折

新聞

黃金膏

膏以黃金名其價值之寶貴可知此膏爲治外科之金丹故凡外科潰爛之後或瘀血釀濃紅腫作痛之際無論癰疽發背搭手附骨疔毒臁瘡疥癬小瘡及一切無名腫毒年久潰瘡臭爛見骨以此膏敷之立能消腫止痛去腐生肌茲將主治功效臚列於後

主治 癰疽 疔毒 發背 對口 搭手 穿腮 金瘡 附骨 臁瘡 橫痃 疥癬 下疳 肚癰 無名腫毒

功效 退紅 消腫 止痛 化膿 生肌 合口

用法 以此敷於患處輕症一日一換重症一日換二次

價目 每小盒 兩角 每大盒 兩圓

上海童葆元堂監製

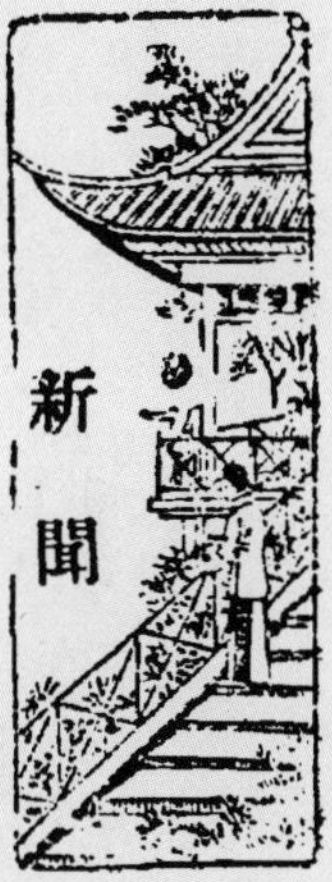

◉中醫前途之大希望

政事堂昨奉大總統手諭以醫道施術中西各有所長自西醫傳入中國後吾國醫學一落千丈卽近年教育統係醫學課程亦專重於西醫殊非講求國學之道刻經耆紳丁澤周呈述倡興中醫辦法八條並願捐資創辦中醫大學於京師逐漸推廣着發交教育內務兩部查照備案以示提倡云云

◉保存國粹之條陳

近年政界時論均謂新學競進以來固有之國粹漸有今不如古之象不可不力圖挽救而總統亦注意及此特飭政事堂檢閱維持舊學之條陳其中可資採擇者有二十

餘件內康南海樊樊山黃開文等所上國語國學讀經正音等十二件各省巡按使所上維持國學意見書五件耆紳丁澤周所上振興教育系統內醫學辦法一件及其他留學生宜以國學爲根柢之條陳四件已片交教育部令講求實行方法矣

◉神州醫藥總會紀事

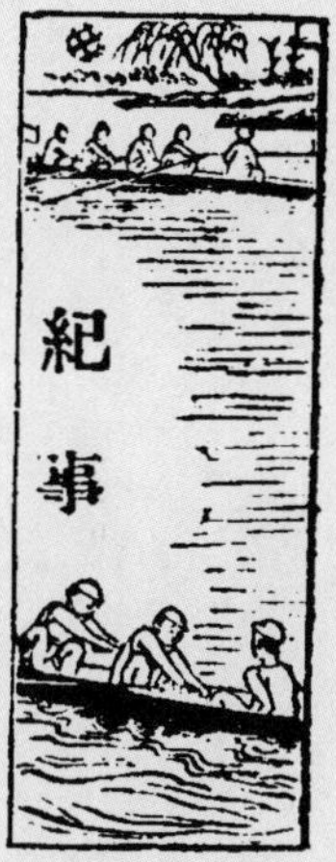

總會爲籌備開大會一切手續特於陰歷九月初一晚在事務所開會討論會員到者甚衆由會長余伯陶君提出開大會時應行預備之事項

(一)開會日期

(二)發通告

(三)招待各分支會代表及會員

當由到會全體會員表決開會日期仍定於陰歷十月十五日應發各分支會及各會員通告書由書記員卽繕發招待各分支會代表及會員仍照上年辦法指定旅館供給膳宿

包識生君提議明年總會進行之計畫及籌辦學堂醫院之手續應列為議案俟大會時提出徵求各分支會意見羣策群力庶易於着手衆贊成

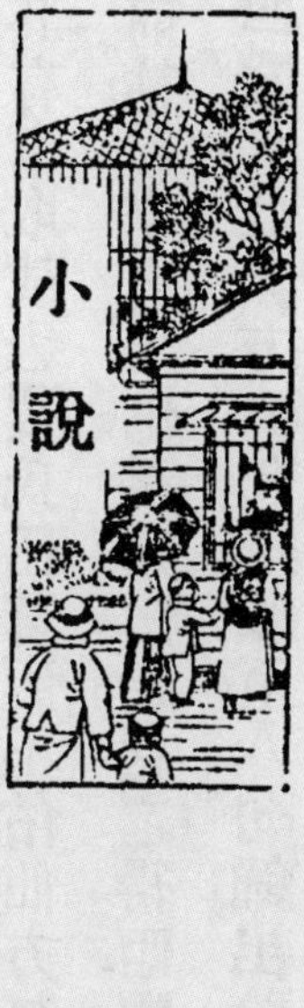

◉紀事小說

孝姑刼

醉魂

黃海之濱有土梅鎮。四民雜處。屋宇毗連。一大市集也。中多華姓。俗尙奢侈。惟迷信特性。超乎別族。故暱祝鬼神。實爲鎮人之惟一天職。通衢大道有神廟焉。墻壁朱紅。香火特盛。一年八節。赴廟焚香者如蟻如鯽。而爲之廟祝者。又善謅謠以感人。故人家有事。不論婚喪慶弔。必向廟中祈禱。乃至偶或羅病。亦必求仙方以療之。雖有中西醫生不顧也。廟祝遇求仙方時。非給爐丹一包。(按仙方中之爐丹卽香灰也)卽給雜方一紙。鎮人如獲至寶。以爲神苟援手必立痊。可雖死者比比。而曾不少覺焉。鎮中巨擘爲華翁。年逾耳順。家道頗豐。妻賈氏。年相若。而迷信尤甚。朗朗佛號。終日不去口。有一女名娵娘。年已花信。尙未適人。華老夫婦頗溺愛之。幼年曾就學。頗知字義貞靜幽嫻。平日事父母。頗具孝道。人皆呼之謂孝姑。而婌娘之名。轉爲所掩。惟受父若母之陶融。腦筋中遂亦深中迷信之毒焉。一日賈氏病吐瀉。華翁急赴廟求仙方。得爐丹一包。以陰陽水冲服而愈。翁感謝刻骨。携女至廟還願。時方炎夏。路遇大雨。翁酬神心急。乃冒雨而行。急雨淋漓之中。父女二人。顛頓而前。衣服濕透。亦不之顧。歷三時始克至廟。喘息甫定。翁忽發壯熱。目張口開。面赤如焚。不能言語。女惶急無措。急跪於偶像之前。以求施救之方。得雜方一紙。用熟地三錢。枸杞子二錢。大棗三枚。廟祝又給爐丹一包。女乃急倩廟祝舁父歸。已則草草焚香畢。默祝父病愈後。當再塑金身。祝畢又叩頭如搗蒜。忽忽抵家。將藥並爐丹灌入父口。詎知兩小時後。翁身熱尤甚。氣促痰湧。四肢如焚。兩目視女而欲泣無淚。孝姑大驚。謂其母曰。老父病若是。服仙方益加重。奈何。吾聞人定可以勝天。不如請醫生治之。但中醫西醫均在鄰近。母其有所取裁否。賈氏曰。蒼天不佑。仙方無效。吾方寸已亂。更何所取裁。汝其於竈君前拈鬮定之可也。孝姑曰諾。拈之得西醫鬮。卽遣小僮利兒往請。俄而利兒復命。曰西醫云。此際方六句鐘。須至八句鐘出診也。母女無如何。耐候至九時

中國近代中醫藥期刊彙編　第一輯

許聞車聲轔轔。當門而止。利兒曰。西醫來矣。語未竟。一身西服口雪茄者。昂然而入。一小童負篋隨之。賈氏急引至病榻前。西醫略加諦視。出寒暑表候之。曰無妨。此熱病也。以冰罨法治之。卽愈矣。發篋出冰塊。置胸前。老人神識果清。身熱亦退。合家歡忭。喃喃誦佛不止。西醫復出藥水一瓶。囑賈氏曰。此清熱藥水也。一小時後。身熱退盡。乃可與服。賈氏唯唯。乃封金十元。爲西醫壽。西醫去後一小時。翁轉四肢如冰。冷汗如雨。孝姑急以藥水進。未及十分鐘。翁忽兩手據胸。口呼大痛不已。氣大促。兩目直視。腹脹甚堅。戰慄搐搦。竟至昏厥。斯時也。母女二人。舍呼天籲地之外。無他法也。良久。利兒進曰。老主人病急如此。西醫旣不效。何不延中醫試之。聞左近有一張醫生。醫術甚高。願主母其一試之。賈氏曰。仙方不效。吾早知無效果。張醫李醫。亦何能爲。雖然。甯有目視其死而不救者。汝其速往請之可也。利兒曰諾。須臾張醫至。四診畢。退出病室。搖首謂賈氏曰。病不救矣。此病由中暑冒雨而發。暑邪爲雨濕之氣所鬱。不得發越外出。故作是病。當初如以清暑之方。若香薷飲之類。服之。使暑邪外達。當無不愈之理。乃一誤於熱地等滋膩之品。再誤於冰罨等陰寒之法。則資寇以器。

安有不受其害者。夫暑既爲寒濕之氣所鬱。則須知寒也。濕也。皆陰邪也。散其陰邪。則暑邪自解。西醫但知犯熱治以寒。似以冰罨爲萬古不易之法。不知此之發熱。乃陰邪內侵也。卽陰陽應象論所謂重寒則熱者是也。一經寒治。必轉爲肢冷汗冰。胸中大痛。蓋陰結於內也。再以清涼藥水進之。以陰治陰。能毋昏厥乎。素問有云。陰勝則身寒汗出。身常清。數慄而寒。寒則厥。厥則腹滿死。仲景亦曰。凡中暍不可使得冷。得冷便死。此症一誤再誤。惡有生理。速備後事可也。不受診金而去。孝姑聞之。呆立半晌。乃謂賈氏曰。母親姑伴父親。兒神疲力倦。思欲至後室。略臥片時。語畢。黯然自去。賈氏與利兒侍病榻前。目覩翁病愈劇。昏厥益復不省人事。賈氏束手無策。惟有痛淚兩行而已。牡雞三唱。紅日東升。賈氏摩挲淚眼。謂利兒曰。汝在此侍候。吾一視孝姑。當卽來也。揾淚入內室。視案上燈光猶明。一女子躺於血泊之中。旁有衣剪一柄。胸前露肝一葉。尙緊握在手。賈氏魂飛天外。心如刀割。呼聲一發。昏撲於地。利兒聞聲。趨入。見母女二人同臥地上。大驚狂呼。繼見流血徧地。益復四肢軟癱。呆立若木雞。須臾。賈氏甦。利兒亦醒。共相檢點。於妝檯之上。得素絹一。字跡淋漓。墨色黯

淡。蓋望而知爲絕命書也。賈氏且泣且讀曰

不孝女娵娘。留書於　父母雙親大人膝下。廿四年來。受二親鞠育之恩。未少報答。今父親病起不測。鬼神不佑。醫藥罔效。此皆女孝養之道不足以上感天庭之過也。間讀果報錄。有某氏婦割肝治姑一則。女常深佩之。今父病已亟。不得不效其所爲。或者蒼天佑吾父親得以不死。則女雖死之日。猶生之年矣。彼西醫以人道殺人。女當作厲鬼擊殺之。父病果愈。女曩日再塑金身之願。願吾父母踐之。

賈氏讀畢。放聲大哭。忍心持肝葉。命利兒煎之。已則奔至老人病榻前。見老人已呼吸毫無。目瞑殭臥矣。慟哭失聲曰。天乎。死矣。煎肝葉何爲者。我生平佞佛而結果如斯乎。彼西醫豈與我有宿世寃耶。草草殮夫女畢。遣去利兒。自縊而亡。

醉魂曰。余述此事畢。余不禁有所感焉。夫我國以神道設教。迷信頗深。一有病困。往往先從事於巫占。迨及請醫。多有至藥物莫投。刀圭莫施之候者。此迷信神權之害也。迄今科學大昌。無鬼論盡人皆知。而西醫突起。却又深中夫人心。西醫之言曰。中醫素無學說。所有者陰陽等謬談耳。而一般盲無智識者流。亦闃然和之曰信中醫陰陽等說者。與迷信神權同。不知人身一太極。太極一陰陽。血脈之運行津液之流布。皆陰陽二氣爲之。不然。照西醫所解剖之人身曰心肝脾肺腎等等。亦不過心肝脾肺腎等等耳。而何以心有心之效用。肝有肝之效用。脾肺腎等有脾肺腎等之效用乎。則當知生人之要素。在乎陰陽二氣矣。果爾。則人生有病困。苟不從陰陽入手。將作何施治乎。且西醫亦何嘗不從陰陽入手哉。犯熱治以寒。犯寒治以熱。西醫之不二法門也。特不過於熱極似寒。寒極似熱之間不能參透耳。觀華翁之病。一陰極似陽之症也。而西醫之治法如此。則崇拜西醫者。當可以憬然矣。

雜俎

上海童葆元堂

觀音大士救苦靈膏

一治無名腫毒癰疽發背單蛾雙蛾喉痛風痰風痛腹中血塊痞塊以及跌打損傷均貼患處惟頭風痛者貼印堂穴太陽穴疔毒外貼內服腸癰貼肺俞穴

一治鼓脹傷寒病瘧疾時疫腸胃作痛便瀉便閉夢遺白濁以及婦人赤白帶下等症均貼肚臍丹田穴即愈

一治癆瘵等病貼夾脊穴尾閭穴肚臍咳嗽吐血貼前後心窠處痰盛氣壅以膏藥捲收塞鼻孔惟廉瘡將膏藥用銀針刺洞數十個貼患處即愈

一治小兒疳症貼肚臍口疳貼牙狀急慢驚風氣喘痰涎貼肚臍上再以膏藥捲塞鼻孔即愈

一治膈病痢疾貼胃口穴肚臍目疾貼太陽穴牙痛貼牙狀即愈

此膏靈應非常萬病可治然病難盡述貼者自爲斟酌用之用此膏者能齋戒尤效

人身背脊骨長三尺分作二十一節又上三節係頭頸骨不在其內　肺俞左右兩穴在背脊骨第三節下橫量開一寸五分　後心窠穴在背脊骨第五節夾脊穴在背脊骨第十一節　尾閭穴在背脊骨第二十一節　印堂穴在山根之上兩眉中間　太陽穴在兩額角眉稍尖頭　胃口穴在肚臍上五寸　丹田穴在肚臍下一寸三分　孕婦不必忌貼

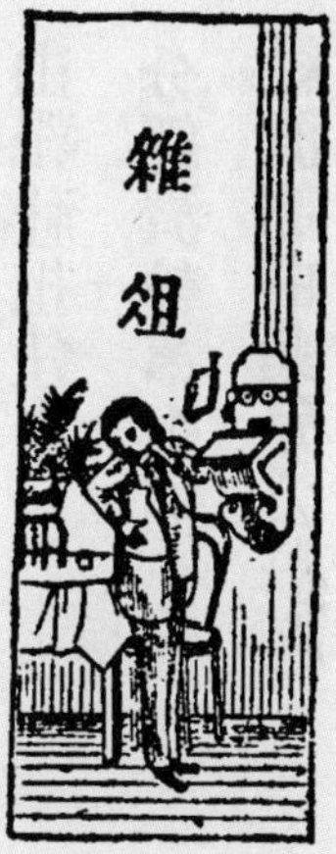

◉神州模範製藥社緣起

今日一競爭之時代也有國家之競爭有學術之競爭有工藝之競爭有商業之競爭愈競爭則國勢愈强盛學術愈進步工藝愈精良商業愈發達東西列强所以稱爲强國者其國民皆有競爭之思想也若夫吾國自維新以來雖百事改良而多數國民之心理皆乏競爭之思想吾醫藥界爲尤甚焉試觀市上街衢之招貼各種報帋之廣告刋斗大之字佔篇幅之半者皆舶來品也雖有爲華人所製造然多取材于東西各國非國貨也愈發達則漏卮愈大吾國愈窮若吾華產之藥品幾如鳳毛麟角間有一二困於資本亦不能與洋貨競爭誠憾事也而我藥界大資本家又閉關自守不識改良貨品與之競爭數年來中醫之診案日冷中藥之銷路頓減實爲

權

西醫西藥充塞市上而奪我權利也本會以維持醫藥爲宗旨不敢坐視利權外溢而莫之挽救爰創是社爲藥業之模範逐爲推廣以達競爭之目的塞漏巵以維國本是則本會同人之始願也簡章列后

一定名　爲神州模範製藥社

一宗旨　聯絡醫藥人才改良各種藥品以振興醫藥維持國貨爲宗旨

一地址　附設本會

一組織　以本會醫藥界會員組織之

一責任　分二種

　醫界負徵求藥方介紹營業之責

　藥界負製造藥品販賣貨物之責

一經濟　由報社担任之

一職員　分經濟幹事兩部

　經濟部由藥界公舉之

幹事部由醫界公舉之

一專利　本社發明各種藥品須稟請政府立案專利別人不得冒做

一辦法　分二種

甲　本社製就各種模範藥品有志營斯業者出相當之津貼本社　即可將該種藥品製造發行權全盤讓與

乙　本社製就各種藥品有志營斯業而力不足者可與本社合辦（合辦章程另訂）

一修正　以上有未盡之處得隨時修正之

發起者包識生

文苑

先聞教育部有廢中醫之意。繼聞余伯陶先生倡辦醫學總會。幷諸君子聯合請願。感賦二律。

粵東黃眉孫　自新加坡寄稿

歐風亞雨沸中原精衛難塡恨海寃壯志扶搖九萬里眼光注射四千年神農不死留英氣醫界何辜付刼烟莽莽神州一迴首瓣香同祝力撑天

遙從海外望神州岐伯傷心仲景愁我代中醫呼萬歲誰堪銅像鑄千秋鷄聲喚醒劉琨夢獅睡休貽祖國羞秦豈無人莫輕視請看擊楫誓中流

◉醫藥雜俎

周伯華

不用藥而愈疾

蘇人葛乾孫術至神巧治人不恃用藥喜怒頓挫皆能愈疾（七脩類稿）

不可救藥　　仙人上藥

多將熇熇不可救藥（詩大雅）　仙人上藥有支都綺葱（漢武內傳）

活人草

漢武帝時西方日支國獻活人草三莖人死將草覆面卽活（類林新詠）

不二價

中國近代中醫藥期刊彙編　第一輯

韓康字伯休采藥名山賣於長安市口不二價（後漢書韓康傳）

目虫

潭州趙太尉母爛弦疳眼二十年有老嫗云此中有虫吾當除之入山取覆盆子葉咀嚼留汁入筒中還以皂紗蒙眼滴汁漬下弦轉盼間虫從紗上出數日下弦乾復如法滴上弦又得虫數十而愈（洪邁夷堅志）

針藥

子謂北山黃公善醫先寢食而後針藥　子（文中子）

喻嘉言軼事

錢牧齋一日赴親朋家晏肩輿歸過迎恩橋輿夫蹉跌致主人亦受倒仆之驚忽得奇疾立則目欲上視頭欲翻拄於地臥則否屢延醫診視不效時邑有良醫喻嘉言適往他郡治疾亟遣僕往邀越數日俞始至問致疾之由遽曰疾易治無恐因問掌家曰府中輿夫强有力善走者命數人來於是呼數人至俞命飲以酒飯謂數人曰汝輩須盡量飽餐且可嬉戲爲樂也乃命分列於庭四角先用兩人夾持其主併力

疾趨自東至西自南至北互相更換無一息之停主人殊苦顚播愈不顧益促之驟少頃令息則病已霍然矣他醫在旁未曉其故俞曰是疾乃下橋倒仆左邊第幾葉肝搐摺而然今扶掖之疾走抖擻經絡則肝葉可舒既復其位則木氣舒暢而頭目安適矣此非藥餌之所能爲也牧齋益神其術稱爲聖醫 （香艷叢書絳雲樓）

嘉言本姓朱江西人明之宗室也鼎革後諱其姓加朱以捺爲余後又易朱以則爲俞向往來於牧齋之門結草廬北城之山麓嘉言少遇異人授以秘方兼善黃白之術於治疾加意貧人藥籠中預貯白金三星或四五星有貧人來就醫者則量其病之輕重爲多寡雜白金於藥中予之臨去則語之曰歸須自檢點乃可煑也其人如言得金喜若天賜藥未進而病已去其半其金其黃白之術成之也嘉言往鄉舟過一村落見一少女於沙際搗衣注視良久忽呼停棹命一壯僕曰汝登岸潛近此女身亟從後抱之非我命無釋手僕如其言女怒且罵僕抱之益力女益怒罵大呼其父母其父母出欲毆之嘉言徐諭曰俞某適見此女將攖危症故相救非惡意也女父母素聞其名乃止俞曰汝女數日將發悶痘萬無可救吾所以令僕激其怒者乘

其未發先洩其肝火使勢稍衰後日藥力可施也至期可於北城外某處來取藥無遲越數日忽有夜叩俞廬者則向所遇小女之父也細言女得熱疾煩躁不寧狀俞問膚間有痘影否曰然俞曰汝女得生矣乃畀以托裏之劑此女漸致發透其痘獲無恙

北城多敗屋居民多停柩其中嘉言偶見一棺似新厝者而底縫中流血若滴驚問傍鄰則曰頃間某鄰婦死厝柩於此嘉言急見其人爲語之曰汝婦未死凡人死者血黯生者血鮮吾見汝婦棺底血流出甚鮮可啓棺速救也蓋其婦實以臨產昏迷一日夜夫以爲死故殯焉聞俞言遂啓棺診脈未絕於心胸間診之未起而下已呱呱作聲兒產婦亦甦矣夫乃負婦抱兒而歸

邑有大老某致仕家居其夫人年已五十忽嘔吐不欲飲食諸醫群集投劑俱不一效嘉言視脈側首沈思遲久而出乃拍大老之曰肩高年人猶有童心耶是娠非病吾所以沈思者欲一辨其男女耳以脈決之其象爲陰裏陽定是男也已而果驗嘉言以醫名世奇效甚多不盡載

◎神州醫藥學報校勘記　第三年第三期　錢縉甫

日本要求在內地設立醫院之研究及其對付之法　所論鬯茂條達思遠憂深非學識俱優者不辦也第三條言宜採用國貨與時局有密切之關係閱者尤宜注意第七條言各書坊宜翻印醫書亦能言人之所不及愚意吾道日昌則購書者多翻印者自能於此中圖利不然翻印後將折閱此說不行矣然否

防疫論　曰限置交通無益也隔離病所無益也查檢疫地無益也拘報病人無益也幽囚死者家屬無益也燎衣物焚屋宇無益也捕鼠類薰琉璜無益也皆通人之言皆仁人之言眞能力矯時弊令我一讀一擊節

北京胎產官方子之謬　保產無憂散及生化湯醫家多採用之效力不可謂不著但不學無術者流不問溫涼虛實一概以此二方從事自不能無貽誤倘謂此二方必不可用則是因噎廢食矯枉過乎正矣

肝氣病忌用香燥藥論　治肝家病古人每取溫涼並濟烏梅丸一方可知其用意也作者力詆用溫燥之偏改用養陰愚意病情無一定總當見症而施　後一方似較勝

大黃傳　有典有則妙緒環生可與昌黎毛穎傳同傳

定價表

費須先惠空函恕寄
概收大洋銀莊加水

定價

項目	一月一冊	半年六冊	全年十二冊
現款及匯兌	二角	八角	一元五角
郵票以三分之內者五份以上不收郵票			

郵費

	一月	半年	全年
本國	一分	六分	一角二分
日本	二分	一角二分	二角四分
外國	四分	二角四分	四角八分

廣告

等第	地位	一月	半年	全年
特別	一面	二十元	一百元	一百六十元
特別	半面	十二元	六十元	一百元
普通	一面	十二元	六十元	一百元
普通	半面	七元	三十五元	六十元

聲明

特別	告	論後正面概作特別	木刻電版
普通	白	後頁夾張俱是普通	費須外加

中華民國四年五月十五日
第三年第五期

版權所有

編輯者 神州醫藥學報社
編輯所 上海老垃圾橋浜北延吉里 神州醫藥學報社
印刷所 上海老垃圾橋浜北延吉里 神州醫藥學報社
總發行所 上海老垃圾橋浜北延吉里 神州醫藥學報社

上海 五洲大藥房

生力固精補腦健胃獨推

非洲樹皮丸為第一良藥

衛生學乃人之生命保障故愈研究愈增實益其種種防害之事實人皆得而知之然防害之方法若非藥力補助豈能使人身精強力壯耶樹皮丸一藥乃滋養人身之要品於腦弱精虧神筋衰敗胃不消化腎部痠痛大便不通功效尤能即見衛生家宜注意焉

每瓶一元
每打十元

上海四馬路棋盤街轉角
五洲大藥房發行

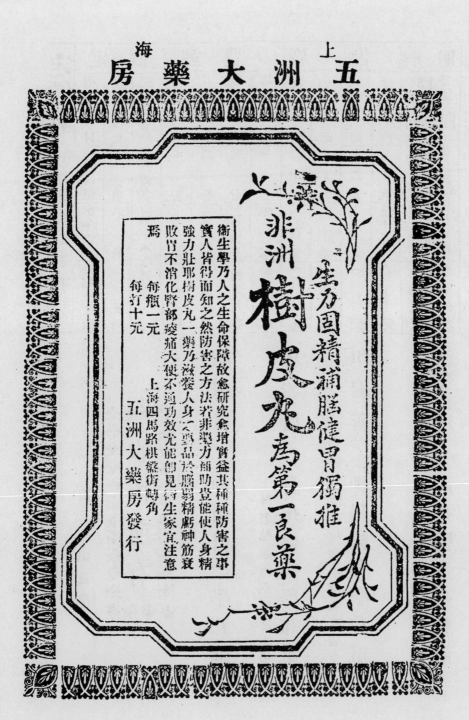

中華民國郵務局特准掛號認爲新聞紙類

神州醫藥學報

第三年第六期

月出一冊准陽歷十六日發行

介紹醫書

本社代售各種書籍價目表（郵費須先惠 空函不覆）

疫症集說	四册	捌角	余伯陶先生著
鼠疫抉微	一册	四角	同上
傷寒表（附圖序）	一册	四角	包識生先生著
傷寒論章節	一册	四角	同上
傷寒方歌	一册	四角	同上
叢桂草堂醫草	兩册	五角	袁桂生先生著
醫醇賸義 醫方論（附詩文集）	共六册	壹元六角	費伯雄先生著
傷寒表講義	一册印刷中	六角	包識生先生著
傷寒論講義	一册印刷中	八角	同上
傷寒方講義	一册印刷中	六角	同上
感症寶筏	八册	一元弍角	吳坤安先生撰 何廉臣先生重訂
廣溫熱論	六册	八角	戴天章先生撰 何廉臣先生重訂

○神州醫藥學報第三年第六期目錄

錄

第三年第六期

目錄　二

短論

●短論一　醫家寶筏

錢星若

猗歟哉歷代醫書之盛凡三百七十九家五百九十六部一萬三千一百餘卷闡發抉要反復詳明昭然燦然足供研究惜乎兵燹之後舊板多散失無存使好學之士欲搜羅而不可得問津乏從望洋浩歎噫一大憾事也今湯君逸生以醫藥學報見示曰此非醫家之寶筏乎余展閱始末見各家之辨論精銳問答奇異且載秘藏昔賢之寶本妙哉妙哉余不覺驚喜狂妄鳴掌而呼曰醫家寶筏醫家寶筏誠不愧謂此名矣余於是月置一冊細玩其意味津津如啖學識經驗互相交換實足令人入勝余年將及冠而習醫已五載矣奈秉質魯鈍雖潛心研究而醫理之堂奧難窺淸夜捫心不覺汗顏無地今

得醫藥學報可賴以助我之進步此我所以有無限之欣幸也蓋此報爲醫學上必不可少之報爲醫家中必不可不閱之報將來會之範圍報之縱橫愈擴愈充蒸蒸騰達生命幸福奚可勝計中醫之縣敗可從此一振

◎短論二 敬告漢醫學家書後

海虞壽石

讀三年分一期八峯兆簪敬告漢醫學家一篇不禁爲之痛哭流涕長太息也今之所謂醫者匪論其朝讀方歌夕已行道之流爲不足數卽累世家傳行道數十年之時醫亦且隨俗浮沉刻板呆方生死委病者之命診餘無展卷之暇有反對而無研究有爭執而無思維不問其病之在表在裏彼用表而吾用下也不問其病之爲寒爲熱彼用温而吾用涼也不問其病之是虛是實彼用補而吾用瀉也方藥雜投病家無主互相推委無一任咎於是夭枉載道死亡接踵也

悲夫而爲醫者又誇一已之能以逞鴟張之喙求治者日多而所殺之數亦與之俱增近日西醫盛行一般維新學家醉心歐風每欲嘗試西醫能力竟有一臃瘡而用數百元之藥水以治者小兒慢脾風亦用西白藥而致死者此余所耳聞目見者也嗚呼漢醫既不利吾民於前而西醫又復如是是則吾民之抱病者亦良苦矣無怪其江西警廳有取締醫生之舉也僕海虞愚魯年幼無知正合查君貢夫未陟東山輕言小魯未觀滄海竊欲談瀛之譏然甘毀罵而不顧輙言論以自豪者實由心猶未冷不忍坐視腐敗明知言之無益宜戒金人顧思藉　貴會之能力附　諸同志之驥尾以作敬告漢醫學家之書後以冀全心研究共扶數千年將絕未絕之醫道云爾知我罪我不遑問也

◎短論三　信石辨中之旁觀談

張邁荃

信石之性朱君阜山據學識化法以証其涼錢君存濟據學識經驗

以証其熱二君學問淵源各有所本不知費却蘇秦多少揣摩嘔李賀幾許心血故能言之鑿鑿也如此乃原其所因一則折衷西學而言藥之體一則折衷中學而言藥之用其所以不賡同調者非二君學識相歧正中西醫理微有區別耳荃今于化法理想交相磋磨得二物焉以供中西方家研究卽就朱君論中所言陽起石者該石得日光而升騰其爲温性也可知何以得火而不必起燄乎硝石得濕潤而化水其爲涼性也可知何以遇火而卽燃燒乎更有石灰一物投水則立時起燄遇火則不能焚燒爲涼爲熱將何以辨溯吾國醫理言體言用或體用兼權所以陽體而陰用之陰體而陽用之者甚多現得二君之辨論實一增進醫學改良藥物之大問題知藥物學之不可不講也孟子云能盡物之性斯能盡人之性大學云致知在格物非爲吾醫藥一端而言而吾醫藥一門爲最要本理想而發爲証驗勉吾同道請從事于斯

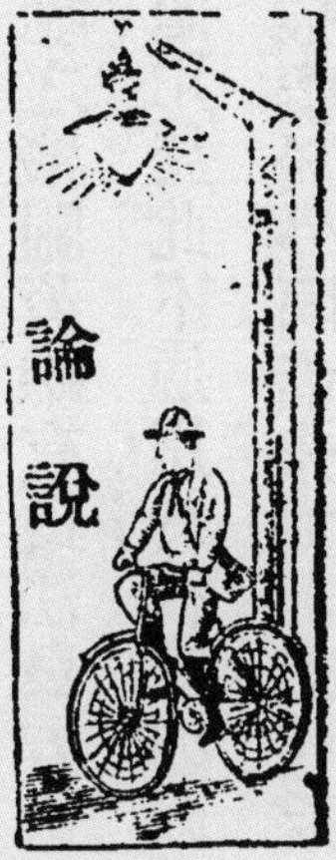

◉整頓醫藥救濟疾病以重生命而挽利源意見書

（續五期）　林孔培

一中國全國中外醫士及藥品製造販賣者（指中國人爲內科外科小兒科婦人科痘疹科跌打科齒牙科眼科喉科其他等科及藥品製造販賣者經營西醫西藥者）設立神州醫藥會中央（指全國適中之處或江寧或湖北）設立一總會每省城設立一分會每縣城設立一支會神州醫藥總會分會支會規則另定之（按神州醫藥總會分會支會之設立所以聯絡全國醫藥二界倡導策勵整理醫藥以達完善之目的現在我神州醫藥總會分會既已告成又蒙大總統批准立案恭聞之下慶何如之但默察前途我國醫藥猶是日趨於危亡推厥原因宗旨及方針不無

毫釐千里之處似須改正）

一神州醫藥總會附設醫藥學校但未設醫藥學校前附設醫藥學會分會附設醫藥學會支會附設醫藥研究會醫藥學校醫藥學會醫藥研究會規則另定之（按附設醫藥學校所以造就醫藥人材附設醫藥學會所以臻廣醫藥學問及互通醫藥智識醫藥研究會所以研究醫藥講求進步惟是我國現在醫藥良法良方諸多四散未集且又多爲人秘存非經蒐集及實驗之後難爲造就人材之資料是以設立醫藥學校不得不暫緩先行附設醫藥學會）

一醫藥學校附設總醫院醫藥學會附設總分院醫藥研究會附設分院離分院遼遠之處酌設分診所但此附設酌設之期察看實效行之總醫院總分院分院分診所規則另定之（按總醫院總分院分院分診所皆爲疾病者聚會療治之塲所醫藥二界實驗之機關蓋雖有良法良方或因氣候之變更地土之差異適用於前不適用於今適用於此不適用於彼或亦難免實驗機關多賴醫院默察各國醫藥之進步及能推廣於外國者未始非設醫院之功也附設醫院之期察看實效行之因現

在我國醫藥未經整理遽設醫院不免缺點須俟整理醫藥確有實效然後方可設立醫院其分診所係離分院遼遠之處疾病者難於赴診爲便利起見酌設之愚見整理醫藥上下同心協力進行一年之後即可設立醫院二年之後亦可設立醫藥學校）

一總醫院附設醫藥學報每月出報一册總分院亦同醫藥學報規則另定之（按醫藥學報係最有裨益於醫藥二界以及人民實爲整理醫藥所要需）

一全國醫士及藥品製造販賣者未入神州醫藥會奉行章程及規則者人民專長內外各科未經報告醫藥研究會醫藥學會者不得爲人診病下藥製造販賣（按我國醫藥二界并人民專長醫藥報告然後方得爲人診病下藥製造販賣若然彼此裨益實非淺鮮而我國醫藥因得整理至爲完善）

一全國醫士及藥品製造販賣者所有心得及所經驗醫法醫藥全行報告醫藥研究會醫藥學會外此後每月報告一次（按我國醫士及藥品製造販賣者所有心得及所經驗良法良方諸多秘存或隨人俱逝至於今日良法良方漸秘漸淪致我國

數千年來成效昭著之醫藥幾同爲人所摈棄而消滅之故整理醫藥不得不使全行報告及每月所心得所經驗報告一次）

一醫藥研究會收到醫士及藥品製造販賣者所有心得及所經驗醫法醫藥之報告一個月後彙齊報告本省醫藥學會醫藥學會收到醫藥研究會及人民之報告一個月後彙齊報告醫藥學校醫藥學校未設立前報告神州醫藥總會內醫藥學會

一全國醫士應依醫院所經驗確有成效醫法醫藥經神州醫藥總會分會所通告按法施診倘屬疑難及未診識之症得合各醫士療治之如再未見效得合全國醫士療治之（按整理醫藥確有實效然後始設立醫院醫藥又經醫院所實驗確有成效總會分會所通告爲醫士者按法施診自無不效但倘有疑難及未診識之症得合各醫士療治之如再未見效得合全國醫士療治之則疾病不難祛除醫藥亦得振與我國醫藥超躍各國醫藥之上由此可知）

一全國人民有專長內外各科醫法醫藥以及草藥丹方皆須報告醫藥研究會醫藥學會卽付收據經醫院實驗確有成效分別優美評定等級賞給銅質木質紙質賞

牌將報告者姓名刋登醫藥學報并編入醫藥學書以垂久遠而表仁心但經醫院實驗無成效者不在此例（按我國人有專長內外各科醫法醫藥以及草藥丹方成效昭著者及良醫所遺存良法良方者實屬不少諸多不肯傳授他人疾病有知之者往求之多有藥到病除不知之者疾病纏綿不已甚至喪生然後知之者不勝大爲歎惜此後再遇此症導人求之或遠徙他方不知住處或已逝世隨之俱亡致有此疾病無此醫藥誤人生命屈指難數今我國醫藥危亡日廹安可再爲放縱不事蒐集故告使報告醫藥研究會醫藥學會經醫院實驗確有成效賞給賞牌以獎勵之登諸醫藥學報以伸謝之編入醫藥學書以垂久遠而表仁心）

一全國人民有專長內外各科醫法醫藥以及草藥丹方皆應照前條報告倘有秘存不行報告者一經查確每件罰充苦工一年外仍應報告（按我國人有專長內外各科醫法醫藥以及草藥丹方既有前條之獎勸利人亦能利已再有秘存不行報告良心之喪無逾於此若不繩之法律何以維持人道挽回利源故不行報告猶敢秘存者每件罰充苦工一年仍使報告此項法律係由政府執行）

一全國醫士及藥品製造販賣者互相聯絡考究中外醫法醫藥凡經驗成效者皆採用之但屬外國藥品及器具應即仿行製造其未仿造之前或因無從仿造不在此例（按全國醫士及藥品製造販賣者經營西醫西藥者係指我國人互相聯絡考究中外醫法醫藥凡經驗成效者皆採用之似此我國醫藥兼採外國醫藥之長則我國醫藥超躍各國之上由此更為可知但屬外國藥品及器具因關係國計民生靡深應即仿行製造其未仿行製造之前以所要需或因其方法不肯傳授無從仿行製造不在此例）

一全國醫士及藥品製造販賣者每人每年應題募一元充為神州醫藥會經費倘有不敷再行特別題募及各善士樂助

一全國人民衛生費因貧富不同分為三等一等每人每年題募銅元二百文二等一百文三等五十文充為總醫院總分院分院分診所經費所有贏餘之款全為衛生之用此項衛生費應於每年一月繳一半六月繳清題募衛生費者得享左列一條

（按各國人民衛生費每人每年一二元或十餘元不等今我國人民衛生費須至

整理醫藥確有成效之後設立總醫院總分院分院分診所時始行題募題募又分三等一等每年不過二百文二等只須一百文三等更少至十文且分兩期繳清誠爲天下最輕廉之衞生費況更有享受左列之一條）

一全國人民自有題募衞生費之後凡有疾病就分診所分院總分院總醫院施診概不取施診費但掛號費應銅元一枚（按人之疾病皆所難免一經羅染延請良醫縻費不貲甚者良醫難尋束手待斃況疾病生於不時而病費未有常備往往延醫乏資致病危亡思之深爲浩歎故凡我人民平日題募此些少衞生費以爲設立醫院造就良醫至於疾病發生時則不患無良醫就診者亦可免施診費似此所費者少所益者多凡有識者無不樂爲可預知也但掛號費各國醫院所同而我國醫學掛號費銅元一枚較之更廉數倍）

一神州醫藥總會分會支會醫藥學校醫藥學會醫藥研究會總醫院總分院分院分診所醫藥學報醫藥學書醫士月薪及一切經費由總會發給其各處所收入之欵全行繳上總會但總會事權未統一前暫由各分會自行辦理

一神州醫藥總會每年二月間開全國醫藥大會一次分會各派代表二人與會決議醫藥進行之辦法手續及預算決算但總會事權未統一前暫由各分會執行

一中央政府各省行政長官有監督及輔助之責

一本章程經神州醫藥總會或分會多數議決得修正之

一本章程經政府立案後施行

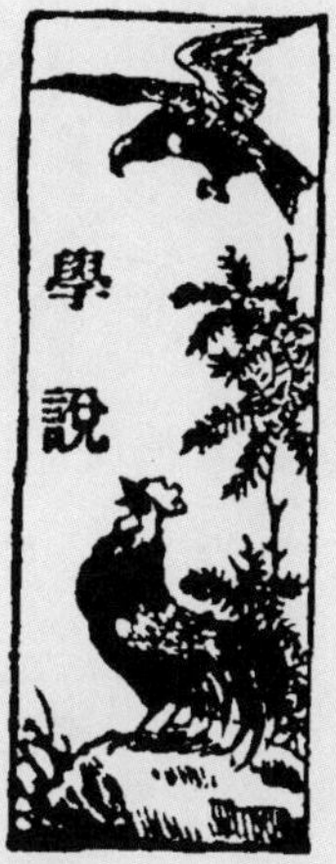

◎中西生理學（續五期）

包識生

●第二章　骨骼

骨骼古云三百六十有五非言骨骼之確數乃言骨與節之應天地三百六十五度之數也係概括之詞喻天人分配之理不可以爲人身確有三百六十五骨節也洗寃錄解亦已辨正按西醫書所載有言全身骨骼其數共二百者有言二百一十者但人身之骨有孩童時爲數骨至成人而合爲一骨者一則以童子之骨數言之一則以成人之骨數言之也中書則以天人分配之氣數言之也其外仍有齒牙骨三種今將其確數列表如下

人身骨骼分爲軀幹骨與四肢骨及後天所生之齒牙骨

- 軀幹骨
  - 脊柱
    - 眞椎
      - 頸椎
      - 胸椎
      - 腰椎
    - 假椎
      - 薦骨
      - 尾閭骨
  - 胸骨
  - 肋骨
  - 舌骨
  - 頭蓋骨
    - 腦頭蓋
      - 前頭骨
      - 後頭骨
      - 蝴蝶骨
      - 顳顬骨
      - 篩骨
      - 顱頂骨
    - 顏面頭蓋
      - 上顎骨
      - 下顎骨
      - 口蓋骨
      - 鼻骨
      - 顴骨
      - 鋤骨
      - 淚骨
      - 下甲介骨

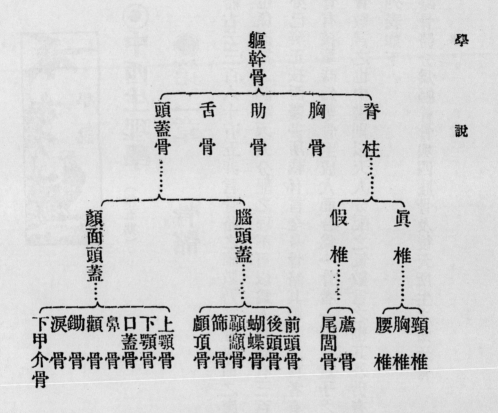

- 四肢骨
  - 上肢骨
    - 上肢帶
      - 肩胛骨
      - 鎖骨
    - 固有上肢骨
      - 上膊骨
      - 前膊骨
        - 尺骨
        - 橈骨
      - 手骨
        - 腕骨
        - 掌骨
        - 指骨
  - 下肢骨
    - 下肢帶
      - 左髖骨
      - 右髖骨
    - 固有下肢骨
      - 大腿骨
      - 下腿骨
        - 膝蓋骨
        - 脛骨
        - 腓骨
      - 足骨
        - 跗骨
        - 蹠骨
        - 趾骨

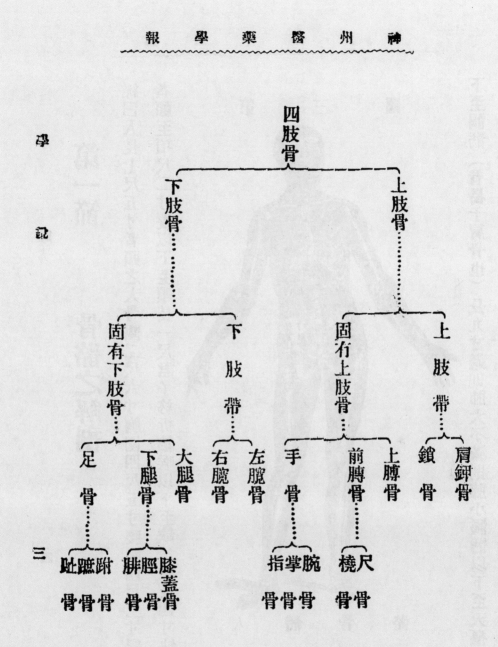

第一節　骨骼之解剖

經曰人長七尺五寸者頭之大骨圍二尺六寸胸圍四尺五寸腰圍四尺二寸髮所覆者顱至項尺二寸髮以下至頤長一尺君子終折結喉以下至缺盆中長四寸缺盆以

第三圖

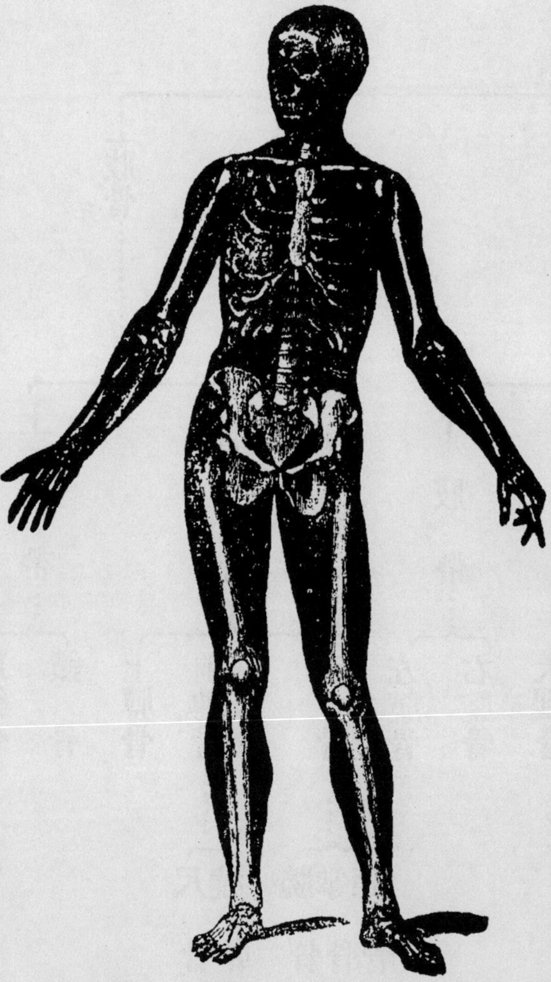

人體骨骼

圖繞骨骼之軟部以黑色示之

下至髑骬（胥屬于肩骨也）長九寸過則肺大不滿則肺小髑骬以下至天樞長八

寸過則胃大不及則胃小天樞以下至橫骨長六寸半過則迴腸廣長不滿則狹短橫骨長六寸半橫骨上廉以下以至內輔之上廉長一尺八寸內輔之上廉以下至下廉長三寸半內輔下廉下至內踝長一尺三寸內踝以下至地長三寸膝膕以下至跗屬長一尺六寸跗屬以下至地長三寸故骨圍大則太過小則不及角以下至柱骨長一尺行腋中不見者長四寸腋以下至季脅長一尺二寸季脅以下至髀樞長六寸髀樞以下至膝中長一尺九寸膝以下至外踝長一尺六寸外踝以下至京骨長三寸京骨以下至地長一寸耳後當完骨者廣九寸耳前當耳門者廣一尺三寸兩顴之間相去七寸兩乳之間廣九寸半兩髀之間廣六寸半足長一尺二寸廣四寸半肩至肘長一尺七寸肘至腕長一尺二寸半腕至中指本節長四寸本節至其末長四寸半項髮以下至背骨長二寸半膂骨以下至尾骶二十一節長三尺上節長一寸四分分之一奇分在下故上七節至於膂骨九寸八分分之七此衆人骨之度也

按人身骨度之長短爲西學所無實爲上帝造作人類之法定尺寸也無論高者矮者肥者瘦者大人小兒皆不能逃其法定之尺寸其度量骨度之尺寸卽取其人中指中

節之同身寸是也尺寸立而脈度之長短定其穴位之部位亦定但肥瘦及異形之人其頭面及胸腹間之尺度與常人有差別也故頭面之橫度當以兩目眥相去作爲一寸縱度以眉心直上項後大椎骨折爲一尺八寸胸腹之橫度當以兩乳相去折爲八寸胸之縱度以天突至膻中折作八寸腹之縱度以岐骨下至臍心折爲九寸臍下至橫骨折爲五寸手足與背皆以同心寸定之因其度量之數無關肥瘦故也

第三圖

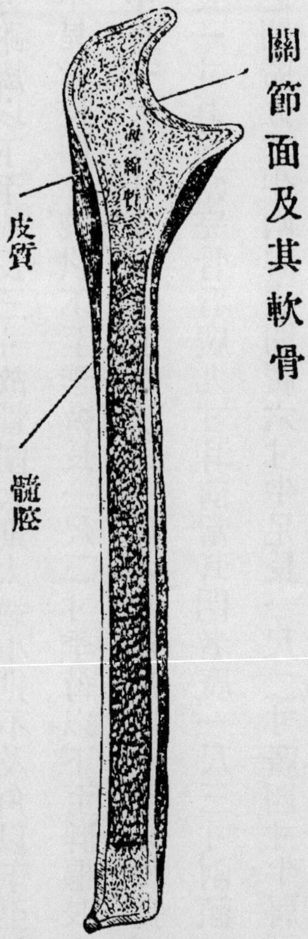

長骨之縱斷面

骨爲人身之基礎如大廈之梁桁柱柄也在人體中爲最堅牢之組織有長短厚薄之別其所屬者外有骨膜內有骨髓爲骨骼生理之作用者也

骨之構造其外部之組織緻密而堅牢者皮質也其內部之組織疎鬆而多空隙者海

綿質也長骨之中所盛之流質爲骨髓（第三圖）骨外所蒙極薄之膜謂之骨膜

骨之化學成分有二種一無機質卽石灰鹽類一有機質卽膠質是也無機質使骨堅牢有機質使骨有彈力骨中所含有機質之分量不可有過不及若富於有機質而乏無機質時則過於柔軟難以維持身體而易致彎曲若無機質多而有機質少則其質脆弱易致挫折此無機有機兩質之量隨年齡而有差異小兒之骨富於有機質而無機質少故雖有十分之彈性而撓曲亦易至老人骨中之有機質漸漸消耗石灰鹽類漸漸增加故骨質硬而脆弱也

骨骼之中又有稱爲軟骨者全爲有機質所成富於彈性白多而有光澤如諸關節面（第三圖）耳殼鼻中隔喉頭等皆此軟骨所結成者也（未完）

◎藥物學 創製精液丹丸湯藥汁說

張叔鵬

宋內翰沈存中云湯液丸散各有所宜欲達五臟四肢者莫如湯欲留諸胸膈間者莫如散久而後散者莫如丸蓋古方之曰湯曰飲曰煎者卽今之飲片煎劑丸則古作圓

以形爲名或如桐子大或如黍米大每服少則一二圓多則數十圓不如今之以三四錢爲度也然此乃古今習尙之不同總之湯液丸散於病各有所宜其功用無可軒輊也至於今之飲片不獨與古之湯液不同卽與唐宋人古方之湯飲煎劑亦異古方之湯飲以藥挫各麄末或以水煎或以水煑或以水酒和煑或以氷煑或以陰陽水急流水煑或以皮囊札定口而煎者又有言若干沸者以鼎中旣沸卽下火沸定爲一沸如云十五沸者謂如此十五次煎藥沸數多少以此爲率此煎藥之有法也古之服藥或有日三次夜二次或日夜每隔一小時服一次使藥力源源不絕者或有食前服食後服者或有晨服午服臨臥服五更服者或有向東服者或有服後以乾物壓之者或有熱藥冷服者丸藥與煎藥相間服者此服藥之有法也今未聞醫家開方囑咐病家藥應如何煎法如何服法故謂今之飲片與古方之湯液煎劑不同也古所謂煎者以藥磨細末用百沸水調服粗末亦有煎作湯劑者今日本中將湯卽仿吾中國古方製法而中國各藥肆反無之凡古方之曰湯曰飲曰煎者往往俱改爲丸如歸脾湯理中湯地黃飲子金水六君子煎之類卽如葱白丸之不宜作丸者而亦作丸此亦因利便起

見遂成習慣今若盡遵古法反不合時宜然古方中湯飲亦有不宜改爲丸者因清潤養陰之藥若一烘晒炒焙往往失其功用効力但作丸之藥均須一例烘晒方可磨末不得不改良製法將不宜烘晒各藥俱煎濃汁熬膏提出精液和入藥粉爲丸庶幾藥味功効不失而丸可質小力大應服三四錢改服二三錢可也或有湯飲不宜改丸者俱製藥汁因方中各藥有宜多煎有宜少煎有宜酒煎有宜各種水製者之不同病家往往不知煎法亦有雖知而無暇細考究者不如代病家煎成藥汁使煎可合法易於見效病家以開水冲和調服既少煩瑣又可迅速然因藥汁或有嫌遠行携帶不便者或照原方爲粗末使病家取去略煎即成濃汁者如舟車旅行煎藥不便白沸水冲服亦可便利許多故病者如遇病無夾雜古有成方者觀本所藥目方柄與病情大半符合即可取本所自製藥汁及丸散膏丹用之果能對症則藥到病除即一時延醫不及無醫亦可治病也

◎精製丸散仿製西法藥品說

張叔鵬

今夫人類寄於天地之間六氣相感於外七情交迫於中其得免於疾病者能有幾人故中國重養生而西人重衛生或曰養生與衛生有別乎曰有別所謂養者以爲人之體質調養愈厚則元氣旺而疾病少故以藥物常服調理爲養生之品所謂衛者如衛國然防衛偶疏强寇即乘機而入人生衣食住之用品最易生微生蟲即傳染病之媒介吾人忽而不防西人視爲人生之仇敵不容一日侵犯其身故曰衛生衛生與養生無不有賴乎藥物似異而實同然衛生學能防疾於未來不能袪疾於現在能袪現在之疾者固莫如醫與藥若也然良醫有時而難逢良藥儘可以預備近年西藥盛行西法醫家視病不開飲片方劑俱以藥水及藥丸爲治但西藥喜用礦質性剛烈每服僅一二丸藥水用二三匙以少許勝多許無中藥煎劑之煩瑣服者便利信從者衆吾國設藥肆者既非醫家製藥者又少藥物學之研究墨守舊法每服丸劑非三四錢不可殊勞脾胃之運化或因此而飲食減少且婦女孩童或因丸太粗或因味太苦往往不喜呑服鄙人因時勢所趨思欲振興國貨非改良製法以合趨時勢不可因取前人經驗良方之見於各醫書及醫案醫話筆記等書所載苟有奇效之方均揀選中國各省

道地藥材擇要照方製備以應病家之需用以補各藥肆之未備或提揀精液為丸化服即可成為藥汁而少渣滓或仿西式以粉為衣如芡實大每次吞服數丸較每服三四錢者為便或為粗末遵古方而為散即煎煮不便開水沖泡亦可或為細末既可內服又可外敷或提取精液製成香露藥液或蘊釀精華製成油酒茶糖外治者有藥末可敷有膏藥可貼止瘧可握止血則有棉可卷形式頗多特別製法參合中西配合時不惜工本之重大製煉時不嫌手續之煩瑣但求對症治病功效之見夫藥以衛生衛者防也只能防患未然備藥以待用設遇中風霍亂急痧喉痧危險各症如無預備購取遲延即誤人命或至窮鄉僻壤之區馬足船唇之地設倉猝醫藥難求苟行篋有預備即可頃刻奏功鄙人有鑒於此對于人身內外諸症應用之藥無不研究製合分裝大小各式瓶匣俾家居旅行可隨時任便採購各界衛生諸君其注意焉

上海采芝堂

監製大悲救苦玉雪丹功效之鐵證

本堂之大悲救苦玉雪丹係前清御醫陳蓮舫夫子授方特製與市上玉雪救苦丹大相懸絕茲略舉其成効如下乙己年關外大疫為國紅十字會曾定製數百箱分送疫地功効大著出乎各種治疫藥之上乙巳年七月二十五日時報專電載六月十三日關外新民屯來電云冬青電均悉新濟泰順二批所運大悲救苦玉雪丹十二箱避疫散十一箱當即在津提運出關分送各藥以玉雪丹為最効特聞任錫琪徐信泰謨燕觀此電文可見本堂監製大悲救苦玉雪丹為希世寶品成效昭彰本主人近更加料監製精益求精凡海內外各界諸君如欲防疫起見請速向本堂購備此丹裨得免除疫癘之危險恐未週知爰此佈告茲將此丹之性質及用法列后

此丹當治傷寒天行疫癘時氣傳染一歲之中一方之內男婦大小病患相似謂之瘟疫並治中風中邪癲症痧瘴熱毒壯盛霍亂絞腸急痧暴症命在呼吸不及延醫服藥及自縊溺水魅魘卒死心頭尚有微溫或癲邪狂走狀類心瘋或誤中食毒藥毒一切蠱撲損傷瘀血在裏百虫蛇犬所傷毒氣內攻但用此丹內服外敷應手神效百發百中有起死回生之功又治婦人月閉鬼胎小兒驚疳客忤等症每用一丸重者酌加小兒半丸滾水化開送下本堂揀選道地藥料擇天醫療病良辰於淨室中誦大悲寶懺一永日虔誠修合應驗如神並將瘵病服法略詳於后

惟是藥本品貴俱皆珍品購者珍藏幸勿褻瀆　或善良君子施送濟人其功德豈有限量哉　虛勞孕婦忌服

一治傷寒時行瘟疫寒熱頭痛胸悶嘈酸一二候身熱不解神昏譫語開水化服一丸如身熱不盡再進一丸立有奇功

一治痰厥不省人事用陳胆星五分沖開水化服一丸

一治肝氣厥逆不省人事用生石決明二兩煎湯一茶盃化服一丸或開水化服亦可

一治小兒痧症時疹用西河柳五錢煎湯化服一丸未透足再進一丸輕則半丸

一治癰疽發背腦疽疔毒一切無名腫毒外用土牛漆一兩搗汁調藥半丸敷之內用開水或生甘草三錢煎湯化服半丸大症一丸未成即消

一治爛喉痧症痰涎壅塞口禁身熱命在頃刻急用開水化藥一丸徐徐灌下立刻回生再進一丸即愈

一治一切咽喉急症服之立痊或用荷葉三錢煎湯化服亦可

一治小兒急慢驚風身熱嘔乳驚悸抽搐便青用鈎籐一錢煎數沸去渣量兒大小和服半丸或一丸作四次服之立效如月內赤子胎驚不乳用藥一丸分作四塊研極細末安在乳頭上與小兒吃乳同下立愈

每盒售洋二角　批發八折

本堂開設上海英租界抛球場

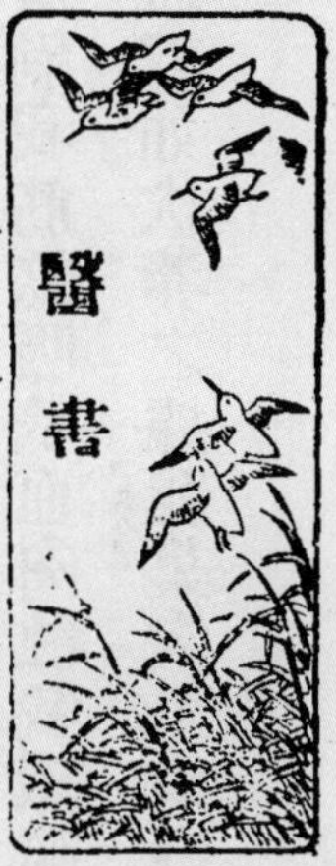

◉人體蟲病通考

總論

鄭肖巖稿

天生人而畀之以身自少而壯壯而老未有一生無疾病之人而蟲病最居多數所以虫之生不一類而虫之病亦不一宗泰東西所驗寄生及傳染之虫用顯微鏡檢視而得至晚近世紀其學始精吾國自上古迄前清醫籍所載蟲病綦詳且確實能由理想而參以實驗不然上清追勞方何以所言勞瘵之蟲繪圖十八而形狀如許昭著巢氏病源所釋九虫及千金方五勞虫病何以有如許明晰耶唯西人所說一種精虫吾國學者未之知且未之見泰東西醫界早已公認且有圖說以證明之今欲究羣虫爲人身之大害不妨先究精蟲爲人身之至寶

粤稽精虫之生也由睪丸構造其數甚夥形如蝌蚪流藏於精囊之內當男精排泄之時乃從精液而射入子宮吸卵珠而結胎是吾身天產之美物當愛惜而保存之又豈容縱慾而放棄耶東西醫知有精虫而未言何時始生亦一缺點考內經男子二八腎氣盛天癸至精氣溢瀉陰陽和故有子由此參之則精虫之發育當屆二八之年猶之魚子非水不生故世有幼稺早婚者多不能生育蓋因腎氣未盛之時無完全之精虫以吸取卵珠者矣至西人實驗精蟲雖有根據而未知精虫之射入子宮端賴腎氣作强而運動之可見腎氣虛弱者不能生子職是故耳由此觀之環球之上無論黃種白種若無精虫則無人種是精虫與人身有密切之關係者矣

若夫羣虫為人身之害其見於中西載籍者歷歷如繪虫有屬於寄生者害則僅及於一身虫有關於傳染者害則流及後代是虫之發生皆能戕害我身體消滅我人種始則侵我皮膚剝我筋絡吸我血肉蝕我臟腑不知療治及治不得法則病勢危險如流寇之擾我城郭如伏莽之據我巢穴土地糜爛倉廩空虛終亦必亡而已矣可不畏哉可不愼哉

顯泰西主實驗雖恃有儀器其驗虫亦有遺漏處吾國醫學賢聖相承淵源有自由理解而悉實驗改虫病一門最爲精詳按巢元方病源及孫眞人千金方皆云人腹有九蟲一曰伏虫長四分則羣虫之主二曰蚘虫長五六寸至一尺發則心腹作痛上下口青吐涎及清水貫心則殺人三曰白虫長一寸色白頭小（即寸白虫）子母相生有獨行者有相接不斷者故長至一二丈亦能殺人四曰肉蟲狀如爛杏令人頭悶五曰肺虫其狀如蠶令人咳嗽成勞則殺人六曰胃虫狀如蝦蟆令人嘔逆靑噦七曰弱虫（又名膈蟲）狀如瓜瓣令人多唾八曰赤蟲狀如生肉令人腸鳴九曰蟯蟲至細微形如菜蟲狀居胴腸之間令人生癰疽疥癬瘑癘痔瘻疳䘌齲齒諸病又有三尸蟲與人俱生爲人大害其狀如犬馬尾或如薄筋依脾而居長三寸許有頭尾凡服補藥必先去此蟲否則不得藥力他如癥瘕之病不一宗鬱積既久亦必成蟲故婦科尤多此症已

又按上清紫庭追勞仙方有云九蟲之中六蟲傳變爲勞瘵而胃蚘白三蟲不傳斷謂勞瘵者即泰西醫說所云肺勞病也然彼所考驗者第言一種微菌傳染此菌西音譯

爲都卑加匿日人謂之結核以五百倍顯微鏡視之見其形如毛髮乃法人亮茲霍氏於一千八百八十二年（卽中國光緒八年）在肺勞者之痰查出確定爲傳染之病然不如吾國昔賢審查勞蟲各形狀之精詳也蓋勞瘵蟲之傳變或如嬰兒如鬼形如蝦蟆如守宮如蜈蚣如螻蟻如蛇如蝟如鼠如蝠如蝦如豬肝如血汁如亂髮如亂絲等狀一一繪圖立說以表白之不得謂中疏而西密矣又按孫思邈千金方所論肝勞心勞脾勞肺勞腎勞諸蟲各有主治之方得張石頑而演說之其方義愈見精明以視日人小西俊三所著人體寄生蟲病編只論肺臟肝臟腎臟三蟲而不及心脾二臟亦有疎略之處又不得謂中劣而西優矣

至於狐惑亦蟲之屬蝕於喉爲惑蝕於陰爲狐仲景云狐惑之爲病狀如傷寒故千金方又謂之傷寒䖟病其治法另詳張氏作狐疑昏惑解誤矣蓋惑卽蜮之誤說文惑從蟲從心蟲與心篆文相似漢代重小篆大抵後人錯寫爲惑矣攷拾遺本草溪鬼蟲釋名引廣雅作短狐玄中記作水狐一作蜮五行傳云南方淫惑之氣所生故謂之蜮詩云如鬼如蜮則不可得卽此物也足見狐蜮之蝕於上下亦旣而不見出沒無常誠有

法難已測者泰東西檢查寄生蟲並未論及狐蜮之病其所定諸蟲名稱更無此狐之奧妙此仲祖所以爲醫聖也

他如毛髮之蟣蝨牙齒之䘌蟲尤顯而易見考諸方書皆有治法存焉竊思蟲病旣爲人體之至害其病源載在古書雖曰由濕由熱由口腹不節飲食鬱積而生又有神志不遂精魄失守五臟勞熱或由病後餘毒停瘀蘊蓄而成或食瓜果與六畜之肉遺留諸蟲子類而生或因癆瘵傳染而至滅門詳考吾國各家著述若論義若治案若方藥亦有實地練習之的據爰不揣譾陋旁搜博采臚列於後與泰東西醫說而比較之庶幾治蟲病者乃有完全之治法耳

第三年第六期

神州醫藥學報　第二年第六期

神州醫藥書報社藏版

閩杭包識生先生著　門人蕭退庵校字

傷寒論講義

◉太陽篇

●第一例 第一章 第一法

太陽之爲病。脉浮。（在皮膚之間輕手按之卽得）頭項強痛。（頭連項木強作痛）而惡寒。（身體畏冷而欲加衣被也）

此言太陽寒水之經爲病發現脈症之確據總法也。夫寒水之爲病。有氣有經有質之別。氣病者脈浮。太陽主皮膚爲人身至外之地其氣通於皮膚。皮膚傷邪。則氣不行。不行則積聚皮膚之間而皮膚之間脈獨現輕手按之卽得故脈浮爲太陽之氣病也。經病者。頭項強痛。太陽之經脈起于目內眥上額過巔下循項背股脛後。絡於足小趾之端。所以邪傷太陽之經。則經脈之營衛壅塞不通。不通則痛作矣。故頭項強痛。爲太陽之經病也。質病者惡寒。太陽在天之象曰寒。在地之形曰水。寒水爲太陽之原質也。人身中亦有寒水之質。內藏於膀胱。外散於皮膚。皮膚傷邪。則寒水受病。故惡寒爲太陽之原質病也。

●第二法

太陽病。即指上法脈浮頭項强痛而惡寒而言以下言太陽病者同此解 發熱。身體之熱度加增按之熨手 汗出。毛孔有鹹味之流質外洩名曰汗出 惡風。見風則畏曰惡風 脉緩者。緩脈一息五六至一分鐘五六十至 名爲中風。邪由汗孔直入如矢之中靶曰中

此言風中太陽經爲病發現脈症之確據也。夫風爲陽邪空氣之温者也。中於人身。身必發熱。熱則氣血發洩而毛孔開。毛孔開故汗出。汗出則表虛而風直入其皮膚之裏。而人不安。故見風則惡也。按物性自然之理。屬陽屬温者。其性必和緩。故風性緩而脈亦緩也一因毛孔開張。營衛發洩經脈之發動力亦隨之而減。故其脈緩也。

●第三法

太陽病。或已發熱。或未發熱。必惡寒。體痛。身體作痛也 嘔逆。胃氣上逆有聲作響 脉陰陽俱緊者。脈寸關尺之脈也陰指尺也陽指寸也緊一息十餘至一分鐘百餘至 名曰傷寒。傷創也人體爲寒所戕害也

此言寒傷太陽經。發現脈症之確據也。夫寒屬陰邪。爲空氣之冷者冷氣傷人。故或已發熱之後。或未發熱之前。而必先見惡寒之症也。但寒邪重而正氣旺者。卽發熱而病。劇寒邪輕而正氣弱者。緩發熱而病輕。按惡寒與惡風。又絕然不同。惡寒者雖室內帳中。厚其衣被。猶覺其寒。惡風者見風始惡。無風則自若也。其寒氣傷於皮膚之間。漸侵於裏。週身營衛之道。受寒則氣血凝滯而壅塞不通。不通則痛。故體痛。寒氣傷皮膚則毛孔閉。而正氣不能發洩。邪氣反侵入臟腑。正氣不能達表。故從口逆上而作嘔也。脈緊爲寒之本性也。按風性緩寒性急。爲物性自然之理。如夏日之風雖烈。風不見其雄。冬日之風。縱微風亦覺其猛。以其寒急熱緩之性。故傷寒之脈緊也。一因毛孔閉塞。氣無所洩。營衛發動力亦增加。故其脈陰尺陽寸俱緊也。又按風邪中人。必有孔方能入。故曰中。中頭則頭病。中手則手病。寒邪則不然。雖無孔無竅。能入人身。雖傷一處。必傳至週身而後已。故其脈三部寸關尺俱緊也。

第四法

傷寒一日。太陽受之。脈若靜者。（靜安也不變動之謂也）爲不傳。頗欲吐。（吐胃中之物從口逆出也）若躁煩。（躁手足身體不安亂動也煩心不安而多所不可也）脈數急者。（數一息六至也急疾也亦數之謂也）爲傳也。

此言太陽經受邪之後。其邪有由太陽之表及少陰之裏傳入不傳者也。太陽主皮膚與頭項。爲人身最高最外之地。故傷邪之第一日。卽太陽之皮膚先受病也。太陽已受病之後。其邪必漸次傳染他經。但傳染之途有二。一爲表裏傳。一爲經氣傳。此傳卽言表裏傳之法也。太陽受病之後。自一日或至數日。仍是太陽之脈症。靜而不變動者。爲太陽之邪不傳他經也。若太陽之脈症。不靜而動。變生頗欲吐。燥煩。脈數急者。爲太陽之邪欲傳少陰之裏者也。按頗欲吐。邪已侵入於裏。已現傳經之象矣。若又見其足少陰腎經之燥症。手少陰心經之煩症。十餘至之緊脈。又減至爲六至之數脈者。爲太陽之邪。漸次傳入少陰之裏也。若邪已盡入。則必再由數急之脈。而減爲微細之脈矣。

●第五法

傷寒二三日。陽明、少陽、症不見者。爲不傳也。

此言太陽之邪由經氣傳不傳者也。按經氣順傳之次序一日太陽。二日陽明。三日少陽四日太陰。五日少陰六日厥陰也。傷寒一日。太陽受之上法已言。二日卽陽明主氣之期。三日卽少陽主氣之期。若二日不見陽明之脈症。三日不見少陽之脈症。爲太陽之邪不由經氣而傳者也。若二日已見陽明之症。三日已見少陽之症。爲太陽之邪已由經氣而傳入陽明少陽也。

●第六法

太陽病。發熱而渴。渴口燥欲飲水也 不惡寒者。爲溫病。溫熱也溫病熱病也 若發汗已。身灼熱者。灼熱熱度最高之謂也按之如火灼手 名曰風溫。風溫爲病。脈陰陽俱浮。自汗出。身重。多眠睡。鼻息必鼾。鼻鼾息作響也 語言難出。若被下者。小便不利。直視。失溲。若被火者。微發黃色。劇則如驚癇。驚身跳不安而恐悸也癇暈厥不知人而手足抽縮也 時瘈瘲。手足抽縮也 若火熏之。

一逆尙引日。再逆促命期。

此言太陽之邪。不傳他經。而在本經。自化者也。夫太陽病。本惡寒而發熱。今不惡寒而發熱口渴者。太陽寒水之邪化爲温熱暑病也。其所以化熱之故者。多因太陽初得病時。其人素體多火。或誤服熱品。或天熱衣厚。汗出過多。則寒負而熱勝。熱勝則寒從熱化也。表熱盛。則身如爐裏。熱盛。則口大渴。如此表裏俱熱。寒氣散盡。故不惡寒也。按熱病必用涼汗下火三法俱非所宜。若誤以發汗攻其表。則五臟俱傷。風動火揚。其身之熱益盛。按之如火灼手。營衞俱熱。渙溢遍身。故陰尺陽寸三部之脈。俱浮上而向外脫也。是則太陽中風之病。而化爲風熱之病矣。腎臟已傷。故液脫而汗自出。脾臟已傷。故肉敗而身重。心臟已傷。故神疲而多眠睡。肺臟已傷。故氣逆而鼻息作鼾。肝臟已傷。故舌筋縮而語言難出也。若誤以下劑攻其裏。則三焦俱傷。下焦傷。則小便不利。上焦傷。則目直視。中焦傷。則中氣失統攝之職而失溲也。若誤以火法攻其半表裏。則營衞俱傷。微者病在皮膚。不過營衞受傷。外發黃色而已。劇者傷其營衞。且傷其臟腑。而必作驚癎也。營衞已傷。則血不能養筋。而筋脈瘈瘲。血氣焦枯。故皮膚現如火熏之狀也。然一誤已爲逆。但雖逆猶可引日而施救治。若再誤而三誤之不禁。累促其致命之期矣。又按先師以汗喻太陽之寒化熱。以下喻陽明之實化虛。以火喻少陽之表化裏。閱者須留意焉。

黃金膏

膏以黃金名其價值之寶貴可知此膏爲治外科之金丹故凡外科潰爛之後或瘀血膿濃紅腫作痛之際無論癰疽發背搭手附骨疔毒臁瘡疥癩小癤及一切無名腫毒年久潰瘡臭穿見骨以此膏敷之立能消腫止痛去腐生肌茲將主治功效臚列於後

主治 癰疽 疔毒 發背 對口 搭手 穿腮 金瘡 附骨 臁瘡 橫痃
疥癩 下疳 肚癰 無名腫毒

功效 退紅 消腫 止痛 化膿 生肌 合口

用法 以此敷於患處輕症一日一換重症一日換二三次

價目 每小盒 兩角 每大盒 兩圓

上海童葆元堂監製

●神州醫藥總會紀事

總會任事各職員因屆一年期滿照章應全體解職俟大會時更選爰於陰歷十月初一在事務所開會推舉臨時職員並訂定初十晚開預備會茲將臨時職員名單列後

●監同

顏伯卿君　葛吉卿君

●檢票

翟馨芝君　沈葆聯君

●唱票

張始生君　朱堯臣君

●錄票

倪銘三君　徐天池君　徐瑞筠君　馬鏡清君

●速記

沈智民君　蕭退庵君

○幹事

佘伯陶君　童槐青君　童芝蓀君　柯春喬君　應鶴峯君　徐小圃君

包識生君　徐起之君　毛玉書君　楊鐵珊君　許培卿君　沈琢如君

○招待

濮鳳笙君　金萬伯君　蔣雲洲君　曹仲銘君　錢治安君　陳久香君

謝悳周君　王槐庭君　徐錦裳君　徐豫發君　王益齋君　臧蓮舫君

總會接德清醫學會來函略謂德清向有醫學研究會共有會員百十人至今已十數年今年春開會投票公舉王君壎伯爲正會長據王君及多數會員意見擬改組爲神州醫藥分會未識可否云云當卽復函表示贊同

接廣西桂林分會黎肅軍君來函介紹江燓成吳仲復兩君爲總會會員並寄到入會費及證書費兩君對於醫藥之改良極抱熱心此次桂林組織分會尤以兩君之力爲多焉

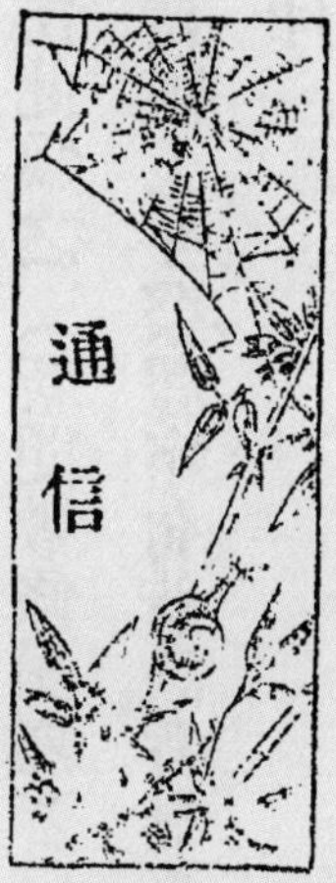

◉來函

崇肖葵

同志先生鈞鑒神州醫藥總會爲振興中學機關神州醫藥學報爲振興中學導線鄙人學淺識短未足襄斯盛舉徒以事關學業弗敢安於緘默乃蒙選及樗材推爲交際聞悉之餘時覺愧悚昨閱

覆書知會費已收除未准辭退外復以學富才長相奬得不倍增惶恐思之至再惟勉力附驥仰副

厚望或有愚者一得之處斯亦幸矣

來書云本年學報擬加改良商榷體裁是誠要務茲將管見所及者錄呈

座右祈勿哂責即希

睿照

一宜注重實學　上年醫報宗旨正大內容美善何云改良然後爲鼓吹時期鼓吹之後必有實學方可收保存國粹之效是本年學報宜注重眞實學理以爲言論鼓吹之後盾

一宜多載新聞　本報已經郵局認爲新聞紙類當多載新聞以符體例但報告新聞係各省會友職務今各省會友放棄此種責任致令編輯諸君難爲無米之炊究與本報前途亦有妨碍鄙意啓事欄中宜再行通告務使各省會友均擔負普通訪員責任或優備多金以贈擔任特別訪員者庶可新聞日擠以助閱報者茶餘酒後之談屑亦妙事也編輯諸君如能到處關心毋論何項報紙凡所載之新聞如與醫藥上有關係者或譯述或轉錄也可助訪員之不逮茲就耳目所悉者錄呈數條苟屬可採願仿此爲之（新聞數條另寫）

一宜校勘錯誤上年醫報字句錯誤者無頁無之本年付刊時當先印樣張詳細校勘然後再印

一宜附刋會員題名錄　古云道不同不相爲謀今本會會友志同道合徒因山河阻隔未能共聚一堂而已如將各會友姓氏里居按期刋登一二頁則本會同人固獲直接訪道之益而未入會者或因觀閱之餘步踵而來亦膨脹勢力之法也上年某醫會醫報曾因此而收效果

一宜斟酌附刋報紙之體例　閱本報啟事及張君演說擬以餘力發行週刋與本報相輔而行以普及於非醫藥界意美法善仰佩無旣但事屬初創其體例務須斟酌試分述管見於下以候裁擇一名稱（今欲普及於非醫藥界似以衞生二字定名爲優）一表面（醫藥之關係頗大此項單行報紙究與普通新聞紙有別凡印刷時務須寬留地步以便閱者自行裁訂成書俾免隨手散佚之虞如二面均印務將有益文字列於一面其無須存留者同廣告列於一面切勿二面互相參差排印）一內容（此報發行較月報速然內容亦須完善如以衞生立名必多列衞生之法以介紹於非醫藥界勿因簡略詒譏）此報爲舊有月報之附屬品即以神州醫藥書報社爲發行所無須另立社名以免紛歧管見如斯未識然否祈正之

通信 四

◉徵求各科醫籍

查貢夫

我中國自廢棄周禮醫官之職視醫學爲賤業而醫道衰然幸歷朝設立太醫院以專司其職清時則藏四庫全書而醫書一門搜羅宏富併有醫宗金鑑俾醫士作模範之書此黃農絕學之賴以不墜者職是故也所謂上有好者下必有甚焉者矣今則併此而無之宜乎用夷變夏喧賓奪主者也幸我神州醫藥學社同人時抱杞憂進行一致擬欲振興學校創設醫院爲當今之急務而入手則以編輯各科教科書爲尤急攷內科醫書汗牛充棟不勝枚舉惟各科絕少專書雖皆以內科爲根底之學然各科自有專長而專書不及十之一二至瘋傷兩科書尤罕見瘋科僅有集驗良方一種（光緒三十二年分湖州陸姓家所藏宋元明版書均售于日本得價洋八萬元此書亦在其中當日有人欲贖回此書顧出洋二伯元而陸姓不與焉吁惜哉）傷科除傷科補要（今收入醫宗金鑑中）馬氏傷科準繩外別無他籍婦科有甯坤秘笈產育寶慶方產寶諸方產科心法婦科明理論便產須知之書外科有衛濟寶書集驗背疽方瘍醫

選粹外科精義外科理列之書幼科有顱顖經仁端錄慈幼新書慈幼全書小兒衛生總微論方錢氏直訣嬰兒百篇陳氏小兒方論痘疹靑囊痘疹玉髓幼科類萃之書鍼科有甲乙經玉龍經鍼灸資生經鍼灸問對銅人針灸經明堂灸經針灸節要及捷要之書喉科有喉痧全科紫珍集尤氏喉科喉科秘集之書目科有宣明眼科簡易便覽神機著略李氏心授鴻飛仙丹四要集明目神驗方竇鏡玄機陽秋鐵鏡諸書雖各科醫書除尋常日用外猶不止此惟以上所述或古有而今無或此無而彼有務祈海內同胞不我遐棄有以辱敎我焉不勝欽佩如蒙割愛如許借抄尤屬欣幸今日者聞北京亦開研究會矣　大部亦准設立中醫學校矣而我神州醫藥學社同人具先見之明欲編輯教科書爲醫藥學堂之用各科宜分司其責共任其勞他日者總而審定之實地試驗之提其要而鈎其元補其漏而彌其缺夫然後歷久不磨作後學之津梁爲全球之獨冠可也草創而有裨諶也討論修飾潤色繼起豈患無人哉

◉與張鎔經君手術治驗喉中梅核症商確書　濮鳳笙

通信

神州醫藥學報第三年第一期有張鎔經君喉中梅核症手術治驗兩則並有按語原文錄下　江陰王仁山君患喉中阻塞食物維艱凡遇煩勞其苦尤甚檢視其喉形如梅核先以鈎鈎患處隨以刀割去復以冷茶嗽其血又以小烙煆紅（外用銅管套烙柄僅露烙頭防傷他處）烙患處吹以末藥並用藥物調養而痊可　海岸韓姓婦因喪子抑鬱胸膈不舒喉中阻塞痰涎壅上湯水難下即以鈎割烙法治之兼以藥劑調治月餘而全愈按此症已根深蒂固非割不除故割有特效但不敢自私略舉數條公諸同人然割法以心細手敏為第一要素若稍有疎忽即為危症可不慎歟　僕不諳西醫治法謹按中醫前賢所論諸書而詳言之夫梅核者有實中虛虛中實之別有象而無質後人以象而喻其名以其喉中扞格如有梅核梗塞之狀故以梅核定其名金匱云婦人咽中如有炙臠厚朴半夏湯主之註曰寒傷經絡凝堅在上炙臠譬如乾肉也千金曰咽中帖帖如有炙臠吐之不出吞之不下狀如有炙臠此二書非吾華醫之聖籍乎細參書中所論梅核症皆有狀如二字非眞有梅核梗格在喉也明矣後之學者從狀如有炙臠五字中悟出是有氣無質之症故於梅核二字下增一氣字所謂氣

以成形豈眞有實質可以割烙耶今之患是症者婦女居多無寒熱表症眠食如常二便如常或有脊背脅肋脹痛噯氣矢氣等候總不外乎肝肺二經治斯症者須宗諸氣膹鬱四字上着想庶易奏效據張君所述非割不能除根必係喉瘤確非梅核症可比蓋喉瘤形如龍眼核與梅核同一圓形大小不一有形有質可以目睹所生之部位左右不定嬰兒自數月以至十餘歲生此症者甚多其病因無非六氣爲患醫者隨其所因而治之當可消弭若成丁後所生之瘤則不然既有七情之擾又有嗜食之害縱使治愈亦必復發雖無性命之憂恰有纏繞之患倘能愼起居節飲食講求衛生絕無侵犯之處亦有終身不發者僕治斯症實驗已多其治療之方不外虛者補之實者瀉之幼稚者未有不應手而效若根深蒂固之瘤經割烙可以永無後患僕不禁有所感矣昔年親見一劉姓婦患喉瘤數載因醫治不能除根求某西醫刀割血溢之多固不待言割後將養月餘如常人八九月後復發較之未割之瘤愈大再求某西醫診治醫囑住院中每日用烙法兩次十餘日後亦能平復如初一年後又發較二次漲大尤甚撐過帝丁呼吸不利飲食妨礙於是復求之於某西醫醫以刀割之瘤內盡如棉絮浸淫

流水醫曰此元氣大衰待充足後再用他種手術詎料劉姓婦因此而死噫人之生死自有定分劉姓婦割瘤而死不割瘤亦必患他病而死與其命斷於倉猝間何如以藥餌消息之猶可苟延歲月也張君之手術治驗曾亦顧慮其後患乎

◎與朱君楷君討論徐君華甫筋疝一症

郁士英

朱君楷君余固未嘗識荆要亦仁心爲懷共濟爲想不然何以將徐君華甫筋疝之狀通信於本報是可想見者也其論筋疝係乎厥陰而於肝腎二經反復申辯尤爲明晰固無所用其討論然服疎肝活絡培補先天之品不能奏績僕不才思學問一道精進無窮其或別是有故余雖未親臨其症然不妨以朱君所述之望問切就朱君一討論之

任脉爲病男子內結七疝女子帶下瘕聚三陽急爲瘕三陰急爲疝註曰太陽受寒血聚爲瘕太陰受寒氣聚爲疝疝者寒氣結聚之所爲也內經曰病在小腹腹痛不得大小便病名曰疝得之寒疝者睾丸連小腹急痛也有痛在睾丸者有在五樞穴邊者皆

足厥陰之經也蓋肝脈環陰器而上入小腸又肝腎皆屬於下與衝脈督脈相附腎與膀胱爲藏府其氣相通運爲外腎系於睪丸此三經相連相會然肝主筋睪丸雖名外腎非厥陰環而引之則與玉莖無由伸縮故丹心曰疝專主肝經與腎經絕不相干靈樞云邪在小腸連睪系屬於脊貫肝絡肺心系氣盛厥逆上衝腸胃薰肝散於肓結於臍惟取厥陰以下之亦以厥陰爲主也疝者或有形或無形或有聲如蛙有形如瓜自素問以下皆以爲寒理固然也予思之此病始於溼熱在經鬱而至久又感寒氣外束所以作痛若只作寒論恐爲未備人有踢水涉水終身不病此者無熱故也疝病有七寒疝水疝筋疝血疝氣疝狐疝㿗疝是也疝病雖七寒疝卽疝之總名也筋疝者吾人現欲討論者也且以筋疝言之子和曰筋疝者陰莖腫脹或潰而爲膿裏急筋縮或莖中作痛痛極則癢或挺縱不收或出白物如精隨溲而下得之於房室勞傷及邪術所使宜以降心火之劑下之是則患筋疝之症者大都爲虛弱之人矣今朱君診徐君筋疝一症問其病則睪丸時大時小筋又時張時弛甚則微微脹痛是筋疝之見症未見以上之見症者筋疝之輕者也切其脈則兩尺沈小無力望其色則面部淡白體積瘦

弱是非腎虛而何此疾雖因虛而得不可以虛驟補經云邪之所凑其氣必虛留而不去其病卽實考古方治筋疝有用瀉心湯加減柴芩湯淸心蓮子飲龍膽瀉肝湯鄙意以爲外服以上相當之藥內則平心靜氣恬淡寡欲自不難奏効若不平心靜氣恬淡寡欲但乞靈於藥石恐草木亦無能爲力也管窺之見未知有當否願朱君其敎正之

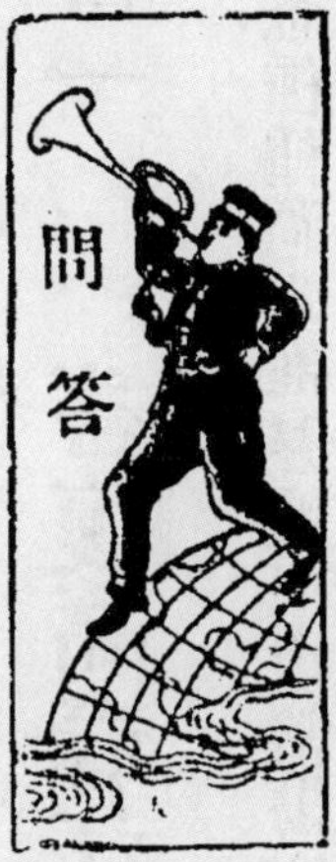

◎問一

高春江

包君識生電鑒近閱　貴館報章言論超羣頗有卓識誠足發前人之未發啓後學之愚蒙眞千古未有之盛舉也報中屢載　先生研究傷寒論章節又聞曾有傷寒論註作蓋傷寒一書註述頗多每逢疑難章節多半隨文敷衍想　先生之註作定然明若觀火鄙人傷寒雖閒嘗誦讀而經中大旨尚未能窺探一斑今先提兩節祈從原文上推求實據答復　先生爲提倡醫藥起見諒必不負問

第一百四十九節病在陽應以汗解之反以冷水　之若灌之其熱被刦不得去彌更益煩肉上粟起意欲飲水反不渴者服文蛤散若不差者與五苓散寒實結胸無熱症者與小陷胸湯白散亦可服原文

問答 二

按章末寒實結胸無熱症者與三物小陷胸湯旣云寒實又云無熱特用小陷胸湯復云白散亦可服二方一寒一熱相判天淵傷寒註家不可數十多半云誤經灌冷水外束熱却于內結成胸實或云內如屬熱卽與小陷胸湯屬寒卽與三物白散或云原文錯簡或云非前節小陷胸湯必另是一方果非前節小陷胸何仲景方又不出總總隨文敷衍各逞己見議論紛紛莫衷一是

第一百八十五節傷寒脈浮滑此表有熱裏有寒白虎湯主之原文

按表有熱裏有寒白虎湯主之寒字實屬令人不解註家多云脈浮爲表滑爲裏表有熱外有熱也裏有寒傷寒之邪傳裏化熱也以其邪未入府故止言寒在裏

鄙人揣見若云傷寒之邪傳裏化熱何不直云表裏俱熱者白虎湯主之而云表有熱裏有寒豈仲景故意隱文令人難解耶抑此爲傷寒論之筆法耶

◉答一 答復高春江君

包識生

接來函敬悉種種過蒙推譽愧何以當傷寒一書鄙人不過略規門徑而已十年來雖

將研究所得作爲傷寒章節及講義等諸篇猶恐野語庸言有乖聖道故付之印刷亟欲與海內同志商榷闡發聖經也今蒙垂詢實獲我懷謹將管見所及答復如下謬誤之處幸祈賜教爲幸

來函云第一百四十九節即拙作之一百四十四節按是節在結胸之後第一條以下仍有七條共八條皆言假結胸病者也(見鄙人傷寒章節)此節云病在陽應以汗解之反以冷水　之若灌之是以太陽之寒水伏于胸中有若結胸之病者也下節太陽與少陽併病一條是以少陽相火鬱于胸中亦有如結胸之病者也其實非眞結胸也乃寒水相火之假結胸也故其方不能目爲結胸之方也

自病在陽應以汗解之反以冷水　之若灌之其熱被刼不得去彌更益煩肉上粟起止爲一段是言病在太陽應當以發汗之藥解除其邪今反以冷水　之若灌之則其邪熱被冷水之寒氣所强刼伏留于腠理之間而不去於是臟腑之邪熱因寒氣所閉不得外越更覺煩悶難堪腠理之邪熱亦因冷水所刼故肉上之汗孔如粟米之突起

按此一段總言之即爲寒水造成假結胸原因之總綱也

白意欲飲水反不渴者服文蛤散若不差者與五苓散止又爲一段此承上熱因寒閉邪伏于三焦肌腠之間内有彌更益煩之熱外有肉上粟起之寒然其意欲飲水反不渴者其邪被鬱雖有化熱之象但而未至於渴未能成陽明症也邪猶在表未入於裏邪猶在氣未結成形故以文蛤散調沸湯藉鹹寒宣通之性以解被鬱之熱邪也若不差者文蛤力薄必用五苓藉煖水多飲之力宣通其三焦之陽以佈化其週身之寒水使外寒内熱從汗孔水道而解病必除也

自實結胸無熱症者與三物小陷胸湯白散亦可服止爲一段此亦承上文熱因寒閉邪結於胸之病者也按寒實結胸卽因冷水之寒氣過強由腠理而侵入胸中而成寒氣結於胸中之實症也無熱症者卽上段反不渴者之變文言寒氣實結于胸中恐其由寒化熱而爲陽明之燥病若無熱症者卽未成陽明之熱病也故云無熱症者與三物小陷胸湯服之以瀉其胸中之鬱熱再與白散逐其腠理之寒水也

總按此節凡分三段一段爲總綱二三段爲對偶之文章意欲飲水者是言邪氣欲從熱化之症也寒實結胸者是言邪氣已從寒結矣反不渴者是無陽明裏症也無熱症

亦言無陽明裏症也文蛤散鹹寒之藥小清之劑也小陷胸苦寒之藥小寒之劑也二方一清表熱一瀉裏熱之輕劑也五苓散宣通肌表寒水之方也白散破除膈裏寒水之方也二方一宣表寒一攻裏寒之重劑也其言欲飲水則從太陽之熱邪上着筆其寒實結胸則從冷水　之之寒邪上着筆也由是觀之二方清熱二方驅寒一表一裏何等明白鄙見如是未識高見如何幸祈賜教爲幸

第二問已詳前期答程君王　之問答故不另後

開設英大馬路西市坐 童葆元堂

人參再造丸

治男婦眞類中風中寒痰厥氣厥偏風偏廢顚癇鬼魅徧身痲木四肢不遂骨節疼痛筋脈拘攣不能俯仰口眼喎斜頭目眩暈紫白癜風左癱右瘓一切風溼諸痺及小兒驚風等症此丸驅風散火豁氣養血活絡調元舒筋骨逐頑痰治療甚大靈驗非常眞有回生之效故曰再造幸弗輕視每服一丸小兒減半孕婦忌服湯引列后

一中風中熱中痰中溼中祟生薑湯下

一卒然暈倒不省人事竹瀝湯下

一偏身痲木半身不遂溫酒湯下

一痰迷心竅淡薑湯下

一種癲五癇金器煎湯下

一陽明頭痛川芎白芷各三分煎湯下

一骨節疼痛手足拘攣溫酒湯下

一夜夢鬼交失神失志燈芯桂圓湯下

一山嵐瘴氣琥珀研末冲湯下

一急慢驚風薄荷三分煎湯下

一諸氣不順廣木香三分煎湯下

一腸癰痔漏大便純血及糞後下血焦槐米二錢煎湯下

一痢疾初起紅白相雜及久痢不止炙甘草一錢煎湯下

一淋管作痛便血便毒生甘草稍五分泡湯下

一從高墜下畜血在內蘇木五分童便半杯煎湯下

一小兒月內將丸泡湯日服以解胎毒若夏月炎天服少許不生瘡癤

北朝南石庫門內便是

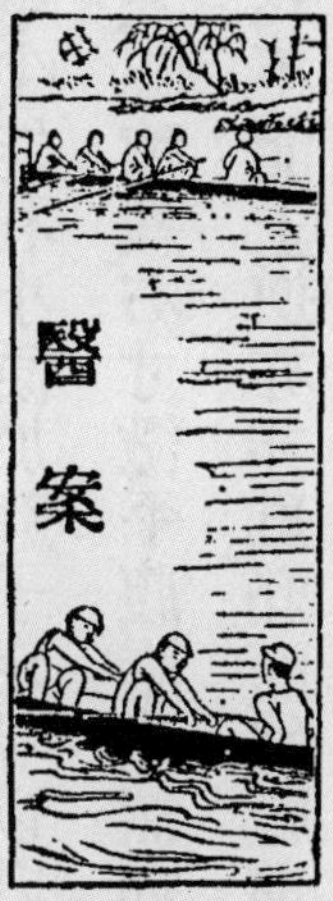

◉水濕治愈

蘇竹坡

按今年陽明君火歲會上半年春夏陽升氣候發泄之際又値燥金司權火不平木六月初迺逢東海洪水濁流非獨閩省之受重大損失且揚鎮各沙洲一帶無不被其影響然居民被災於岸頂或寄於高墩致感水中陰濕加以驟臨綿雨天氣泄而內氣鬱貧窮者加之窮愁潦倒逐日懷思富貴者雖無此憂而俗言財大軀弱此兩等貧富之人既受水災無不浸感然感而受病非與早年理法雷同今來醫爲水災陰邪投以燥劑通陽予亦此理想應驗者甚多蓋不克見濕而投燥法設有陰不足而徒刼其脾胃之陰腸之粘液如之效者罕矣余誌六月初旬有揚州趙君子淸始患肚腹陰痛延醫診治日日增劇點藥無靈後予友在揚服賈介紹於予診視迺時其患者非肚腹阻脹

兼又頭浮脚腫遍體皮膚光亮加由揚州來此予居和暢州之地就診跋涉微須勞碌氣粗扇鼻勢如朝露予察其形即要推手緣因遠道而來未克有挪他意後與患者曰汝恙何日起見病對曰已有十數日予後切脈脈者來初浮不耐按沉及關部大大則病進右部關微寸勁關微者土弱也木來相尅之理土虛不能生肺肺氣不展金不平木肝陽竝擾以致上中兩焦皆病後予詢曰大小解有否患對曰大小解所有微未其色若何大解色黃而稀小溲色黃而重濁予曰濕本爲重濁有質之邪有來必有去路但有從外而來者但有從內而生者從外而來霧露雨濕從內而生脾陽之不運也然霧露雨濕亦必由地氣上升而致其中最緊要臨症望聞問切神聖功巧實由水災而患況前師調治小便未能通暢夫治濕最重先利小便不利小便豈能治濕乎非濕不能開道且久而生鬱究不卜他醫存何高見也予按症切方投以五皮飲以皮行皮上半能汗泄下半能利小便加蘇子定喘湯以降氣利肺開胃益脾以通治節兩劑隔日復診其脈左關稍緩右寸微平腹脹雖然如故氣息平喘止頭部浮腫覺消蓋頭爲諸陽之首陰邪不能上逆亦非風邪而然祇前勞碌而患又視苔黃根滯前方減去蘇子

定喘法增入木香蔻衣猪苓通草薏仁澤瀉等法開上焦結滯利中州水濕始一劑服見大解稀而轉溏一日三四次解後腹寬病者卽欲飲食又問予其治病之驗若何速乎予對曰此症非傷寒一汗卽解温邪一凉卽安最屬綿延今恙見效又喜飲食蓋食知味必且胃中陽升食入能知運納亦必脾陽轉輸又云得土者昌失穀者亡此乃造化二天不可得者囑取蘿卜切絲以作小菜食湯粥三碗一餐一日三四餐後擬健脾益氣白术南沙參歸身白芍山藥扁豆等煉密爲丸不滿瀰月而愈矣後蒙患人贈予堂匾術可回天是以蒙諸君熱心載報提倡中醫藥予亦不揣冒昧敢將草野之文謹登此報尙希　法鑒教我幸也暢也毋任翹仰

◉灸法治腫脹記

黃眉孫

予幼習針灸苦無與共談者讀十二期王君葆年灸法治癆記如此神效深善吾道不孤茲錄近日所治之腫脹症以就正于王君幸王君有以教我也星州有林某者初患小腸氣痛繼卽大小便不通腹脹如鼓及請余診時已不省人事合家號哭矣余察其

脈微細而濇面耳青白氣如幽絲診畢其弟卽問死期其妻索開藥方余曰予未知病之久暫疾之原因泛泛焉開方泛泛焉斷人生死余所不能盡將病情明白示我乎妻言其夫體素虛寒氣痛發後初服降氣止痛藥不效身體微腫大小便閉繼服行濕利小便藥又不效卽腹脹如鼓矣後請一醫至診後醫云當用承氣下之但脈微弱不如用清利之品開方用當歸麻仁澤瀉車前之類服之仍不效病者心急自至藥房買大承氣湯服之服後不瀉且腹痛異常復取生車前草搗汁服一碗則腹內如冰雪之冷遂致沉重不省人事矣余曰此症當急用艾火灼臍下惜余未携艾囊命其弟往近處買之弟不以爲然强而後可去移時空手而回云買艾不得其妻怨罵曰爾欲爾兄死乎先生有良法而爾攔阻之何也余急回寓取艾將老薑搗碎鋪臍下作品字向大炷灼之一壯將盡病者忽遺溺其弟曰壞矣快熄火余亦駭然不知所對忽病者呼曰先生添火添火余狂喜問之又不言再灸三壯卽能言語謂下部寒極得艾火一灼炎炎之勢不覺其熱轉覺腹中暢快心中清晰所以急呼添火也推其病之原委因冷寒之氣充塞腸胃故服下藥而不下且多用大寒之品增益其寒以致不省人事氣急欲絕

也時夜將半余卽令其家取陳皮半下川朴蒼朮吳茱萸研粗末蒸熱和燒酒數臍冷則更換以代艾火并囑今夜腸胃之寒結一散必大瀉不止瀉後當以溫煖脾胃之藥治之草草定一方而去後一連三日不來請診余以爲或變症死矣或另請他醫矣心如轆轤輾轉反側思欲往視又嫌唐突第四日下午出街忽遇病者余急問之病者云是夜先生去後下糞汁半桶小便亦多腹內之腫疼消除淨盡明日取先生藥服之連服三劑已全愈矣致謝先生活命之恩余曰予非欲爾酬謝但危而復生當早來報方免予心中之疑慮耳讀劉丙生君腫脹診治學說分晳精明有光醫界但余所治之症則因藥誤而致不可概執以治腫脹也

上海童葆元堂

觀音大士救苦靈膏

一治無名腫毒癧疽發背單蛾雙蛾喉痛風瘋風痛腹中血塊痞塊以及跌打損傷均貼患處惟頭風痛者貼印堂穴太陽穴疔毒外貼內服腸癰貼肺俞穴

一治鼓脹傷寒病瘧疾時疫腸胃作痛便瀉便閉夢遺白濁以及婦人赤白帶下等症均貼肚臍丹田穴即愈

一治癆癆瘵等病貼夾脊穴尾閭穴肚臍咳嗽吐血貼前後心窠處痰盛氣壅以膏藥捲收塞鼻孔惟麻瘋將膏藥用銀針刺洞數十個貼患處即愈

一治小兒疳症貼肚臍口瘡貼牙狀急慢驚風氣喘痰涎貼肚臍上再以膏藥捲塞鼻孔即愈

一治膈病痢疾貼胃口穴肚臍目疾貼太陽穴牙痛貼牙狀即愈

此膏靈應非常萬病可治然病難盡述貼者自爲斟酌用之用此膏者能齋戒尤效

人身背脊骨長三尺分作二十一節又上三節係頭頸骨不在其內　肺俞左右兩穴在背脊骨第三節下橫量開一寸五分　後心窠穴在背脊骨第五節夾脊穴在背脊骨第十一節　尾閭穴在背脊骨第二十一節　印堂穴往山根之上兩眉中間　太陽穴在兩額角眉稍尖頭　胃口穴在肚臍上五寸　丹田穴在肚臍下一寸三分　孕婦不必忌貼

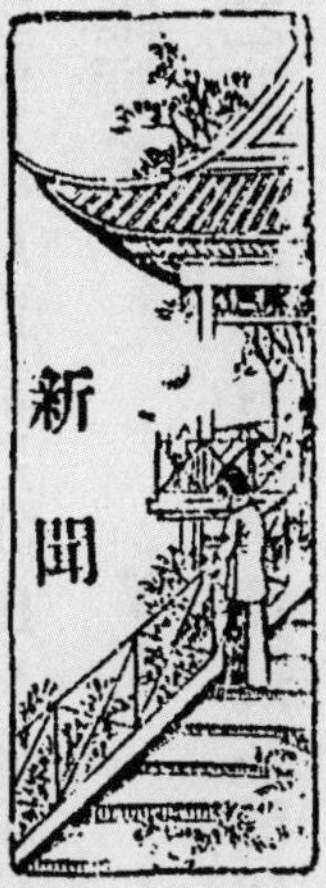

◎北京醫學校之紀念會

▲各室之內容　北京醫學專門學校於前日開紀念會並於昨日柬邀各界到校參觀茲將該校內容誌其概要如下

校址爲前清醫學館民國元年該校創始之際由教育部領到蠟製模型及骨格各一具顯微鏡一台英文醫書二十八册均醫學館所留遺陳列於此亦木本水源之意也校中約分八室一爲準備室如解剖組織胎生之標本圖畫照相模型均在此室製造爲教授之準備一爲解剖室蓋實地研究解剖學者之基礎也一爲解剖標本室其中陳列各種標本以爲解剖學之證明一爲組織實習室蓋細胞出自細胞旣爲學者之定驗此卽爲在顯微鏡下研究細胞及其產物之學科之室也一爲模型陳列室此室

陳列者多爲胎生模型人生初爲一細胞其數漸增變爲無量數細胞而成個體胎生學者研究其變化及次序誠極有趣味之學科也一爲細菌敎室査細菌學一名微生物學世之殺人無敵者莫細菌若蓋其體么小無倫非人目力所可見每於不知不覺之中侵入人體致啓劇烈疾病奪人壽命故疾病原因細菌居其大半求病源而治療之考菌性而撲滅之乃本學之歸宿此室之爲用如此一爲培養基製造室細菌亦生活物之一如能滿其要的則於一定狀況之下發育增殖製造培養基卽所以求滿其要的顧菌類甚繁要的各異而培養基之成分製造之方法因以殊焉此室陳列各種試驗器具使人增長見識不少一爲細菌分離室細菌廣布於宇宙無地無處無時無之故其種類亦至繁大分爲病原菌及非病原菌二者屬於醫界之範圍內者爲病原菌既爲疾病之原因是欲診斷一種疾病非明識其爲何菌不可此細菌分離之所必要也該室卽爲此而設將細菌分離而鏡檢之培養之則病之診斷益爲確實治療之術亦益確實矣

△張氏之演說長敎育部張總長在醫學校演說云今日爲醫學專門學校三週紀念

日校長湯先生係舊日相識極爲熱心之人民國元年到京辦理此校三年內辦理情形適才經湯先生報告極爲佩服凡學校之精神視校長之精神爲衡故觀校長之精神卽足知學校之精神至於醫學中國現在甚爲衰乏然中國自黃帝時醫學卽已發明靈樞素問之書已出其後有扁鵲倉公諸人繼而光大故中國醫學實爲一種神明之術不敢菲薄但中國醫學由實驗而來彼時禽獸草木之名均未明確其後經無數文人學士所成爾雅方言諸書尙有未能盡明者此由後世文學與語言分離之故也若神農嘗百草雖不如今之藥物俱由化學而來然確亦言之有理惜其道或不傳試觀本草諸書所言藥性寒溫甘苦無一不當但至今日則日益衰微不能有所發明大抵世界學術之至美者厥爲醫學是以有人說文明的極點祇有醫學無兵學昔孟子有言函人惟恐傷人矢人惟恐不傷人醫學者之心卽函人之用心也夫人情所至苦痛者莫如疾病與死亡爲醫者之心卽欲使世界有疾之人日益減少則世界亦日趨太平故醫學實爲學術之至美者今日醫學俱根據於解剖生理化學等種種科學而來故明確有據日本昔日醫學與中國同自和蘭學輸入亦漸變而爲今日之醫學情

形殆與今日中國相同蓋學術者非有國界的通世界只是一樣惟是從現在中國國立的醫學北京大學雖有醫學科尚未成立祇有北京醫學專門學校一所辦理三年居然成績如此甚是不易所以希望諸生以後至須體貼校長之苦心孤詣對於醫學專心一志研究發明如何可以濟世救人其他可以不必理會更進而言之學醫者以慈悲爲心道德固已高尙若一志不懈不獨一已之道德日高而民德亦相與增進此實至所希望也

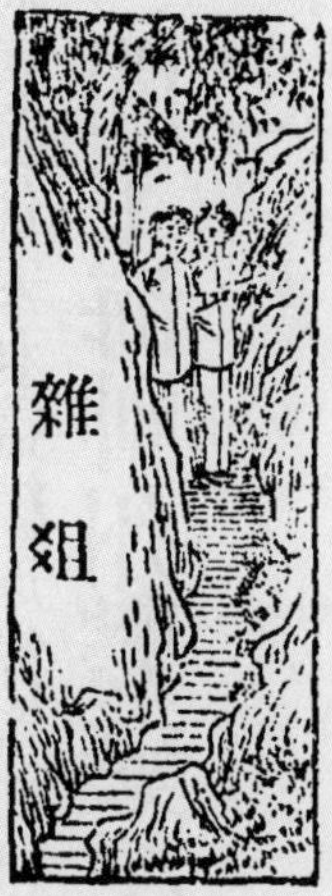

◎提倡保險醫院緣起

包識生

地球上之最貴者莫如人人生之至重者爲財命蓋有命則能生財有財亦能養命所以世人無有不愛財命者也財命雖爲人之至寶常有水火病死之險偶一不愼頃刻喪亡今雖有水火人壽保險之法惜乎美則美矣猶未盡善也人之財產雖能保存而不失不能保人無疾病而享康寧幸福也今若欲保人無疾病而享康甯幸福者則必恃病險保安之法而後可然保病險之法非有最精衛生醫學之人不能爲雖人情莫不樂生而惡死而衛生起死之術非人人所共知所以未常學醫之人遇有疾苦必召知醫者而謀之人生生死之權往往措諸醫生之手醫而良也固能起死醫而不良卽足以戕生入死出生間不容髮險何如之吾同胞大部平昔馳騖浮華絕不講究衛生

中國近代中醫藥期刊彙編 第一輯

之道泊乎疾作仍不急聘良醫乘其病未深而早爲施治吝財者甯捱枕捱床忍受病魔之酷惜命者又忽湯忽散亂投錯雜之方或從藥肆購幾味清熱疏風或向朋儕討那般保和甘露服之罔效斯延市醫而商方治無如藥與病歧自必彌治而彌劇爾乃不惜重聘訪求名醫而又漫無主見莫辨夕良一任無識親朋謬相薦引或一日而更換數醫竟兩治而補攻反背遂使緩症變急輕病轉重矣斯時縱使越人復起難救十全破盡家資難瘳一疾固有病雖愈而骨立神銷疾即瘥而形殘身毀者嗟嗟喑聾跛拐廢不成人槃格風痨路幾入鬼誰爲爲之果孰致之與思及此烏得不爲我同胞悲也假而早聘良醫治療得法何致一星微恙竟使之抱憾終身本同人緬斯慘狀心竊傷之曉夜研求特創此病險保安新法出資少而獲益多醫生良而藥費省爲我同胞開特別春臺創全球未有之盛舉俾人人常相安于無病之域共享康甯幸福詎不快哉茲將病險保安利益編成簡章以供清覽冀我同胞速爲擇保焉

◉聞上海神州醫藥學會已議決設立醫校喜而賦之

錢縉甫

滿目瘡痍可若何欲憑參术起沈疴華陀神術須追步仲景遺書細揣摩識淺都因經驗少業精端賴友朋多欣聞醫校將成立從此諸生得切磋

西醫亦自有專長舍短從長法最良融化斷然由學校維持畢竟賴中央庇寒廣厦成千瓦肄業英材萃一堂將喪斯文可無懼詩成爲祝熾而昌

◎醫門雜感

汀州吳占梅

廿年回首不勝哀今日放狂酒一杯躑躅古今人性命名醫公案罪之魁

醫生稱了算醫生難把低昂向世評無怪病家無怪怨自家到死未分明

彼說扶陽此助陰聽來一片總婆心那知藏府情難訴自古含寃直到今

醫來莫恃護身符未必大巫勝小巫主見雖非同一例總然依樣畫葫蘆

暮李朝張技已窮釀成二豎逞威風後來病好郎中到信手拈來可奏功

◎醫藥雜俎

周伯華

論病及國

太古有歧伯俞附中世有扁鵲秦和蓋論病以及國原診以知政也（漢書藝文志）

秦龢曰上醫醫國其次醫人固醫官也　國語

持養

精上則滯神惛則伏魂拘則況魄散則耗心煩則惑志鬱則陷意營則罔思澀則殆慮彈則蒙智凝則愚始所謂持者持此者也所謂養者養此者也（子華子）

討繹精明

孫燾性至孝爲徐州司馬母有疾彌年不廢帶數從高醫遊遂窮其術因以所學作書號外臺秘要討繹精明世寶也（唐書王珪傳）　燾王燾

精習經方

元忠族弟密性方直有行檢因母患積年名醫治療不愈乃精習經方洞曉針藥母病得除當世皆服其明解由是亦以醫術知名（北齊書李元忠傳）

三纏悉除

伊妻穆以疾還京請僧垣省疾乃云自腰至臍似有三縛兩脚緩縱不復自持僧垣爲診脈處湯三劑穆初服一劑上縛卽解次服一劑中縛卽解又服一劑三縛卽除而兩脚疼痺猶自攣弱更爲合散一劑稍得屈申僧垣曰終待霜降此患當愈及至九月遂能起行（周書姚僧垣傳）

大熱病

東陽徐嗣妙醫術有一傖父冷病積年重茵累褥狀下設鑪火猶不差嗣爲作治盛冬月令傖父裸身坐石上以百瓶水從頭自灌初與數十瓶寒戰垂死其子相守垂涕嗣令滿數後舉體出氣如雲蒸嗣令徹狀去被明日立能起行云此大熱病也 （齊書褚澄傳）

吐雞雛

褚澄善醫術建元中爲吳郡太守百姓李道念以公事到郡澄見謂曰汝有重疾答曰舊有冷疾至今五年衆醫不差澄爲診脈謂曰汝病非冷非熱當是食白瀹雞子過多所致令取蘇一升煑服之始一服乃吐出一物如升涎裏之動開看是雞雛羽翅爪距

具足能行走澄曰此未盡更服所餘藥又吐得如向者雞十三頭而病都差（齊書褚澄傳）

針肩

權以母病與弟立言究習方書遂爲高醫魯州刺史庫狄嶔風痹不得挽弓權使彀矢嚮堋立針其肩隅一進曰可以射矣果如言（唐書甄權傳）

鍼腫

范光祿得病兩脚並腫不能飲食遇一醫以針刺兩脚及膀胱出黃濃水三升而去至明日並無針傷而腫漸愈（齊諧錄）

目覩佛像

張子顏少卿晚年常目光閃閃然中有白衣人如佛像者子顏信之彌謹乃不食肉不飲酒然體瘠而多病矣一日從汪壽卿求脈壽卿一見大驚不復言卽與大丸數十小丸千餘曰十日中服之當盡却以示報旣如期視所見白衣人變黃而光無所見矣乃欲得肉食又思飲酒又明日黃亦不見覺氣體大異乃詣壽卿以告壽卿曰吾固知公

脾初受病爲肺所乘心脾之母也公旣多疑心氣不固自然有所覩吾以大丸實其脾小丸補其心肺爲脾之子旣不能乘其母其病自愈也（道山清話）

精不流則氣鬱

流水不腐戶樞不螻也形氣亦然形不動則精不流精不流則氣鬱鬱處頭則爲腫爲風處耳則爲挶爲聾處目則爲䁾爲盲處鼻則爲鼽爲窒處腹則爲張爲府處足則爲痿爲蹶（呂氏春秋）

敗逆不可治

問意診病決死生能全無失乎臣意對曰意治病人必先切其脈乃治之敗逆者不可治順者乃治之（史記倉公傳）

通閉解結

經方者本草石之寒溫量疾病之淺深假藥味之滋因氣感之宜辨五苦六辛致水火之齊以通閉解結反之於平（漢書藝文志）

度箴石湯火

醫經者原人血脈經絡骨髓陰陽表裏以起百病之本死生之分而用度箴石湯火所施調百藥齊和之所宜至齊之得猶慈石取鐵以物相使 （漢書藝文志）

蝦蟆膾

弟牧常爲猘犬所傷醫云宜食蝦蟆膾牧甚難之暢含笑先嘗牧因此乃食創亦卽愈

（宋書張暢傳）

抽針卽愈

彧少嘗詣青州逢隱逸沙門教以素問九卷及甲乙經遂善醫術中山王英子略曾病王顯等不能療彧針之抽針卽愈 （魏書崔彧傳）

國醫屈服

因母病遂兼通醫書雖國醫皆屈服張仲景傷寒論孫思邈方書及外臺秘要久不傳悉考校訛謬行之世始知有是書名醫多出衞州皆本高氏學焉 （宋史高若訥傳）

定價表

費須先惠空函恕不寄　郵收大洋銀元加水

類別	項目	一月一冊	半年六冊	全年十二冊
定價	現款及匯兌	二角	八角	一元五角
定價	郵票以三分之內者五份以上不收郵票			
郵費	本國	一分	六分	一角二分
郵費	日本	二分	一角二分	二角四分
郵費	外國	四分	二角四分	四角八分

類別	等第地位	一月	半年	全年
廣告	特別一面	二十元	一百元	一百六十元
廣告	特別半面	十二元	六十元	一百元
廣告	普通一面	十二元	六十元	一百元
廣告	普通半面	七元	三十五元	六十元

聲明	特別告白	論後正面概作特別	木刻電版
聲明	普通告白	後頁夾張俱是普通	費須外加

中華民國四年六月十五日
第三年第六期

版權所有

編輯者　神州醫藥學報社
編輯所　上海老垃圾橋浜北延吉里　神州醫藥學報社
印刷所　上海老垃圾橋浜北延吉里　神州醫藥學報社
總發行所　上海老垃圾橋浜北延吉里　神州醫藥學報社

上海
五洲大藥房

非洲樹皮丸為第一良藥

生力固精補腦健胃獨推

衛生學乃人之生命保障故愈研究愈增實益其種種防害之事實人皆得而知之然防害之方法若非藥力補助豈能使人身精強力壯耶樹皮丸一藥乃滋養人身之要品於腦弱精虧神筋衰敗胃不消化腎部痠痛大便不通功效尤能創見衛生家宜注意焉

每瓶一元
每打十元

上海四馬路棋盤街轉角
五洲大藥房發行